"赵尚华名老中医工作室"系列丛书

赵尚华周围血管病治验集

闫京宁 编著

中国中医药出版社
·北 京·

图书在版编目（CIP）数据

赵尚华周围血管病治验集 / 闫京宁编著 . —北京：中国中医药出版社，2016.5

（"赵尚华名老中医工作室"系列丛书）

ISBN 978-7-5132-3230-2

Ⅰ . ①赵…　Ⅱ . ①闫…　Ⅲ . ①血管疾病 – 中医学 – 临床医学 – 经验 – 中国 – 现代　Ⅳ . ① R259.43

中国版本图书馆 CIP 数据核字（2016）第 058612 号

中国中医药出版社出版

北京市朝阳区北三环东路 28 号易亨大厦 16 层

邮政编码　100013

传真　010 64405750

三河市西华印务有限公司印刷

各地新华书店经销

*

开本 880×1230　1/32　印张 10.5　字数 226 千字

2016 年 5 月第 1 版　2016 年 5 月第 1 次印刷

书号　ISBN 978-7-5132-3230-2

*

定价　29.00 元

网址　www.cptcm.com

赵尚华教授简介

赵尚华（1943.8— ），1969 年毕业于北京中医学院（现北京中医药大学）中医系，中国共产党党员。2008 年被推选为第四批全国老中医药专家学术经验继承工作指导老师。原山西中医学院外科教研室主任、教授、主任医师，兼中华中医药学会外科学会副主任委员，中华中医药学会中医外治学会副主任委员，《中医外治杂志》主编，山西中医药学会常务理事，中医外科分会副主任委员，傅山医学研究会副主任委员。1958 年在范亭中学参加校医室勤工俭学，学习医护技术；1963 年考入北京中医学院；1980年参加上海中医学院（现上海中医药大学）主办的全国首届中医外科师资进修班，有缘学习了全国外科各大名医之长；1983 年参加山西中医学院筹备领导小组；1984 年以来兼职从事学会工作；1985 年与著名中医专家朱仁康等倡议建立全国中医外科分会并出任委员，屡次向山西省政府提出建议，为促进山西中医学院的建立和健康发展做了大量的工作；1989 年调至山西中医学院工作。

1992 年曾应马来西亚中医学院邀请赴马来西亚讲学 3 个月；1994 年代表山西中医药学会与马来西亚柔佛州中医师公会结成友好学会，开展双方之间的学术交流，推动山西中医事业对外合作交流工作；1998 年受香港、泰国国际传统医学研究会邀请，参加了在新加坡等地召开的"跨世纪医学新进展论坛暨世界名医颁奖大会",发表了"中医治疗血栓闭塞性脉管炎电脑诊疗程序研制报告",获得广泛好评。

　　赵尚华教授长期从事中医外科学的教学、临床和科研工作,特别是对周围血管病、乳房病和部分肿瘤的中医治疗有独到的经验。1994年主持的"中医治疗血栓闭塞性脉管炎的临床研究"获山西省科技进步三等奖;1995年参与研制的"骨刺停贴膏"获山西省优秀新产品二等奖;1999年研制成功"腧穴治疗仪",获得国家发明专利;"逍遥蒌贝散治疗乳腺增生病的临床研究和实验研究"经山西省科委组织专家鉴定,被评为国际先进水平;2004年其研究课题"逍遥蒌贝胶囊治疗乳腺增生病的临床研究和实验研究"获山西省科技进步三等奖。

　　主要著作有《中医外科心得集》《乳房病》《中医外科外治法》《中医外科方剂学》《中医外科学》《中医皮肤病学》《中国百年百名中医临床家丛书·张子琳》《21世纪课程教材·中医外科学》等40余种,其中6部荣获国家和省级优秀科技著作奖。《中医外科外治法》《中医外科方剂学》填补了中医外科长期以来缺乏相关专著的空白。《中医皮肤病学》是中医本科成人教育中的第一本正式教材。他拟创的逍遥蒌贝散药方被全国数种高校教材《中医外科学》选为治疗乳腺增生病的主方。他拟创的阳和通脉汤、椒艾洗药等方剂被大型工具书《实用中医外科大辞典》《当代中药外治临床大全》等反复使用,广为推崇。发表论文50余篇。

前　言

　　中医治疗周围血管疾病的历史悠久，可以追溯到远古，简明精当地记载了理法方药，以后历代医家对周围血管疾病的治疗均有不同程度的发展。可以说，中医治疗周围血管病手段丰富，疗效确切，价格低廉，为人类健康做出了重要贡献。新中国成立后，中医药工作者承前启后，积极开拓，使得周围血管疾病的中医临床及研究取得了瞩目的成就。新中国成立初期应用四妙勇安汤治疗血栓闭塞性脉管炎取得佳效，大大降低了截肢率，引起世人关注。20世纪70年代以后，全国各地涌现出许多周围血管病专业科室，治疗范围也从原来的以治疗"血栓闭塞性脉管炎"为主，逐步扩大到其他周围血管病，逐步向专科化迈进。

　　赵尚华教授是山西省著名的中医外科专家，第四批全国老中医药专家学术经验继承工作指导老师，2012年全国名老中医传承工作室建设项目专家，2013年任博士后流动站导师。赵尚华教授曾师从著名中医专家刘渡舟、施汉章、顾伯华、王沛、马绍尧等，并深得真传，学验俱丰。

　　赵尚华教授年轻的时候，在大街小巷经常看到因周围血管病导致截肢的人在拄双拐，医者仁心，这些情形深深地激发了赵教授研究周围血管病的使命感。从那时起，赵教授开始了中医药治疗周围血管病的研究，并不断在理论上进行升华，在临床中总结治疗经验，凝练出科学而颇具特色的学术观点，拟创了一系列治疗周围血管病的效方，屡用屡效，可谓建树颇丰！同时，在赵教授及其他老一代专家的发起和不懈努力下，1986年中医外科学会成立，并成立了中医血管病学组。2006年中华中医药学会周围血管病分会成立，使得中医治疗周围血管病的地位得到了确立，标志着中医周围血管病专业的发展进入到一个新的阶段。

赵尚华教授虽逾古稀之年，但对周围血管病学会仍一如既往地关注与支持。作为学会的顾问，每年的学术年会他都亲自参加，甚至学会的常委扩大会议都是每请必到，仅2014年就赴会3次。他积极支持学会"师带徒"工作的开展，共带徒三人，可谓不遗余力。学会现任主任委员张朝辉主任就曾多次发自肺腑地赞叹："赵教授为人特别谦虚，对学会特别有感情，值得我辈学习！"

本书总结了赵尚华教授40余年治疗周围血管疾病的经验，以供广大临床医生参考。同时，收集了赵尚华教授参与编写中医治疗周围血管病的书籍和论文，对同一病种的描述难免有雷同之处。本书的出版，得到了赵尚华教授的多次指导，以及很多朋友的帮助，并由山西省中医药研究院赵怀舟老师审阅，在此一并致以衷心的感谢！

由于水平有限，不足之处在所难免，请广大读者提出宝贵意见和建议，以便再版时修订提高。

闫京宁

2016年3月

目录
CONTENTS

上篇

总论

中医周围血管病学的发展

中医周围血管病学是研究周围血管疾病发生发展、诊断治疗和预防调摄的一门临床学科。

中医周围血管病学是从中医外科学中发展分化而形成的一门新的临床学科，主要研究周围血管中的动脉疾病、静脉疾病、皮肤血管疾病、淋巴管疾病和部分血管肿瘤性疾病。

中医外科学具有极其悠久的历史，其中包括中医周围血管病学。在中医学文献中，历代医家对血管外科疾病都有过精辟的论述，积累了丰富的诊治经验，为我们留下了极为珍贵的精神财富，是医学史上光辉的一笔。

新中国成立后，尤其是近 20 年来，由于中医事业的蓬勃发展，在理论与实践方面都为中医血管外科学的研究提供了新的途径。国内外大量的医学文献资料证明，中医诊治血管外科疾病独具特色和优势，无论是基础研究还是临床研究均有了长足的进展，取得了一系列为世人瞩目的研究成果，中医血管外科学正朝着专业化、规范化、现代化的方向发展。

综观中医周围血管病学的历史和现状，令人欣慰；展望血管外科学的未来，前景无限。

中医周围血管病学的沿革

我国医学史发展中对中医周围血管病的认识，也是一个由浅入深，从片面到全面的过程。在历代中医外科著作中，均有周围血管病的详细记载，不仅源远流长，历史悠久，而且经验宝贵，内容丰富，至今对于研究和探讨中医外科血管疾病，仍具有实际意义。

一、春秋战国时期（前770—前221年）

春秋战国时代，是我国由奴隶制社会进入封建社会的大动荡、大转变时代，生产关系发生了巨大的变革。铁器普遍使用，社会经济有了大的发展，学术思想界出现了"百家争鸣"的局面。在这个时期，中医学理论基本形成，在外科方面也积累了丰富的经验。中医对外科血管病的认识也是在这一时期开始有了较多的记载。

《吕氏春秋·达郁》说："凡人三百六十节，九窍、五脏、六腑、肌肤欲其比也，血脉欲其通也，筋骨欲其固也。"这其中对人体血脉强调一个"通"字，这是对血液循环的朴素认识，也为后世对血管疾病强调以通为治，提供了较为科学的依据。

《黄帝内经》奠定了中医学的独特的医疗体系。外科血管病学亦不例外。《灵枢·经水》说："若夫八尺之士，皮肉在此，外可度量切循而得之，其死可解剖而视之……脉之长短，血之清浊……皆有大数。"《灵枢·脉度》记述了各主要经脉的长度十六丈二尺，并说："经脉为里，支而横者为络，络之别者为孙。"说明当时医学对人体经脉的大体解剖已有初步认识，其大致部位、长短、粗细亦有明确记载。

《灵枢·论疾诊尺》曰："诊血脉者，多赤多热，多青多痛，多黑为久痹，多赤多黑多青皆见者。"这是利用血管的病理变化来诊断疾病的例证。不仅在两千年前难能可贵，直到现在这一方法也有实用价值。血管色红，热邪太盛；血管色青，疼痛剧烈；血管色黑而坚硬，必然是痹阻日久不通的表现。

《灵枢·痈疽》："发于足指，名脱痈，其状赤黑，死不治；不赤黑，不死。不衰，急斩之，不则死矣。"这对脱疽后期腐烂、坏死、发黑的症状特点的描述和预后判断均颇为准确，也科学地提出了手术切除（急斩之）坏死指（趾）的治疗方法，是对中医学的一大贡献。手术能及时除去坏死组织，加速创口愈合，保存肢体。这一治法一直指导着后世的临床治疗。"脱痈"即"脱疽"，包括了西医学中多种动脉血管狭窄或闭塞不通而导致的指（趾）脱落坏死性疾病，如动脉硬化性闭塞症、血栓闭塞性脉管炎、糖尿病坏疽等。

《灵枢·刺节真邪》："虚邪之入于身也深，寒与热相搏，久留而内著……有所疾前筋，筋屈不得伸，邪气居其间而不反，发为筋溜。"（"溜"通"瘤"，《疡医大全》《疡医汇粹》等书均改为"瘤"）。"筋瘤"类似于下肢静脉曲张类疾病。《黄帝内经》认为是虚邪伤人的结果。所谓"虚邪"从上下文义来看均是指来势缓慢，伤人筋骨脏腑之邪，往往兼有人之正气虚损的因素。这与静脉曲张多发于久立、久劳、伤气之人相仿。后世将"筋瘤"描述为"色紫垒垒，青筋盘曲，结若蚯蚓"，显然就是静脉曲张的征象。这是《黄帝内经》对周围静脉病变的初步认识。

《素问·痹论》："脉痹不已，复感于邪，内舍于心。""心痹者，脉不通，烦则心下鼓，暴上气而喘，嗌干，善噫，厥气上则恐。"这里的"脉痹""心痹""脉不通"颇类多发性大动脉炎，也和部分结节性多动脉炎有相似之处。

由上述可知，《黄帝内经》对外科动脉性疾病及静脉性疾病，都有相当的认识，并在解剖、生理、诊断、治疗等方面都积累了可贵的经验，为以后的周围血管病学的不断发展奠定了良好的基础。

二、秦汉两晋时期（前 221—589 年）

秦代在医学方面的成就很少见于记载。汉代是我国封建社会的全盛时期，医学方面的进步较快。这时，我国的外科学已基本形成了体系，而且这个时期出现了我国历史上两大著名的医家——华佗和张仲景。两晋南北朝，虽然战乱不止，但在医学方面却有不少成就，当时名医辈出，医方众多。我国现存第一部外科专著《刘涓子鬼遗方》即由晋代刘涓子所撰，南齐龚庆宣编成。这一历史阶段外科血管病学又有了进一步的进展。

1. 华佗治疗脱疽的方药

《华佗神医秘传》载："此症发于手指或足趾之端，先疹而后痛，甲现黑色，久则溃败，节节脱落。"并指出应用："金银花三两，玄参三两，当归二两，甘草一两，水煎服。"这四味药的组方即后世四妙勇安汤，至今一直是治疗"脱疽"的主方。

2. 张仲景对外科血管病学的贡献

张仲景奠定了中医学"辨证论治"的基础，确立了脉症并重的诊断疾病的原则，创造性地融理法方药于一体，对中医学的发展作出了巨大的贡献。张仲景的著作《金匮要略》中具体论述了不少外科疾病的证治。总括张仲景对外科血管病学的贡献，主要表现在对血痹的论治和创立活血通脉方剂上。

张仲景认为"血痹"的病因病机主要是"夫尊荣人，骨弱肌肤盛，重因疲劳汗出，卧不时动摇，加被微风，遂得之"。而脉瘀治法是"血痹……不仁，如风痹状，黄芪桂枝五物汤主之"。此"血痹"近似于雷诺现象，或肢体血运不良引起的指（趾）麻木不仁，冷痛如痹证而又不是痹证。近人屡有用黄芪桂枝五物汤加减治疗雷诺现象，均取得较好疗效。

张仲景创立的当归四逆汤具有温阳散寒、活血通脉的作用，一直是后世治疗手足厥冷、脉微欲绝的外科血管疾病的常用方剂。此外，桃核承气汤、大黄䗪虫丸、抵挡汤等十多个活血化瘀的方剂，现在仍有临床应用价值。

3.《刘涓子鬼遗方》对外科血管病的认识

《刘涓子鬼遗方》首载"脱疽"病名。它沿用《黄帝内经》的"急斩之"的治疗方法。据《外台秘要》，"刘涓子治恶脉肿毒汤方"为"乌药二两，天麻二两，栀子仁十四枚，上三味切，以水三升，煮取一升半，分再服，以滓敷肿上甚良"。用清热解毒之品内外并治，对急性期的浅静脉炎自有肯定的疗效。

4.《肘后备急方》对外科血管病的认识

《肘后备急方》对外科血管病的认识有了明显进步，在第五卷中记载的"恶脉病"颇类似于下肢静脉曲张并发的血栓性静脉炎，其云："恶脉病，身中忽不赤络脉起，如蚯蚓状。"并明确论述了病因，"此由春冬恶风入络脉之中，其血瘀所作，宜服五香连翘汤……傅丹参膏"。同卷首次记载"腨病","皮肉卒肿起，狭长赤痛"如编绳，很像四肢部位的急性血栓性浅静脉炎或急性淋巴管炎。治以"鹿角五两，白敛一两，牡蛎四两，附子一两，捣筛和苦酒涂帛上，燥复易"。《外台秘要》引"肘后方：皮肉中或肿起，初如梅李，渐加大，不痒不痛，又不坚硬，按之柔软，此血瘤也。不疗乃至如盘，大则不可复不消，而非杀人病尔。"此描述的颇似海绵状血管瘤。

这一阶段中医对周围血管病的认识较前深入，认识的病种亦有增如，治疗方法上创用了一系列的内服温通、清解的方剂，还开创了用药物外敷的内外合治的疗法。

三、隋唐时期（581—907 年）

医学上的成就尤为卓著。巢元方的《诸病源候论》被誉为我国第一部病源病理学巨著，其病种记载范围之广，内容之精，分类之细是史无前例的。全书共分 67 门，1729 种病候。仅就外科而言，就包括了痈疽、痔瘘、破伤风、火伤等数十门 300 余种病候。孙思邈的《备急千金要方》内容博大宏深，实际的贡献也很突出。其认识到消渴病与痈疽的关系，首载"气胸"的诊断法，"黑膏药"的熬制法，"导尿术"的应用，以及大量的治疗外科疾病的食疗方药。这一时期对周围血管病学的贡献主要表现在以下几个方面。

1. 病种增多，描述详细

《诸病源候论·恶脉候》："恶脉者，身里忽有赤络，脉起垅岇，聚如死蚯蚓状，看乍中似有水在脉中，长短皆逐其络脉所生是也。"更形象地描述了"恶脉"的临床表现。

《诸病源候论·虚劳四肢逆冷候》:"经脉所行,皆起于手足,虚劳则血气衰损,不能温其四大,故四肢逆冷也。"记载了四肢逆冷的病因及其主要症状。《诸病源候论·腨病候》:"其状,赤脉起如编绳,急痛壮热。其发于脚者,患从鼠髅起至踝,赤如编绳,故谓腨病也。发于臂者,喜从腋下起,至手也。"《备急千金要方》亦有类似描述。这是比较典型的急性血栓性浅静脉炎的症状,也可以包括一些急性淋巴管炎的症状。但后世对淋巴管炎多以"红丝疔"论治,且病机治法更为吻合。《诸病源候论》首次记载了"足腨候",此乃比较典型的象皮肿。曰:"腨病者,自膝以下至踝及趾,俱肿直是也。"还说:"江东诸山县人多病腨;云彼土有草名腨草,人行误践触之,则会病腨。"这里不仅指出象皮肿的主要症状,而且记载了本病的地方性(江东诸山县),以及有一定的传染性(人践触腨草则可能生病)。这与丝虫病导致的象皮肿十分相似,对后世医家逐步认识本病有重要意义。《诸病源候论·患斑毒病候》曰:"状如蚊蚤所啮,赤斑起,周匝遍体。"颇似紫癜。

2. 对病因病机认识更为深刻

《诸病源候论·肿病诸候》认为:"恶脉"的病因是"由春冬受恶风,入络脉中,其血瘀结所生"。而《备急千金要方》改"恶脉"为"赤脉",虽只有一字之差,却也说明了对本病有了进一步认识:即本病非恶病,只是血瘀而已,用活血之药即可治愈。《备急千金要方·腨病》认为,凡腨病"皆因久劳,热气盛为湿凉所折,气结筋中,成此病也"。人体正气受损,气伤则运行不畅,而气为血帅,气不畅则不能正常推动血液运行,故血行缓慢,容易导致血脉郁滞不通,严重时出现下肢肿胀的症状。《诸病源候论·四肢病诸候》认

9

为尰病"皆由血气虚弱，风邪伤之，经络痞涩而成也"。《诸病源候论·还斑毒病候》对"斑毒"的病因病机分析为："此病或是伤寒，或时气，或温病，皆由热不时歇，故热入胃，变成毒，乃发斑也。"

3. 对预后的估计较准确

《诸病源候论·恶脉候》认为"久不瘥，缘脉结而成瘘"，是说久延不愈，就会沿着脉络结聚之处变成瘘症。《诸病源候论·腨病候》说："其著脚，若置不治，不消复不溃，其热歇气不散，变作尰。"说明腨病之在脚者，脚上热退而肿不消、也不破溃的，可能形成尰病，类似现在的大脚风（即象皮肿）。《备急千金要方·腨病》中记载："凡腨病，若不即治，其久溃脓，亦令人筋挛缩也。"《诸病源候论·患斑毒病候》曰："凡发赤斑者，十生一死；黑者，十死一生。"说明斑的颜色，可以提示预后好坏，色红者，热度尚轻，预后尚好；黑者，热毒更重，预后不佳。证之临床，现在仍有实用价值。

4. 治疗方法更趋多样化

《备急千金要方》治疗"腨病"，既以漏芦汤内服，又用针刺疗法去恶血，还结合了小豆末外敷的糊膏法；治疗赤脉既沿用了《肘后备急方》中记载的五香连翘汤、丹参膏，还提出了可用"竹沥"内服的方法治疗痰热证者。《外台秘要》对"脱疽"的治疗也较《黄帝内经》《刘涓子鬼遗方》有了进步，如："发于足趾，名曰脱疽，其状赤黑，死不疗，不赤黑可疗，疗不衰，急斩之得活，不去者死。"说明对脱疽"不赤黑者"有了治疗方法，只有在治疗不效的情况下才行截趾术，而且手术治疗后，可能治愈。遗憾的是此处未能明述治疗的具体方法。唐·孙思邈《千金翼方·黄父相痈疽论第一》提出了"毒在肉则割，毒在骨则切"的手术原则；目前，对血栓闭塞性脉管炎坏疽创面的蚕食式清创，仍基本采用了这个原则。

由此可见，隋唐时期中医对周围血管病的诊治有了明显进步，不仅提出了对新的病种，尤其是皮肤血管病的新的认识，还积累了丰富的诊断、治疗经验，对后世周围血管病学的发展起到了促进作用。

四、宋元时期（960—1368 年）

960 年宋朝始建，社会的发展步入了新的阶段，科学技术尤其是印刷术的进步，促进了中医学的发展。这一时期，中医学在前一阶段的实践基础上，进一步实现了中医理论的探讨与提高。如刘完素、李东垣、张从正、朱丹溪四大学派的创立，对中医的生理、病理、辨证、治疗的发展都有重大贡献。在外科方面，不仅提出了"五善""七恶"的疮疡预后判定方针，还确立了中医外科消、托、补内治三法，而齐德之总结整理的外治法经《外科精义》亦基本成形。其他外科专著如《世医得效方》《外科精要》《卫济宝书》等亦成书于这个时期等。但这一历史阶段，有关外科血管病的具体资料却极少，《太平圣惠方》《圣济总录》等大型医书也好，外科专著中也罢，均未提及"脱疽""腘病""血瘤""筋瘤"等。这可能是当时的医学家对古代有关疾病病因学、治疗方法进行了总结整理，试图重新分类、重新命名的结果。《圣济总录》中之"脉痹"显然是血脉瘀阻这一类疾病的总病名，其曰："血性得温则流，得寒则凝涩，凝涩不行，则皮毛萎悴，肌肉痹"。此处之"皮毛萎悴、肌肉痹"是缺血性症状，而"血道壅涩"是血瘀总的病机，通行血脉则是本类疾病的总的治则。方剂"异痹汤"和"人参丸"等，以人参、黄芪、当归、地黄、桂枝等为主，是血瘀证的通用药物。

五、明清时期（1368—1840 年）

这一时期，农业、城市工商业，对外贸易以及国内外交通事业的发展，促进了中医学的发展，传染病大幅度的流行，也促进了温病学的形成。中医外科学在明清时期的发展进入了成熟阶段，外科内外治法渐臻完备，形成了"正宗派""全生派""心得派"等学术流派争鸣的局面，进一步促进了中医外科学说的深入发展。周围血管病学的发展进步显著，主要表现在以下几个方面。

（一）对血管病病种的认识深入全面

1. 以脱疽统称的动脉性疾病

《外科理例》卷六记载 15 例脱疽病案，有因冻伤而发者，有因外伤而发者，有因膏粱厚味而发者。从其所描述的症状来看，有比较典型的消渴伴发脱疽者，如"年逾五十亦患此，色紫黑，脚焮痛……喜其饮食如故，动息自宁，为疮善症……次年或发渴，服生津等药愈盛，用八味丸而愈"。《外科正宗·脱疽》曰："夫脱疽者，外腐而内坏也，此因平昔厚味膏粱，熏蒸脏腑，丹石补药，消灼肾水，房劳过度，气竭精伤……凡患此者，多生于手足，手足乃五脏枝干，疮之初生，形如粟米，头便一点黄疱，其皮如煮熟红枣，黑气侵漫，相传五指，传遍上至脚面，其疼如汤泼火燃，其形则骨枯筋练，其秽异香难解，其命仙方难活。"从病因膏粱厚味在前，以及疮之迅速发疱、溃烂等特点来看，这里描述的可能为动脉硬化性闭塞症的坏疽。《马培之外科医案》认为，脱疽"有湿热为患者，有感温疫毒疫之气而成者……有严寒涉水，气血冰凝，积久寒化为热。始则足趾木冷，继则红紫之色，足跗肿热，足趾仍冷，皮肉筋骨俱死，节缝渐久裂开，污水渗流，筋断肉离而脱，有落数趾而败者，有落至踝骨而不败者，视其禀赋之强弱"。从其病因和症状的具体描述来看，这是比较典型的血栓闭塞性脉管炎的表现。

2. 认识较准确的静脉疾病

《证治准绳·疡医》卷四："或问足肚之下结块长二三寸许，寒热大作，饮食不进，何如？曰：青蛇便……青蛇便生小膀上下，头生望上，攻走入腹者，不可治；头生向下，尾在上，即为顺。"《医宗金鉴·外科心法要诀》："青蛇毒，此证又名青蛇便，生于小腿肚之下，形长二三寸，结肿、紫块、僵硬、憎寒壮热，大痛不食。由肾经素虚，湿热下注而成。"这些论述，均与下肢的浅静脉炎相似。《潜斋医案·大脚风》："凡水乡农人，多患脚肿，俗名大脚风，又名沙木骽，一肿不消，与寻常脚气发过肿消者迥异，风温热杂合之邪，袭人而不能出也。故病起必胯间结核而痛，憎寒发热，渐以下行至足。"这是比较典型的下肢淋巴水肿，继发的象皮腿病症，在南方多为丝虫病引发。《外科正宗·瘿瘤论》曰："筋瘤者，坚而色紫，垒垒青筋，盘曲甚者，结若蚯蚓。"这里描述的是静脉曲张病的基本症状。

3. 有独特认识的血管肿瘤

《外科枢要·论瘤赘》："若劳役火动，阴血沸腾，外邪所搏而为肿者，其自肌肉肿起，久而有赤缕，或皮肉俱赤，名曰血瘤。"而《外科正宗·瘿瘤论》所载更形象："血瘤者，微紫微红，软硬间杂，皮肤隐隐，缠若红丝，擦破血流，禁之不住。"这描述的正是海绵状血管瘤。《外科正宗·胎瘤》载："胎瘤者，初生小儿头上，胸乳间肿起，大者如馒，小似梅李，此皆胎中瘀血凝滞而成。须候儿满月外，方可用针刺破，内如赤豆汁则安。"《医宗金鉴·外科心法要诀·胎瘤》载："色紫微硬，漫肿，不甚疼痛。"此与海绵状血管瘤、毛细血管瘤、淋巴管瘤有类似之处。《医宗金鉴·外科心法要诀·婴儿部》更有红丝瘤一证，云："此证一名胎瘤，发无定处，由小渐大，婴儿落草，或一二岁之间患之，瘤皮色红，中含血丝，亦有自破者。"这更像是海绵状血管瘤。并提出"此患由肾中伏火，精有血丝，以气相搏，生子故有此候"。据现代研究证明，一些血管瘤大多在出生时已存在，它们实际上是一种先天发育畸形，属于错构瘤性质。

4. 有初步认识的皮肤血管类疾病

葡萄疫在《外科正宗》《医宗金鉴》中皆有记载，以《医宗金鉴·外料心法要诀》为详："大小青紫斑点，色状若葡萄，发于遍身，唯腿胫居多；甚则毒邪攻胃，以牙龈腐烂，臭味出血，形类牙疳，而青紫斑点，其色反淡，久则会令人虚羸。"并认为这是感受疫疬之气所致。从病因、症状和预后分析，此病为紫癜。《外科正宗·血风疮》："发则瘙痒无度，破流滋水，日渐沿开……年久紫黑坚硬。"《外科真诠·血风疮》中具体指出"生于两胫内外处，上至膝下至踝骨"。这颇类色素性紫癜性苔藓样皮炎。而《血证论》把这一类病变统称为"血瘀"，可见明清之际中医对周围血管病各个类型的病种均有比较深入的认识。

（二）对血管病的治疗方法更加全面合理

1. 比较全面的内治法

明清时期治疗这类疾病已有清热解毒法、理气活血法、托里消毒法、滋阴降火法、大补气血法、补气养阴法、活血解毒法等。

（1）清热解毒、理气活血法

《外科理例》对"足趾色赤肿痛，饮食如故，动息自宁"之脱疽善证者以连翘败毒散加金银花、瓜蒌、甘草节，更以川芎、当归、生黄芪等治而愈。

（2）托里消毒法

《外科理例·脱疽》治"足趾患脱疽大痛，色赤而肿"，以隔蒜灸之痛止；以人参败毒去桔梗，加金银花、白芷、大黄服之而溃；更以仙方活命饮内服而痊。

（3）滋阴降火法

《外科正宗》中以阴阳二气丹治脱疽，曰："治脱疽久服丹石补药，致亏肾水，多成口燥咽干，至饮冰雪不知其冷，此孤阳独旺，宜服此解。天门冬（捣膏）、麦门冬（捣膏）、五味子（炒研）、黄柏、人中白（小儿溺者，生用研）、玄参（汤泡，去粗皮捣膏）各一两，青黛（色娇嫩者）、甘草、枯矾、辰砂（为衣）、泽泻各三钱，冰片一钱。各为细末，同玄参、二冬膏子加炼蜜少许，再捣千余下，软硬得中，丸中桐子大，每服60丸，童便、乳汁各一钟，空心送下。"

（4）温阳散寒、化痰散结法

《外科证治全书·膊臂手三部证治》认为脱疽多生手指节中，无名指上最多；不红不热，肿如蟮腹疼痛；乃少阴痰气凝滞；治宜阳和汤：熟地黄一两，鹿角胶三钱，白芥子二钱，肉桂一钱，甘草一钱，姜炭五分，麻黄五分。酒、水各半煎去渣，入鹿角胶溶化和服。王洪绪用此方治一切阴凝之证，并说："麻黄得熟地黄不发表，熟地黄得麻黄不凝滞；神用在此。"此法对寒凝日久或素体阳虚所致的外科血管病有较好的效果。

（5）化痰祛湿、活血化瘀法

《外科全生集·脱骨疽治法》中提到幼孩患脱骨疽者，以小金丹治之。小金丹以"白胶香、草乌、五灵脂、地龙，木鳖各（制末）一两五钱，没药、归身、乳香各（净末）八钱，麝香三钱，墨炭一钱二分，用糯米粉一两二钱，为厚糊和入诸末，捣千锤，为丸如芡实大"。临用用酒浸软，打碎，热酒送服，睡盖，取汗。幼孩不能服煎剂及丸子者，服之甚妙（墨炭系陈年锭子，墨略烧存性研用）。

（6）大补气血法

《外科正宗·脱疽》提道："破后气血受伤，脾胃虚弱……俱宜大补气血。"常用方有十全大补汤加山萸肉、五味子、麦冬等药，其他有参术膏、人参养荣汤、补中益气汤等。

（7）补气养阴、活血解毒法

《洞天奥旨·手足指疮》提出用顾步汤治脱疽，"牛膝一两，金钗石斛一两，金银花三两，人参三钱，黄芪一两，当归一两"，水数碗，煎服。

（8）清热利湿法

《医宗金鉴》认为，青蛇毒为湿热下注而成，可予仙方活命饮加黄柏、牛膝、木瓜等内服。

综合上述治法可见，这一时期对周围血管疾病病因病机的认识重视"瘀血"，而治法强调活血化瘀，并在此基础上根据各种病证的具体表现辨证立法，分别加以清热、温阳、益气、化痰、利湿等品。这基本上奠定了中医药治疗周围血管病的基础。

2. 源远流长的手术疗法

早在《黄帝内经》时代就有了"急斩之"的手术治疗方法，而唐代孙思邈进一步主张"在骨则切，在肉则割"，到明清时期，外科医家创用了诸多更具体、更科学的方法。汪机亲自手术截趾数例，总结出："微赤而痛，治之不愈者，急斩去之，庶可保，否则不治。色紫黑，或发于足背亦不治。或先渴而后发，或先发而后渴，色紫赤不痛，此精气已绝，决不可治。"这是对截趾适应证选择的原则，无疑是实践经验的宝贵总结。薛己基本上是宗汪机之治法治疗脱疽，但对具体手术方法有了更详细的记载。所著《外科枢要》提出："重者须当以脚刀转解固髀，轻者拽去之，则筋随骨出，而毒则泄，亦不痛，否则断筋内断，虽去而仍溃。"但这种手术方法仍然存在弊端。而陈实功在实践中找到了更为合理的手术方法，他在《外科正宗》中提道："治之得早，乘其未及延散时，用头发十余根缠患指本节尽处，绕扎十余转，渐渐紧之。毋得毒气攻延良肉。随用蟾酥饼放原起粟米头上，加艾灸之，肉枯疮死为度。次日本指尽黑，方用利刀寻至本节缝中，将患指徐顺取下，血流不住，用金刀如圣散止之。余肿以妙贴散敷之。"这里明确指出了术前准备、术后护理、手术指征、手术方法等；基本代表了古代中医手术治疗脱疽的最佳方案，也明显地减轻了患者手术的痛苦。《医宗金鉴》治疗脱疽仍沿用此法。

关于血瘤的手术方法，《证治准绳·疡医》对血瘤手术适应证的选择、术后护理、手术方法均有明确的叙述，即"先以铁罐膏点瘤顶上，令肉黑腐不痛，方可以刀剪去黑腐，又以药涂，令肉腐溃，又可剪之，又涂又剪，瘤根去净为度"。《外科证治全书》

治胎瘤（婴幼儿海绵状血管瘤或淋巴管瘤），言："不可乱治，法须待儿满三五个月外，方可用针刺破，出如赤豆汁，内以生地黄汁饮之则安。"《外科正宗》《医宗金鉴·外科心法要诀》中提及的方法也与此接近。显然，这些方法均不完善，现在皆已不用。

3. 丰富多彩的外治法

（1）灸法

汪机主张脱疽焮痛者用蒜灸至不痛，"不痛者宜明灸之"，薛己则加用桑枝灸法（《外科枢要》）；陈实功又创用"神灯照法"治脱疽术后色紫肿痛者；《医宗金鉴》更用"雌雄霹雳火灸法治初起不痛者"。灸法有温经散寒、活血止痛之功，对本病有确切的疗效。

（2）针法

陈实功治脱疽初期，治后疼痛稍止，则"肿止用披针击刺七八处，发泄毒血，用蟾酥锭磨浓涂之"。王肯堂治"青蛇便"也善用针刺放血之法："蛇头上用三棱针，针入二寸出黑紫血，出针。"《医宗金鉴》等后世方书多从之。

（3）外敷药法

王肯堂对脱疽"初发结毒，焮赤肿痛者以五神散及以紫河车、金线钓葫芦、金鸡舌、金脑香捣烂敷，及以汁涂敷，又以万病解毒丹磨缓涂之"；其治"青蛇便"则外用"神方铁箍散姜汁陈醋猪胆同调敷之，上往下赶"。陈实功治"脱疽"用"真君妙贴散"外敷，以解毒消肿，保护患肢。《医宗金鉴·外科心法要诀》中提出治"脱疽"初期"外用大麦米煮饭，拌芙蓉叶、菊花叶各五钱，贴之止痛"；治"青蛇毒"外敷"离宫锭"或"太乙紫金锭"。而赵学敏治脱疽发黑者用"蜂窝研细，用陈醋调搽"，每每有效。

（4）熏洗疗法

陈实功治脱疽，常用猪蹄汤、葱汤或生草汤淋洗，取其温通血脉、解毒止痛之功。

总之，明清时期，中医对周围血管病的认识日趋全面、深入，治疗方法也愈加合理、有效，达到了比较成熟的阶段。

中医周围血管病学的研究进展

近代对中医周围血管病的研究，主要是从三个方面进行的：一是继承古代血管外科学的宝贵遗产，不断发掘丰富的临床经验和各种有效的治疗方药；二是加强临床实践，注意从中探求规律，注重发挥名老中医学术特色，不断提高中医的诊断水平；三是中西医并重，注意借鉴西医学研究方法，吸取近代科学技术成果，以使中医周围血管病学日臻完善，治法不断丰富。

一、中医研究，大有成效

中医对周围血管病的现代研究，主要从病因、病机入手，重视早期诊断、早期治疗，努力探求行之有效的治疗方法，以期提高诊疗水平。

（一）病名研究，倾向于规范和统一

古代医学著作记载的病名常因时代、地域、认识角度的不同而显得繁杂不一；或因命名方式的不同，如有以发病部位命名的（如筋瘤），或以病证形态命名的（如黄鳅痈），或以病变的转归命名的（如脱骨疽），或以病变的原因命名的（如寒厥）等，加之受

各种流派的影响，病名的混乱现象就变得相当明显。这种情况无疑阻碍了中医血管外科学的顺利发展。鉴此，广大中医外科学者进行了很多有益的工作。如夏少农的《中医外科心得》中就附有"中西医外科病名对照表"，专门列有"血脉病"一类，其中载有"动脉病"7则，"静脉病"7则，这对"正名"很有帮助。也有人从历史的沿革对某些病名进行了归纳总结，如紫癜，秦汉时称为"衄"，隋唐时称"斑毒"，明清时称"紫斑""紫印""青紫斑""葡萄疫"等。这些工作的开展促进了病名的规范与统一，便于中西医对照和互相渗透，有力地推动了中医血管外科学专科化和规范化的进程。

在"正名"的推动下，必定进一步从辨病入手，以病名诊断为主，进而结合临证进行分型诊断和治疗。以"脱疽"为例，即可见其认识逐渐深化的轨迹。关于"脱疽"的最早文献当是《灵枢·痈疽》，但直到《医宗金鉴·外科心法要诀》仍然只有好发部位及一些临床表现的记载。一直到1980年版高校教材，才给血栓闭塞性脉管炎规定了4条标准，并依据临床表现和发展过程，分为5种证型进行辨证施治，还论述了其与雷诺病、动脉硬化性闭塞症、糖尿病坏疽等的鉴别诊断。而随着认识的深化，在中国中医药学会外科脉管专业委员会制定的《血栓闭塞性脉管炎中医诊断标准》中，进一步完善了"病名诊断"和"证候诊断"。如书中的"脉络寒凝证"明确告诉我们，血栓闭塞性脉管炎的主要病因为寒凝，病位在脉络；诊断标准为"患肢发凉、麻木、酸胀或疼痛，间歇性跛行；患肢局部皮肤温度下降，皮肤颜色或苍白，或苍黄；动脉（腘、胫后、足背）搏动减弱或消失；舌质淡紫、舌苔白润、脉弦紧"。这种借鉴西医病名，结合中医"四诊"重新确立的诊断标准，使辨证论治更具体而明确，既有确定病名的标尺，又有完善的分型准则；既重视整体观念，又没有忽视局部病变；既保证了诊断的完整性，又指导了治疗的合理性。因而，这也是一项促使中医周围血管病学适应时代要求，提高中医学术水平的基础工作。

（二）病因探讨，倾向于多种因素综合

中医血管外科病的病因学说也在不断地充实和发展，许多学者倾向于各种综合因素的探讨。如关于动脉硬化性闭塞症的病因，中医文献中尚缺乏较为全面的论述，但随着我国人口老龄化和饮食结构的变化等，动脉硬化性闭塞症的发病率呈现上升趋势，这引起了中医外科界对本病病因进行广泛的探讨。从研究的情况来看，目前的学者普遍认为它的发病主要基于下述因素：动脉硬化性闭塞症多发于中老年，而人到中老年，脏腑功能渐衰，血虚脉涩，气亏乏力；加上忽于养身，冬受风寒，夏不防湿，则寒凝血脉，湿滞气机；若饮食甘肥，素嗜烟酒等，则痰湿内困；若情志不畅，忧思郁怒，则气血暗耗；或长期过劳，或房事不节，则清气消损等；多种内因外因相合，则脉络瘀阻、血行不畅，而最终导致本病的发生、发展。

（三）中医治疗，倾向于治法与专病专方结合

中医外科针对病证和体征的治疗法则，主要有益气、活血、养阴、温通、解毒、利湿、攻下等，近代医学中探讨与应用得较多的有以下几种治法：

1. 活血化瘀

现代研究证明血液流变学指标测定，对外科血管病的预防、诊断、治疗、预后的判断以及病因、病理的研究都有重大意义。近

十余年来，血液流变学疗法开始应用于周围血管病的治疗，亦已取得良好效果。国内大量的临床及实验研究证明，许多中草药具有不同程度的降低血液黏滞度、增加血流量的作用。在上海医科大学的相关研究中，对血栓闭塞性脉管炎患者，分别采用静脉滴注复方丹参或莪术油治疗，疗程为两周，再进行治疗前后血液流变学指标测定对照，结果发现随着临床症状和体征的好转，其血液流变学指标也有不同程度的改善。目前，周围血管病活血化瘀有效方药的研究取得了可喜的成效，如开发了复方丹参片、毛冬青片、红花注射液、川芎嗪、水蛭素、丹参注射液、当归注射液等中成药制剂；而临床中应用中药方剂治疗某些周围血管病也取得较好疗效，如桃红四物汤加减治疗过敏性紫癜，补阳还五汤治疗深静脉炎等。金学仁等运用苏龙活血饮（药物组成：黄芪 60g，苏木 30g，广地龙 30g，全当归 30g，炮山甲 10g，鸡血藤 10g，乳香 10g，没药 10g，甘草 10g）治疗雷诺病，治愈率达 88%，显效率 6%。

2. 益气养阴

血管瘤的基本病机为气阴两虚，血热夹毒，因此它的治疗以益气养阴为主，活血化瘀攻毒为佐。有学者应用以益气养阴佐以清热凉血为治法的验方（药物组成：黄芪 30g，党参 15g，白芍 12g，生地黄 12g，紫草 9g，丹皮 9g，土茯苓 15g，蜀羊泉 30g），治疗血管瘤患者 33 例，结果总有效率达 84.8%。而应用此法治疗紫癜、颈动脉瘤、海绵状血管瘤等，同样可以取得良好效果。

3. 温经通络

寒湿之邪非温不能化，凝滞之弊非通不能活，所选药物多系温热药与活血药。此法对寒湿凝滞经脉的血栓闭塞性脉管炎、动脉硬化闭塞症、深静脉血栓形成后遗症期，以及雷诺病（症）、大动脉炎等，均有较好的临床疗效。北京中医药大学东方医院陈淑长应用"温脉通"治疗早期动脉硬化性闭塞症107例，结果显效率91.6%，有效率98.1%。在临床应用上，古方以阳和汤、当归四逆汤、黄芪桂枝五物汤、乌头桂枝汤等疗效满意。其中尤以阳和汤加减应用的研究较多，如阳和通脉汤（药物组成：炮附子，桂枝，麻黄，丹参，鸡血藤，川牛膝，红花，地龙，当归，赤芍，炮甲珠，甘草）治疗虚寒证血栓闭塞性脉管炎；阳和汤加红花、桃仁、桂枝、五灵脂等治疗寒湿凝滞引起的结节性血管炎；阳和汤加减（药物组成：熟地黄，麻黄，干姜，黄芪，党参，鸡血藤，当归，赤芍，牛膝，地龙）治疗阳虚型动脉硬化性闭塞症等，都获得了较好的温经通络的效果。

4. 清热解毒

在周围血管病中，一旦寒极化热，出现毒热炽盛征象时，就应及时应用清热解毒法。如血栓闭塞性脉管炎、动脉硬化性闭塞症的脉络瘀热证、脉络毒热证，都宜用此法治疗，常用的方剂有四妙勇安汤、顾步汤、仙方活命饮等。应用此法时，常加用活血、养阴、益气、祛湿等方药，以增强功效。如血栓闭塞性脉管炎热毒炽盛证，表现为患肢痛剧，局部红肿灼热时，治宜清热解毒、凉血化瘀，方用解毒通脉汤加减。有的学者认为今后应加强解毒方面的研究，以求进一步提高疗效。

当然，中医治疗亦不限于以上几种疗法，有些治法的探讨也很有前景，如健脾补肾、软坚化结、祛痰利湿、补益气血等，都值得我们继续认真总结。

综上可见，中医对周围血管疾病的诊疗研究，主要从病名、病因、病机出发，注重效方、效法、效药的应用，在辨证论治的大前提下，注重病证、体征结合，发挥了中医特有的优势，取得了较明显的成果，为今后进一步深入开展研究，提高整体学术水平提供了条件。

二、实验研究

近代医学文献表明，运用中西医结合的方法诊治周围血管病，不但方向正确，而且效果好，很有潜力，这反映在以下几个方面。

（一）宏微合参，诊断准确

在诊断上，除沿用中医传统的"望、闻、问、切"四诊手段，以中医的系统理论从整体上"宏观"来辨证外，还利用现代检测手段对病者进行"微观"检查，如血液流变、血脂、心电图、X线、眼底镜等。有条件的单位还开展了多普勒、微循环、血管造影、淋巴造影等多种检查，以提供更多客观诊断指标，指导临床治疗。这无疑为血管外科疾病的临床主观症状与客观检查指标相结合奠定了基础，从而弥补了中医微观不足、客观指标欠缺的薄弱环节，也使诊断更便于掌握，更为全面、准确。如动脉硬化性闭塞症，若只重视临床特征，是不能对该病做出客观正确的评估，也难以测知病变的性质、部位及病情程度，更难对治疗效果做出动态的观察。这就有必要做胸部正侧位片或腹平片以观察大动脉，做眼底检查以观察小动脉，做血流图以观察血流量及血管弹性情况，检查血脂以判断有无高脂血症。然而，若只重视现代微观检测，忽视病者的整体情况及具体临床表现，也有欠全面。若结合中医的分型辨证，则全面、完备得多，正可在微观检测下，结合临床表现及病者的具体情况，抓住本质，进行正确诊断和正确治疗。

（二）结合临床，探讨药效

在药物方面，按中医理论组成的方药，经西医的药理分析和动物试验等的研究，对指导中医药治疗周围血管病具有很大的临床实用价值，为探讨和总结有效方药提供了科学依据。如复方丹参注射液中的丹参，中医认为有活血祛瘀、养血安神的功用；现代研究则证明，丹参可通过激活纤溶酶原－纤溶酶系统促进血浆纤维蛋白原的溶解，并有抑制红细胞聚集，增加毛细血管网开放以及抗凝等作用。因此，临床上多用于治疗多种与血瘀有关的外科血管病，并收到预期的临床效果。如赵尚华治疗血栓闭塞性脉管炎222例，虚寒证用阳和通脉汤，气滞血瘀证用逐瘀通脉汤，热毒证用解毒通脉汤，气血两虚用顾步复脉汤，配合外治法，近期临床治愈率达69.8%，总有效率为95.5%。治疗前后肢体血流图检测结果表示，患者经治疗后肢体血流图幅值明显增高。远期随访2~6年的60例，病情优良的55例，达91.6%。运用现代研究方法，对传统中药进行配制或提炼有效制剂也有广阔的前景，如中药提取物蝮蛇抗栓酶、川芎嗪、莪术油、水蛭素等都有较好的临床疗效。中药的给药途径与方法，也一改传统的水剂、丸剂、散剂及膏剂等传统剂型，研发出片剂、胶囊剂、冲剂、糖浆剂、针剂等多种其他剂型；而给药方法除口服外，不少中药方药经现代制剂工艺加工后，也可以肌内注射、穴位注射、局部封闭或静脉注射。这种多途径给药方法和多剂型的开发应用，无疑扩大了中医治法和方药的应用范围。

中医外治方法与方药结合的现代科技方面发展更快，如中药超声雾化和透入、中药加紫外线照射、中药离子导入、中药加理疗、中药磁疗、中药加现代化高效皮肤渗透剂，以及中药穴位注射法、激光照射法、超短波治疗法等，也取得较好的进展。传统的硬膏、软膏也向可加速药物透过皮肤屏障而进入血液循环的新型硬膏、软膏发展。软膏的应用除摊贴、涂敷外，还发展了油纱布、药膜等新途径，既提高了疗效，又减少了局部副作用，而且干净简便，适用临床，深受欢迎。据报道，外用新药五妙水仙膏治疗血管瘤的效果优于放射治疗，以地龙、野菊花、当归等组成的大龙散外用治疗动脉硬化性闭塞症三期Ⅰ级可缩短起效时间，提高疗效等。这些都证实中西医结合在临床应用方面越来越显示出明显的优势。

（三）治疗方法，不断完善

治疗周围血管病的方法，已打破单纯的中医或西医框架，大多采用中药、西药一起用，中医治法与西医疗法相结合的综合措施。张建强等人认为，根据下肢动脉硬化性闭塞症的病理改变过程，在急性发病5天之内为新鲜血栓，故应溶解血栓，减少静脉瓣膜破坏。如超过5天，则血栓机化，结构较前致密与血管粘连，宜用低分子右旋糖酐、川芎嗪、蝮蛇抗栓酶，以抗凝、溶栓、祛聚，改善和建立侧支循环。对下肢深静脉炎，有人主张在炎性阶段应用抗生素，这对消除肿胀、控制炎症有明显效果，而早期应用蝮蛇抗栓酶和尿激酶则有很好溶栓作用，但对瓣膜破坏引起的肢体浮肿效果不很理想，应用活血化瘀的中药则可降低血液黏度，改善微循环，产生积极的作用。故大量的报道认为，中西医结合疗法在疗效和疗程上，都比单用任何一种治疗方法好得多。还有人应用动脉导管及中药治疗外科血管病，认为采用动脉导管能集诊断、治疗及预后观察一体化，具有操作简便、创伤小、痛苦小、效果好的优点，再结合中医辨证论治，则可以弥补导管治疗的不足，从而提高整体疗效。至于采用中药配合抗生素、低分子右旋糖酐及止痛药等进行对症处理，在止痛、抗感染等方面的应用就更为普遍，效果也比单用西药要好。

在中西医结合治疗中，护理和康复方面也日益有了很好的进展。《动脉硬化性闭塞症辨证护理规范》总结了从一般护理到辨证护理的经验，从理论与实践结合方面，为中医血管科学的护理工作提供了良好范例。中医血管外科病的护理研究兼取西医基础护理之长，全面探讨了精神护理、饮食护理、家庭护理等方面的内容。《中医外科康复疗法》中专门论述了外科周围血管病的康复经验，对肢体锻炼、心理治疗以及药物治疗等方面都进行了较全面的探讨，使中医治疗更趋完善，有益于临床疗效的提高。

（四）实验研究，探讨机制

1. 免疫学研究

由于免疫损伤而使血栓闭塞性脉管炎发病日益受到人们的重视，故寻找有效抑制免疫损伤发生、调节机体免疫功能状态的药物，逐渐成为研究与探索的重要课题。杨博华等的研究发现，采用 OKT 系统抗人 T 细胞单克隆抗体，可使血栓闭塞性脉管炎病人外周血中的 T_3、T_4 及 T_8 细胞含量明显降低，T_4/T_8 虽有增高但无显著性差异；而经中药治疗后 OKT_3 细胞含量明显增加，但未达到正常；T_4/T_8 比值明显下降；OKT_4 和 OKT_8 未见明显变化。同时该报道还表明，中药治疗对提高外周血管 T 细胞数量，纠正 T_S 与 TH 失衡状态有显著作用。T_s 和 TH 失衡的改善，使 T_s 相对增强，抑制 B 细胞分泌 Ig，从而降低了体液免疫功能的亢进状态而使病人的症状得到缓解。虽然治疗后 OKT_4 和 OKT_8 未见明显变化，但免疫系统的其他改变也证实了该中药对血栓闭塞性脉管炎病人免疫功能紊乱的治疗与调节作用。还有人就中药方"舒脉宁"治疗血栓闭塞性脉管炎的药理作用进行了试验研究，其中测试了舒脉宁对动物腹腔巨噬细胞吞噬功能的影响，结果表明：该药可明显增强动物腹腔巨噬细胞吞噬功能，与对照组相比，有显著性差异。

2. 血液流变学研究

近十余年来，血液流变学方法应用于周围血管病的治疗，已取得良好的效果。大量的临床及实验研究证明许多中草药具有不同程度的降低血液黏滞度、增加血流量的作用，所以中草药已成为治疗周围血管病的主要手段。袁鹤青等对 183 例健康人与 71 例脉管炎患者血液流变学 5 项指标进行观察，发现其中全血黏度、血浆黏度、血细胞比容及红细胞聚结 4 项指标值，患者明显高于健康人（$P<0.01$）。他们对 30 例患者用自拟"抗栓胶囊"为主治疗，并对用药前后血液流变学指标做了对比观察，发现全血黏度、血小板聚集强度等明显下降。又对 31 例患者及健康人的血液进行体外试验，观察该药对血液流变学的影响，并以生理盐水作对照组，结果发现：药物组全血黏度在 20 秒$^{-1}$ 条件下平均降低 0.55 厘泊（$t=4.015$，$P<0.01$），且降低程度与药物的浓度成正比，而对照组无变化；血小板聚结以肾上腺素作诱导剂，药物组由 23.5% 降至 4.0%，而对照组为 30%。通过体外试验，证明该

药有明显的降低全血黏度和抑制血小板聚结的作用，说明它可以防止血栓形成，而在临床应用中也表现出了显著疗效，并与血液流变学变化呈正相关。

李雪梅对自拟中药方"舒脉宁"治疗血栓闭塞性脉管炎的药理机制做了大鼠血浆比黏度体外血栓形成，以及抗炎、镇痛、脂代谢等相关实验。结果证明：该药可明显降低血瘀引起的血栓湿重和干重，还可显著降低高脂状态下动物的总胆固醇和甘油三酯，这与该方温经散寒、活血止痛的功效相吻合。

3. 中药药理研究

近年来不少临床工作者通过大量的实验研究，证实了中药在治疗周围血管病中的多种药理作用，主要为调节免疫功能、提高肾上腺皮质受体水平、抑制血栓形成、控制炎症发展以及抗血管紧张等。比如实验证明：

（1）党参、黄芪、黄精、地黄、旱莲草、五味子、菟丝子等能增加 T 细胞的水平；而活血化瘀药可作为免疫抑制剂，对体液免疫和细胞免疫均有一定的抑制作用；祛风湿药豨莶草、五加皮、独活、雷公藤和青风藤对机体免疫功能亦有明显抑制作用；滋阴凉血药如生地黄、丹皮、女贞子、麦冬、玄参、白芍、天冬等也可抑制免疫功能亢进；而丹参、三七、郁金等能清除血中过剩抗原，防止免疫复合物产生。

（2）小檗碱（黄连、黄芩的成分）能兴奋肾上腺皮质功能；黄芪有类似肾上腺皮质激素样作用；附子、细辛及阳和汤中助阳药有兴奋垂体－肾上腺皮质系统的作用；而牛黄、穿心莲、金银花不仅能兴奋肾上腺皮质功能，还可抑制血小板聚集。

（3）蝮蛇抗栓酶蛇毒制剂有降低血浆纤维蛋白质和血浆黏度，抗血小板聚集，溶解和预防血栓的作用；丹参、红花、川芎有明显的抑制血栓形成作用；独活对血小板聚集的抑制是其抗血栓形成的功能之一。

（4）穿心莲、连翘、野菊花、鱼腥草、大青叶、板蓝根、牛黄、七叶一枝花、金银花、夏枯草、龙胆草、赤芍对实验性急性炎症有抗炎效应；牛黄可明显增强巨噬细胞的吞噬功能；金银花、黄连、黄芩、黄柏、土茯苓、玄参对细菌毒素有解毒作用。

三、中医电脑诊疗系统

电子计算机的广泛应用，使人类的生产力得到了空前的发展。古老的中医学如果能充分应用电脑技术加以整理提高，必将更加规范化、系统化。在这一方面国内很多学者做了大量的研究工作，赵尚华等通过大量的病案分析，总结出血栓闭塞性脉管炎、血栓性静脉炎的辨证治疗经验，在临床应用中取得了良好的疗效。为了使这一诊断治疗经验能更科学广泛地推广，其与山西大学计算机系潘政等合作，研制了"血栓闭塞性脉管炎中医电脑诊疗系统""血栓性静脉炎中医电脑诊疗系统"。

这个治疗方案的特点是严格应用了辨证论治的基本原则，对各种证候给出了适当的方药。在此基础上，又结合患者个体差异，针对出现的兼见症状和血流图检测结果，进行随证加减。具体疗法有汤药或成药内服、药物外治及手术治疗等多种方法，每种病证均有数十种具体方案供选择，临证时，可结合患者实际情况，通过计算机运算，从而得出最佳方案。

中医周围血管病学的展望

中医周围血管病学的近代研究发展很快，取得的成果也是以往任何时期都不可能比拟的。展望前景，可以充满信心地认为：在继承前人丰富经验和总结近代研究成果的基础上，继续结合现代科技手段，吸取西医之长，坚持中西医结合方针，必定会在临床研究、方药探讨与基础研究、理论研究等领域取得更令人瞩目的成就。比如，运用高科技手段，建立中医血管外科病诊疗程序的模糊数学模型，编制血管病中医电脑诊疗系统软件，从而开辟运用电子计算机来对周围血管进行计量诊断、处方开药的新途径。此类将高、新、尖科技成果应用于中医血管外科学的思路与做法，无疑具有前瞻性和科学性，值得深入探讨。展望中医周围血管病学的发展趋势预示其临床研究和理论探讨，都将朝着专科化、规范化和现代化的方向更快迈进。

一、开拓新病种的治疗

随着科技发展，时代进步，周围血管病的微创技术、支架技术、搭桥技术等的应用日益增多，虽然免除了很多患者截肢的痛苦，但同时也增加了病例的复发率，这就需要临床研究探求新的治法方药。随着周围血管病的疗效越来越确切，糖尿病眼病、高血压眼病等疾病亦可归属于周围血管病，且目前治疗已有很好疗效，亦应加强研究。只有不断开拓新病种的治疗，不断提高疗效，才能使中医周围血管病学保持旺盛的生命力。

二、专科化是中医周围血管病学发展的必要保证

专科化的程度直接反映了中医周围血管病学发展的水准。20世纪 50 年代以来，在出版的众多中医外科著作中，如夏少农《疡科心得集》《房芝萱外科经验》《文琢之中医外科经验论集》、顾伯华《外科经验选》，以及《中医外科临床手册》和高校《中医外科学》教材等，都为中医周围血管病学的研究提供了可贵的参考资料。但这些著作中，对外科血管病的研讨毕竟是东鳞西爪，缺乏系统，亟待整理。至于古代的外科医学资料，则更为散乱，缺乏专门的、全面的、系统的论述。直至 1993 年《中医血管外科学》一书出版，才真正有了一本专门论述中医周围血管病学的专科著作，标志着中医周围血管病学真正形成了独立的科学体系。近年来，相类似的著作也相继出版，如《周围血管中医研究最新全书》《血管疾病的血瘀与化瘀治疗》《中医外科康复疗法》等。而全国各地如雨后春笋般建立起来的血管病专科医院和专科诊所，更是各具特色，大有发展前景。但距离真正的专科、专病、专方、专药，尚有差距，仍须努力，亟待在专科化方面有更快的进展。

三、规范化是中医周围血管病学发展的必要措施

中医周围血管病学的规范化必须解决好两个方面的问题：一方面在于对因历史的、区域的、社会的、各流派学说的诸种原因形成的中医文献资料中的不规范进行全面的整理，消除一病多名、多病一名，或一方多名、多方一名，或一药多名、多药一名等现象，克服这些弊端，促进中医血管外科学的发展。另一方面，必须重

视近代研究的规范，用科学的方法、科学的态度对待学术上的问题，以求共识。如中国中医药学会外科脉管病专业委员会制定的《动脉硬化闭塞症中医诊断疗效评定标准》《血栓闭塞性脉管炎中医诊断疗效评定标准》以及《深静脉炎中医诊断疗效评定标准》等，就在规范化的道路上迈出了可喜的一步。本文在建立统一的辨证与分型标准等方面，较为全面而系统地按照规范化的要求，做了一些积极的尝试和有益的工作，以利于学术交流经验的总结、学科水平的提高和中医事业的发展。我们必须清醒地意识到中医不够规范带来的弊端再也不能延续下去了，至少从现在开始就应以严格的要求、科学的标准来对待学术上的问题，以不断促使中医周围血管病学更适应时代要求，更好地发展。

四、现代化是中医周围血管病学发展的必然趋势

中医周围血管病学的发展的最终要求，是要跟上时代的潮流，适应时代的发展，以较好的临床疗效和较先进的科学成果自立于医学之林。这既要保持和发挥中医的特色，弘扬中医之学术，光大中医之精华；又必须不断地开拓，不断地创新，不断地前进，注意吸取现代先进的科学技术和近代医学的先进经验，才能使中医周围血管病的研究在保持优秀传统的基础之上，又体现出现代气息，才能克服"先天"的微观依据不足，实验手段欠缺，缺乏正规化和系统化的弱点。同时，科学技术也是不断发展的，不断有新的发现、新的学说出现，更不用说不断有新的仪器、新的检测手段和治疗方法应用于临床。这更促使我们必须努力学习和运用这些新科学的技术和方法，以推动学科的发展。就是中医周围

血管病学本身，也同样是在不断地更新，处于不断地解决理论与实践的问题之中。例如如何从中医理论出发，深化周围血管病的病因、病机的认识，怎样健全诊断和分型的方法，如何寻求更加适用于临床的治疗方法和有效的方药，如何提高治疗的效果等，从而使既古老又年轻的中医周围血管病学得到更迅速的发展和提高。

中医周围血管病的研究现状，总让人感到是经验总结优于实验成果，临床实践好于理论探讨，有效方药多于基础研究。比如只探讨中药的有效成分，固然为中医的应用展示了有效的途径，但终究未能解决中医理论指导下中药应用的实际问题。如何解决好中药药效成分与中医辨证论治方面既统一又对立的矛盾，将是促进中医药更快发展的又一大关键，而致力于这方面的探讨与研究，目前尚有欠缺。中医辨证的精髓在于因人、因时、因地和因症论治，若能加上"因药"论治，则中医的理论与实践两个方面都将登上一个新台阶。

综上所述，中医周围血管病学的研究在近代进展很快，其研究的角度多种多样，探讨的领域不断扩展和深入，取得的成果也越来越多。从大量的医学文献中，可以明显地看出中医、中西医结合诊疗周围血管病具有一定的优势和良好的发展前景。这不仅表现在对多发病和常见病治疗效果的逐步提高，如过敏性紫癜、血栓性静脉炎、红斑性肢痛症等，同时也反映在对一些疑、难、重、顽的周围血管病的治疗亦取得了相当可喜的疗效，如雷诺病、血栓闭塞性脉管炎、动脉硬化闭塞症等。此外，关于某些疾病还形成了颇具中医特色的现代中医诊疗体系。因此，只要我们继续奋斗，努力前进，就一定会把中医周围血管科的工作做得更好，也一定会取得更大成果。

周围血管疾病的病因病机

中医辨证论治的关键前提，就是要"审证求因"。同样，研究周围血管疾病，也要先从其病因病机入手，通过推求病因，分析病机，从而拟定正确的治则治法。因此，只有熟悉周围血管病的各种致病因素的性质、特点及其临床特征，掌握周围血管病发生、发展和转归的规律，以及人体脏腑经络功能活动的变化机制，才能准确地揭示疾病的本质，判别证型，恰当论治。

病因

病因是指致病的因素，亦是发病的原因。中医关于病因的分类，主要可以概括为外因和内因两大类，而周围血管病的病因也可以从这两方面论述，但具有其自身的特征。外因作为来自外部的致病因素，其内容包括外感六淫、外伤、感受特殊毒邪、饮食失宜、劳倦等；内因是指自身内部的发病原因，包括内伤七情、脏腑经络功能失调、正气虚弱等。在周围血管病的发病学中，强调内因占主导地位，外因是致病的条件，正所谓"正气存内，邪不可干"，"邪之所凑，其气必虚"。现在将中医周围血管病的病因分述如下。

一、外感六淫

外感六淫，即风、寒、暑、湿、燥、火的过甚或出现反常的情况。在周围血管病中，六淫既可单独致病，也可数邪夹杂一起致病。现逐一加以介绍。

1. 风邪

风为百病之长，善行而数变，多侵犯人体上部和肌表。《素问·五脏生成》云："臣出而风吹之，血凝于肌者为痹厥也。"这说明痛痹、血脉不通、足部厥冷均与风寒引起血凝有关。《素问·调经论》又谓："风雨之伤人也，先客于皮肤，传入于孙络，孙络满则传入络脉，络脉满则输于经脉。"则说明了风邪致病由表入里、由浅入深的传变途径，主要是从皮肤到细小脉络，再到较大脉络，然后侵犯主要经脉。在周围血管病的发病中，风邪多与寒、热、湿等外邪相兼而致病，如过敏性紫癜、红斑性肢痛症、皮肤变应性结节性血管炎等的发病即是如此。

2. 寒邪

寒为阴邪，易伤人阳气，其性收引、凝滞，侵袭人体后滞留于肌肤、经脉、筋骨之间，引起气血流行不畅，导致气血运行障碍，常致病情笃重。寒邪伤人，凝滞经脉，痹阻气血，是导致周围血管病最常见的病因之一。其留滞经脉则痛有定处，肤色苍白或青紫，甚或冰凉畏寒，趺阳、太溪等脉搏动微弱或消失；在筋骨则不红不热，疼痛较剧，屈伸不便，动则痛甚。

中医认为，血遇寒则凝。《素问·举痛论》曰："寒气入经而稽迟，泣而不行，客于脉外则血少，客于脉中则气不通，故猝然而痛。"又云："寒气客于脉外则脉寒，脉寒则缩蜷，缩蜷则脉绌急。"都说明寒邪最易伤人经脉，造成气血涩滞，出现突然疼痛。周围血管病因寒邪伤人者，常表现在四肢部位，因"四肢者诸阳之本也"。如血栓闭塞性脉管炎、雷诺病等皆多为寒邪所致。

3. 暑邪

暑为阳邪，其性炎热，易伤人元气，耗损津液。暑多夹湿。与暑邪致病有关的周围血管病有静脉曲张、浅静脉炎等。

4. 湿邪

湿为阴邪，其性重浊、黏腻，常与其他病邪结合而致病。湿性趋下，常引起下肢血管疾病；湿性缠绵，致病常不易速去，日久不愈。《素问·阴阳应象大论》云："地之湿气,感则害皮肉经脉。"湿邪留滞肌肤，则见下肢重坠，足跗肿胀光亮，糜烂流水，病情延缓难愈；湿邪夹热下注，则见肢体沉重，肿胀如烂棉，甚则疼痛如汤泼火灼，昼轻夜重，或溃烂、坏死。如淋巴管水肿、深静脉炎、糖尿病坏疽等。

不少周围血管病的外因多系寒湿或湿热为患，若湿与热结，则从阳化热，局部红、肿、热、痛，渗液流水，同时灼津耗液，以致阴虚而湿热留滞；湿热蕴毒，毒热炽盛，凝滞经脉，四肢青紫，脉络结如条索，经络闭塞阻隔，痛不可遏。如浅静脉炎多因湿热而发，血栓闭塞性脉管炎则多因寒湿而生。

5. 燥邪

燥易伤津，而津枯液耗，则肌肤干燥，瘙痒脱屑等。周围血管病中单独因燥邪致病的很少。

6. 火毒

火毒是阳热之邪，为外科疾病中重要的致病因素之一。火性炎上，起病较快，变化迅速，最易伤津。火乃热之极，火与热均可郁而化毒。热毒势缓，火毒势猛。

《素问·皮部论》中记载"热多则筋弛骨消"，如环状紫癜、红斑性肢痛症等；热毒蕴久则化腐成脓。热结筋脉，则见筋骨痿软，肌肉消瘦或破溃流脓，甚则毛发枯槁，肉腐筋烂，痛如汤泼火燎，如动脉硬化性闭塞症坏死期、血栓闭塞性脉管炎坏死期等。

二、外伤和感受特殊毒邪

凡跌仆损伤、水火烧烫伤、酸碱等化学物质引起的外伤，以及虫兽咬伤，或者感受某种特殊之毒，均可引发周围血管病，如静脉炎、血栓闭塞性脉管炎；再者，外伤尚可直接引起动静脉瘘、血管瘤等。

三、饮食失宜

饮食是人类赖以生存的重要物质保证，人体必须从饮食中不断摄取营养物质以维持正常的生命活动。但饮食失宜，又反过来是致病的重要因素之一。饮食不当包括暴饮暴食，过食生冷、甘肥、厚腻、辛辣之品，饮食不洁，以及饮酒过度等方面。《医宗金鉴·痈疽总论》中就明确指出："过饮醇酒，则生火消烁阴液；过饮茶水，则生湿停饮；过食五辛，则损气血；伤饥失饱，则伤脾胃，凡此皆饮食之致病也。"饮食失调同样也会导致某些周围血管病的发生，如《素问·生气通天论》所谓"高粱之变，足生大丁"，就指明了膏粱厚味之品，可以引起疗毒之类的外科病症。此处的"丁"，包括了现代医学中动脉硬化性闭塞症坏疽、血栓闭塞性脉管炎坏疽、糖尿病坏疽等足部血管疾病。《外科理例·脱疽》亦云："此症因膏粱厚味酒面炙煿积毒所致。"

四、吸烟

至于吸烟，也是脉管炎发病的一个重要因素。据统计，绝大部分脉管炎患者都有吸烟史。大量研究也证明，烟草中含有尼古丁，可使小动脉反射性痉挛，不但能诱发脉管炎，而且能加重病情的发展。吸烟对本病非常不利，临床上常发现病人戒烟后症状可好转，病情易于稳定，但如再次吸烟，症状又可加重。

五、劳倦

《灵枢·九针论》认为："久视伤血，久卧伤气，久坐伤肉，久立伤骨，久行伤筋。"古人早就认识到，长时间保持单纯的一种姿势或反复进行某一行为，是有损人体健康的，极易导致疾病的发生。某些周围血管病的发病，亦与劳倦损伤正气有关。如古之"腸"病，类似于西医所谓的浅静脉炎，《备急千金要方·腸病》就指出此病"皆因久劳，热气盛，为湿凉所折，气结筋中，成此病也"。证之实际，静脉炎多由久劳伤气，久病致虚而引起；或因下肢外伤、手术创伤，或因妇人妊娠、生产，或因反复静脉滴注药物，或因长期卧床，都易耗伤正气，气虚推动功能失调则引起血运不畅，诱发静脉炎。

再如，静脉曲张多发生于久立、久坐等伤气损脉之人。长期的站立体位是增加下肢静脉压的重要因素。站立时躯干与下肢静脉内的血柱变垂直，其高度为足背到下腔静脉进入心脏处的距离，因此下肢静脉内的压力明显增加。久而久之，先是静脉扩张，继而静脉瓣膜闭锁不全，便形成下肢静脉曲张。《诸病源候论·虚劳四肢逆冷候》认为："虚劳则血气衰损，不能温四肢，故四肢逆冷也。"这指出劳损后引起气血衰损，四肢失于温煦则出现四肢厥冷，这可能会诱发疾病或加重病情。可见过度劳累倦乏，常常致气血不和，而使抵抗疾病的能力下降，从而成为周围血管病的一个发病诱因。

需要指出的是，如果过度安逸，既不参加劳动，又缺乏必要的运动，则易使气机涩滞，气血运行不畅，脾胃功能减弱，留痰停饮，从而变生疾病。如周围血管病中的动脉硬化性闭塞症的发病与此不无关系。

六、房事过度

中医认为房劳过度耗伤肾精，久之肾阴肾阳俱虚。肾阳虚则不能推血运行，温煦肢体，易引起气血运行不畅；肾阴虚则虚火内生，灼津为痰，痰火胶结，则阻于经隧，亦妨碍气血的运行，都易导致周围血管疾病的发生。《疡科心得集·辨脚发背脱疽论》认为："脱疽者……或因房术涩精，丹石补药，销烁肾水，房劳过度，气竭精枯而成。"现代研究证明，过度的性生活导致肾上腺经常处于紧张状态，使之对血管的舒缩控制失调，亦是脉管炎发病的一个原因。

七、内伤七情

喜、怒、忧、思、悲、恐、惊七种情志变化称为七情。一旦情志活动过度，就可能引起体内阴阳失调，气血不和，经脉阻塞，脏腑功能紊乱，而成为致病因素。《素问·经脉别论》云："凡人之惊恐恚劳动静，皆为变也。"变，是指脉变异常的现象。所以，周围血管病也可因忧思郁怒等情志过度，内伤脏腑，气血失和而引起，如雷诺病的发作常与情绪波动有关。

情志不和不但可导致气血虚弱，易感外邪，同时七情变化本身也可以致病。中医认为，百病生于气，怒则气上，喜则气缓，悲则气消，恐则气下，惊则气乱，思则气结。《素问·举痛论》认为，过度的情志活动，皆可对周围血管发生影响，如大怒可使肾上腺素分泌增加，而诱发或加重脉管炎。雷诺病、大动脉炎等多见于女性，且与精神因素有关。

八、瘀血、痰饮

瘀血与痰饮既是疾病过程中的病理产物，又是致病的因素，在周围血管病的病因中，瘀血尤其占有重要地位并具有普遍性。

因气虚、气滞、寒凝、血热或外伤等原因，造成血液停滞、脉道闭塞，或血运不畅、阻涩脉络者，皆可谓之瘀血。瘀血既成，可引起血液、淋巴循环障碍，其可广泛存在于周围血管疾病中：导致动脉闭塞或栓塞，引起肢体血运障碍，局部缺血，如血栓闭塞性脉管炎、动脉硬化性闭塞症、大动脉炎、雷诺病、急性肢体动脉栓塞等；导致静脉瘀滞和血栓，引起静脉回流障碍、静脉淤血，如下肢静脉曲张、血栓性静脉炎、下肢与髂股静脉血栓形成、下肢深静脉瓣膜功能不全等;导致组织粗肿、水肿,如象皮腿等。

周围血管病的瘀血临床表现可见肢体发凉、怕冷,肢端发绀或有瘀斑,肢体呈持续性固定性疼痛、麻木,伴有溃疡、坏疽,肢体青筋肿胀,皮肤色素沉着呈暗褐色,肢体出现硬性痛性紫黯结节、条索状物等。

痰饮可广泛存在于肢体、经脉、筋骨、皮肉、脏腑之间,且随气之升降而流行,形成各种病证,素有"百病多由痰作祟"及"怪病从痰治"之说。

痰饮致病,因其停滞的部位不同,临床表现各异,周围血管病多系痰饮阻滞于经脉、肢体,导致经络功能障碍、气血不得宣通而痹阻凝结,常见于动脉硬化性闭塞症、血栓性浅静脉炎后期、髂股静脉血栓形成等,临床表现为肢体麻木胀痛、发凉、苍白、肿胀,步履滞重,身体重着,肢体留有硬结节条索,不易消退,或痰湿流注等。

辨痰饮当分清寒热及有形无形。

九、正虚

正虚包括气血虚弱与脏腑功能衰弱,是周围血管病发生的主要内因,尤其是年老之人,脏腑功能衰惫,气血津液不足,血虚脉道不充,气虚推动乏力,就最易产生脉道涩滞、血瘀气阻的血管疾病,如动脉硬化性闭塞症等。故《灵枢·营卫生会》认为:"老者之气血衰,其肌肉枯气道涩。"

王清任在《医林改错》中也指明:"元气既虚,必不能达于血管，血管无气。必停留而瘀。"气虚可引起血瘀。气血虚亏，则经脉不充，运行不畅，导致血流缓慢或凝结，在外邪的影响下，就容易发生周围血管病。故归纳周围血管病的起病，风寒暑湿燥火等为患是标，气血不足、脏腑衰弱是本。

另外，中医对周围血管病病因的认识，还应注意掌握以下几个关系，以便更好地审证求因。

1. 血管病发病原因与时令气候的关系

按照中医"天人相应"的整体观，把人和自然看成一个统一的整体，把自然气候和人体发病学统一起来，从客观表现上来研究气候变化和人体健康与疾病的关系。自然界的气候是变化多端的，当这种变化超过了人体适应能力，势必会影响人体的脏腑功能活动，这也往往是造成疾病发生的因素。这就是《素问·六节藏象论》中指出的"非常则变""变至则病"。另外，在一年四时的气候变化中，每个季节又有它不同的特点。因此，除了一般的疾病外，常可见一些季节性的多发病或时令性的疾病。周围血管病在这方面的情况也不例外，可以肯定地讲，某些周围血管病的发生与气候的关系也是异常密切的，长夏湿热肆虐时，急性静脉炎易发生；冬令严寒所胜，气滞血凝，脱疽等多见。

2. 血管病发病原因与地域的关系

中医的整体观还认为，地理环境与疾病的发生有着密切的关系。《素问·阴阳应象大论》中早就明确指出了东方风盛则伤筋，南方热盛则伤气，中央湿盛则伤肉，西方燥盛则伤皮毛，北方寒盛则伤血，就周围血管病的发病来讲，也同样由于不同的地理条件，以及人们生活习惯的差异相对而言，有的疾病就发生得多一些，有的疾病就发生得少一些。比如，以手足厥冷为主症的血管病自然北方较多，由热毒引起的血管病显然南方较多。又如因丝虫感染并发的下肢淋巴水肿就以南方丝虫病流行地区多发。同时，由于地势的高低不同，而冷暖变化有别，尽管是同一种疾病，其致病的情形也就不一样。如静脉炎，发生于北方则寒湿引起的居多，发生于南方则多湿热为患。在《疡疡机要·上卷》中就谈道："大抵此症，多有劳伤气血，腠理不密，或醉后房劳淋浴，或登山涉水，外邪所乘，卫气相搏，湿热相火，血随火化而致，故淮阳岭南闽间多患之。"动脉硬化性闭塞症中南方多痰浊瘀滞，北方多寒凝脉络。

3. 血管病发病原因与部位的关系

根据疮疡的发病特点，古人早就观察到发病部位与发病原因有密切关系，清代名医高秉钧在《疡科心得集·例言》中指出："疡科之证，在上部者，俱属风湿、风热，风性上行故也；在下部者，俱属湿火、湿热，水性下趋故也；害中部者，多属气郁、火郁，以气火俱发于中也。"周围血管病，也存在着这样的一般规律，如同为静脉炎，发于胸胁部者多兼气郁，发于下部者多为湿热。

4. 血管病发病原因与体质的关系

人的体质之间，强弱差异很大，秉性有别，生活习惯亦异，阴阳属性又不同，体质因素与发病的关系非常密切。年轻体壮者多患实证，年老体虚者多患虚证，妇女情志不畅者多引起忧郁疾患，肥胖嗜食甘肥者易罹患痰湿之疾等。周围血管病亦是如此，如人至中老年时，多有心气不足，血运乏力，常可引起气机紊乱，气血失和，血脉瘀滞，而导致动脉硬化性闭塞症。而血管瘤则多缘气阴两虚，血热夹毒而成，体质以阴虚火旺者为多。

中医周围血管病病因学的特点也是审证求因，而致病因素又是一个比较复杂而且需要深入探讨的问题，甚至同一个病人，同一种疾病，在不同的阶段上就可能反映出不同的病因。如血栓闭塞性脉管炎，在发病的初期可能是寒凝经脉，气滞血瘀引起；发展到溃脓坏死期，则可能寒化为热，热胜肉腐，变成毒热为患；继续发展，久病致虚，则又当考虑气血双亏了。因此，上述与发病因素有密切关系的几个方面，也只是一般的规律，在具体运用时，仍需全面分析，综合判断。临证时，既要考虑天时、地理与体质、部位等的关系，又必须结合局部症状与全身症状来进行全面分析，只有综合全面情况，才能辨清病因，掌握病机，正确指导治疗。

病机

病机是探讨疾病发生、发展和转归的规律，及脏腑功能活动的变化机制，揭示疾病的本质，从而为临床辨证论治提供理论依据。

周围血管病的发生、变化过程是邪正相争的过程，但有其特点。血脉瘀阻几乎是每一种周围血管病中均有的病变。血瘀又与各个脏腑的功能和气血的盛衰关系十分密切。

一、周围血管病的发生变化过程

从邪正相争的不同情形和疾病的发展规律看，大致可将周围血管病分为发生、急性进展和转变三个阶段。

（一）发生阶段

周围血管病是由于人体外感六淫邪毒、受外来伤害以及情志内伤等致病因素，造成营卫不和，阴阳失衡，破坏了人体正气的防御功能，形成了正不胜邪，邪气侵犯脉道而发生的。一般有两种情形：一是以正虚为主。如血管瘤的发生，多为先天不足，父母遗传而得。过敏性紫癜等多因禀性不耐，复感外邪所生。还有动脉硬化性闭塞症、糖尿病坏疽等均为素日过食肥甘，损伤脾胃，脾运不健，痰湿内生，日久痰湿瘀浊阻塞脉道而引发。二是以邪盛为主。如浅静脉炎多由血管外伤、药物刺激引发；部分动脉瘤也是由外伤直接所致等。不论是正虚为主还是邪盛为主，一旦发病之后，病邪便侵犯人体经脉，引起血脉运行失常，使周围血管病发展加剧，出现一系列变化。

（二）急性进展阶段

周围血管病变发生之后，由于正不胜邪，邪气亢盛，使病变急剧发展。血管逐渐闭阻，引起了各种各样的症状，主要有三类。

1. 动脉缺血

病变发生在动脉上，由于动脉所属的局部组织血液供应不足，甚至血液供应停止，而出现一系列的缺血性变化。如血瘀气滞，则气血不通而生疼痛；血瘀日久，郁而化热，热盛肉腐，便出现成脓、破溃、坏死，甚而逐节脱落；血瘀脉道，血不循经，血行紊乱，形成各种各样的出血，或者吐血、衄血、便血、尿血，或者皮下出血形成紫斑等；血瘀之后气机壅塞，气血停滞，壅聚成块、成瘤等。

2. 静脉瘀阻

病变发生在静脉中，静脉被瘀血阻滞后，回流不畅，首先使血液壅聚，水湿外渗，而成肿胀；或使静脉迂曲，形成静脉曲张；或感染热邪，出现红肿疼痛。日久患处失养，可生溃疡，不易愈合；或者色素沉着，肌肤顽厚，麻痛不适，经久不消。

3. 皮肤小血管破损

皮肤小血管出现阻塞之后，或者形成皮下结节，红肿疼痛；或者皮下出血形成紫癜；或者郁而化热，灼痛、红肿，甚而形成溃疡。

（三）转变阶段

或由治疗的作用，或因正气来复，邪气衰退；或失治误治，邪愈盛，正愈衰。这些因素都促使周围血管病中的邪正相争的局面处于不断变化中。总的趋势有两种：一是邪气渐衰，正气来复，表现为侧支重建，或者血管再造，使病情逐渐稳定，进而痊愈。另一种情况，邪气愈来愈盛，由瘀化热，由热成毒；或者痰瘀互阻，使正气愈来愈衰，促使病情趋向恶化，甚至死亡。当然也有正邪相持，病情缠绵者，或者病情时好时坏，反复发作者亦间有之，但最终也得二者必居其一。

总之，周围血管病在发生、发展和转归的全过程中，邪正相争的情况是纷繁复杂、变化多端的，但在各个阶段影响病情变化的一个重要因素是瘀血的形成与否，瘀血的轻重，瘀血的部位，以及瘀血能否清除吸收。

二、周围血管病的病机特点

由上述过程可见，周围血管病的病机特点是血瘀，血管是血液运行的管道、通路，必须保持畅通无阻，才能完成传输血液的任务。本类病变过程中，不论是内因所致，还是外因引发，或迟或早地在不同的血管、不同的部位和不同的程度上出现血脉瘀滞。血脉瘀滞之后，破坏了人体气血的循行，从而引发各种不同的病理变化。

一般来说，周围血管病的病机共性是邪气致瘀，瘀阻伤正，从而出现各类不同的病证。形成了邪、虚、瘀三者相互作用，互为因果的变化。其中邪，既可以是外因，又可以是血瘀后的病理产物（如瘀血、痰浊、水湿）；虚既是受邪的条件，也可能是血瘀伤正的结果；瘀往往是因邪而致，也有的是因虚而成。所以在邪、瘀、虚的病理变化过程中，出现了多种多样的组合，导致血管病变的发生和变化，形成了临床上的各种证候。

三、脏腑气血与血管病发生、发展的关系

由于人体是一个完整统一的机体，虽然血管病的病变部位多数在血管的某一局部，但与脏腑气血有密切的关系。因为脏腑功能失职，则会出现运血无力，统摄无权，疏泄失常，使血液不能正常运行而发生病变。反之，血液瘀阻之后也会使各脏腑失去濡养而虚损。气血的盛衰与血管病的关系更是直接的。为了叙述方便，现按五脏、气、血七类分述之。

（一）心

心主血脉，心气是推动血脉循行的原动力。所以，血脉的病变多与心的功能失调有关。

1. 心气虚

人至老年，多有心气不足，运血乏力，最易出现脉络瘀滞，气虚血瘀之后则会出现肢体怕冷、发凉，间歇跛行，胀麻不适，汗毛稀疏，指甲生长缓慢等一系列的肢体营养障碍的表现，如动脉硬化性闭塞症等。

2. 心阳虚

心之阳气不足，不能温养血脉，血脉运行乏力，不得畅通，甚而阻滞闭塞，形成患肢不温、冰冷、疼痛、脉搏减弱或消失，甚至坏死脱落。如无脉症（大动脉炎）、部分血栓闭塞性脉管炎多因此形成。还有心阳衰微而致经脉痹阻，出现心悸，气喘、浮肿，患肢苍白，冰冷，感觉丧失，迅速坏死等，如某些动脉栓塞病。

3. 心火妄动

素喜多进辛辣食物，心火暴亢，血行不随经脉，气血纵横，久之出现脉络交错，聚集于皮肤之间，形成紫斑、红痣、肿瘤，久不消失，如部分血管瘤即由此而成。

（二）肝

肝属风木，喜条达，恶抑郁，主疏泄，主筋。如果某些原因使肝气抑郁，则往往形成气机郁遏，血脉运行阻滞或者筋脉失养等病。

1. 肝气不舒

情志抑郁，恚怒伤肝，疏泄不利，气郁日久，由气及血，造成血脉瘀滞；或者暴怒气闭，脉络失畅，瘀血停滞于胸胁，可在胸胁部出现条索状硬结，肿痛并作，胸闷，太息。如胸腹壁静脉炎等。

2. 肝失条达

情志不畅，肝失条达，气机郁滞，血瘀皮表，或形成四肢皮肤青斑、紫癜，久而化热，溃烂，如网状青斑；或血瘀脉络，沿血管走向出现紫赤结节，疼痛时轻时重，肢体冷热交替发作，如结节性多发性动脉炎；或血瘀经脉，突然出现患肢冰冷，无力，疼痛，脉搏消失，胸闷气短，头晕目眩，恶心干呕，如部分大动脉炎等。

3. 肝脉失养

郁愤恚怒，伤及肝木，疏泄失常，使经脉失养。或疏泄不及，血行不畅，难达四肢，则肢端苍白；或疏泄太过，血不归藏，瘀留肢体，则肢端潮红；或筋脉失养，则肢体麻木、拘急、疼痛，甚则皮肤枯槁，肌肉萎缩。而且这一系列的病变，明显与情绪波动有关，有时一日可多次发作，亦可多日不发作，常随情绪稳定而逐渐消失，如雷诺病。

4. 肝肾阴虚

或先天不足，或后天损伤，均可导致肝血不足、肾阴亏损，肝血不足则肢体麻木；肾阴不足，则腰膝酸软，多饮，多尿，患处紫黯，久而化热，也可溃烂成脓，坏死脱落，如糖尿病坏疽、部分血栓闭塞性脉管炎等。

（三）脾

脾为后天之本，主运化，主肌肉，主四肢，为气血生化之源。脾之功能受损，或运化失职，水湿壅阻；或气血不足，运行受阻，导致四肢肌肉失养；或脾阳虚损，不能温煦四末而厥冷；或脾虚血失统摄而致妄行。所以脾与周围血管病的关系甚为密切。

1. 脾虚湿盛

或劳倦内伤，或久病伤脾，或饮食失调，致使脾气虚弱，健运失职，水湿蕴聚，则患肢肿胀，沉重困痛，不耐劳累，神疲乏力，腹胀便溏，如深静脉炎等。

2. 脾不统血

久病伤脾，化源不足，或因劳倦伤气，使脾气虚弱，气不摄血，血液流溢于皮下，形成皮疹紫黯，反复发作，往往伴有面色萎黄，神疲乏力。如过敏性紫癜之日久而不愈者。

3. 脾阳虚损

过用寒凉，损伤脾阳，或因命门火衰，火不生土，脾阳日衰，不能温煦四末，寒凝血脉，则肢冷苍白，麻木刺痛，得暖则缓，大便溏薄，脉象沉迟，如雷诺病。或寒邪阻滞，血脉运行不畅，血随寒凝，四肢末端发绀，皮温降低，厥冷，疼痛，如手足发绀症。

4. 痰浊内生

由于嗜食肥甘，过饮酒浆，脾气受损，健运失职，痰浊内生。痰浊阻于脉道，使气机不利，气血失和，或者痰瘀互阻，侵犯脉络，均可导致脉络闭阻而为病。如动脉硬化性闭塞症、糖尿病坏疽、下肢淋巴水肿等。特别是南方多湿之地，痰浊为患者尤多。

（四）肺

肺主气，司呼吸，主皮毛，通调水道。肺气不足，皮毛失养，运血乏力，则气蕴结；肺阴虚损，则生咳嗽潮热，皮肤斑块等症。

1. 肺气不宣

胸为肺之府，肺受风寒邪气侵袭，邪气束肺，肺气不宣，而"气为血帅"，气滞则血瘀，气血阻滞脉道则见胸胁部条索状硬结、疼痛，咳嗽加重，呼吸不利。如部分胸胁部静脉炎。

2. 肺肾阴虚

劳损伤阴，或由肺阴久虚，母病及子，使肺肾阴虚。肺失濡润，阴虚火旺，灼伤血络，营血溢于肌肤，则出现斑块结节，色暗紫，肿硬疼痛，久而破溃，缠绵难愈，兼见潮热、盗汗；以及瘰疬、劳瘵等症。

3. 皮毛不固

血分有热，损伤脉络，营血循行失常，皮毛不固，血溢皮表，则见皮疹丛集，色红，灼热；或紫癜、斑片；或生硬结。诸多皮肤血管病因此而成。

（五）肾

肾为元阴元阳之根，能温脾以助运，主骨生髓。肾阳虚则水湿不化而生肿胀；或生痰湿，瘀滞血脉，阳虚生寒，则肢端冰冷，剧痛，焦枯坏死。

1. 肾阳虚

先天不足，素体阳虚，或房劳伤肾，肾阳受损，又骤受外寒，寒凝脉络，肢末失于温煦濡养，患肢冰冷、疼痛、麻木、间歇跛行，如血栓闭塞性脉管炎、多发性大动脉炎等。或脾肾阳虚，不能温煦，寒自内生，"寒多则凝泣，凝泣则青黑"，可见手足厥冷，肢端苍白或青紫，脉络不畅，疼痛不止，如雷诺病。

2. 肾阴虚

房事不节，过服补阳之品，耗伤精血，致使肾阴亏损，阴虚火旺，灼津为痰，痰瘀互结，热毒蕴聚，而见患肢麻木、疼痛、皮色潮红或紫赤，甚而溃烂，趾指脱落，烦躁口渴，舌干，脉细数。如部分血栓闭塞性脉管炎、糖尿病坏疽等。正如《疡科心得集·辨脚发背脱疽论》所说："或因房事涩精……气竭精枯而成，有先渴而后患者，有先患而后渴者，皆肾水亏涸，不能制火也。"年过半百，阴气自半，肾阴亏损，水不涵木，肝阳上亢，而致头目眩晕，颞部疼痛，面赤，口干，颞动脉搏动过强，如巨细胞性动脉炎。

3. 脾肾两亏

病久之后，脓水淋漓，耗气伤阴，可致脾肾两亏，出现神疲乏力，腰酸肢软，大便溏薄，小便清长，如脱疽后期、坏疽性脓皮病后期等。

（六）气

气为血帅，血为气母，气主煦之，血主濡之。气血充沛，则经脉畅行，肌肉筋骨得养，气血亏则经脉不充，运行怠惰，瘀滞阻塞，诸病生焉。

1. 气虚血瘀

气帅血行，气壮则血行自如，既不妄行又不留滞。气虚则血行无力，缓慢而瘀阻。正如《灵枢·营卫生会》说："老者气血衰，气道涩，易于瘀滞。"如动脉硬化性闭塞症和色素性苔藓样皮炎，多发于老年人，即与气虚有关。又血为气母，血瘀日久，气无所附，亦可形成气虚血瘀之证，如深静脉炎后期之肿胀日甚，疲软乏力，不耐劳累即属此类病变。

2. 气滞血瘀

或因情志抑郁，或因寒邪凝滞，或因外伤阻滞气机，运行不畅，均可使血行瘀阻。如雷诺病之指端青紫、苍白，随情志波动而变化，胸壁静脉炎兼有胸胁胀痛而太息，均为七情郁结，气滞血瘀之故。血栓闭塞性脉管炎肤色紫黯，针刺样疼痛，患肢发冷、麻木、跛行，多由寒凝气滞，血瘀脉络所致。静脉炎往往是外力直接击中经脉，经脉气机紊乱，导致局部血脉瘀阻而成。

3. 气虚湿阻

正气内虚，既可内生湿浊，又可致血运不畅，而湿浊阻络又碍气血运行，从而导致瘀血阻于脉道，经脉闭阻，营血回流受阻，水湿停滞更重，于是肿胀更甚。如深静脉炎缠绵不消，便是这种气虚湿阻，血行不畅的恶性循环的结果。

4. 气血双虚

或因先天不足，后天失养，或因外邪侵入脉络以致气血两虚。气虚则血行不畅，血亏则脉道不充，血流缓慢，日久脉络瘀滞，甚则闭塞不通而致无脉，气血双亏则四肢百骸失于温煦濡养。目失所养则视力减退，脑失所养则眩晕、头痛，甚者昏厥，肢失所养则麻木、疼痛、间歇跛行，典型病变如多发性大动脉炎。

5. 气阴两虚

气虚不能帅血，则血无所依；阴虚则火旺，火热迫血妄行，妄行之血，上不溢为吐衄，下不渗为便血，瘀滞于静脉中，使血管扩张、迂曲而成瘤，如海绵状血管瘤等。

（七）血

血主濡之，既可营养和滋润全身，又是人体精神活动的主要物质基础。"心藏脉，脉舍神，肝藏血，血舍魂"，"血为气舍"，所以血瘀则气滞，血虚则气也易虚。总之，血的不足或者瘀阻，在周围血管病中能导致多种病变。

1. 瘀血疼痛

瘀血阻塞经脉，血瘀则气滞，气血不能通利，遂即发生疼痛，即所谓"不通则痛"，如血栓闭塞性脉管炎、动脉硬化性闭塞症、糖尿病坏疽的剧烈疼痛均系瘀血所致。

2. 瘀血肿块

血瘀则气滞，气血停滞于某处，则气血蕴结，愈结愈多，则可形成团块状或条状的肿物，如浅静脉炎、血管瘤等。

3. 瘀血出血

瘀血阻滞脉络，则血液不能循经而行，往往形成血液外溢脉道的出血证。如血管瘤破裂，形成大量出血。过敏性紫癜等乃是小血管瘀阻，使血溢皮下所致。

4. 血瘀入络

血瘀日久，侵入肌表络脉，络脉瘀阻破损，或出现皮下结节，疼痛，色紫色红，经久不消，缠绵难愈；或出现多种多样的紫癜；或出现范围大小不等的色素沉着，皮肤顽索。如结节性动脉周围炎、进行性色素沉着病、色素性紫癜性苔藓样皮炎等。

5. 血闭坏死

瘀血阻滞，完全闭阻，则使受累局部得不到气血的濡养而发生坏死。这是很多血管病后期的一种结果。如"脱疽"就是血脉闭阻之后形成肢端坏死，逐节脱落之病证。

此外，周围血管病的病因病机尚有禀性不耐、遗传因素、冲任失调等，临证时亦不能忽视。

周围血管疾病的治则治法

中医外治三原则

中医外科外用药的临床应用很广泛，所现外症都可用外用药来治疗，或控制症状，或治愈外疡疾患。其立法、组方、用药与内治法有相同之处，又有不同之处。外用药往往是医者事先配制好方药，再施用到具体的病者身上，外用药的应用有其特殊性。这里仅从辨证用药、内外合治、消、腐、收三原则等方面浅谈体会如下。

由于外科外用药大多贮备成药来具体施用的特点，所制备的外用药剂要作用较为全面，功能比较广泛，疗效十分可靠，没有或很少有副作用。因此，外用药的辨证施治虽离不开中医基础理论的指导，又必须掌握好具体的外治方药的功用、适应证等具体特性，选择好应用方法、剂型和方药。

一、应用方法的选择

外科外用药的应用方法很多，有外敷、洗渍、掺药、熨疗、栓塞、熏烟等。光外敷的方法，就有贴、涂、搓、摩等，具体应用时，就必须根据患者情况，选择适宜的应用方法。泥糊剂或某些膏药厚敷用于内消肿疡时，须敷满肿处，且须大于肿疡的范围；用于促溃泄脓时，则须"留头"，或称"留顶"，即预先留出溃破之处不敷药，用于收束溃疡脚跟，则只围敷创口四畔。可见，外用药物治疗疮疡时，应用方法的选择是首先应该注意的。

二、外治剂型的选择

外科外用剂型很多，除传统的膏、丹、丸、散外，还有洗、糊、酊、熏、捻、油等剂型。临床应用时，就要用其所长，避其所短，以便发挥更好的疗效。

三、外用方药的选择

在确定外治方法、选定剂型后，方药的选择就显得尤为重要。

总之，外科外用药在辨证论治的基础上，除遵循审因辨证、按证施治外，尚须针对外用药的本身特点，从治法、剂型、方药等方面加以注意。

除辨证应用外，内外合治也是外科用药的基本原则之一。这是由于一切外科疾患，都并非是单纯的局部病变。另外，外治"消、腐、收"与内治"消、托、补"互相配合，可以更全面地指导外疡初、中、末三阶段的治疗。

外科外用药的应用三原则，体现了中医传统理论对外科外治的具体指导，辨证用药原则是总纲，内外合治原则突出了整体观念，消、腐、收三法突出了治疗的阶段性。三者之间，辨证用药指导着内外合治和消、腐、收三法；而内外合治和消、腐、收三法又具体反映了辨证用药原则。只要我们遵循这些原则，外科外用药的应用就能得心应手，效果显著。

活血化瘀法外科应用

活血化瘀法外科应用很广泛，仅就外科临床常用者列举下述八法，以就正于同道。

一、益气祛瘀法

气帅血行，气壮则血行自如，既不妄行，又不留滞；气虚则血行无力，缓慢而瘀阻。此为常理。但往往又因血为气母，瘀血日久，气无以载，亦可形成气虚血瘀证。如深静脉炎外伤性偏瘫等病中多有此类病变。治法以补气为主，活血化瘀为辅，如补阳还五汤法等，使气血充足，血脉流畅，肿消痛减而取效。

案例1：马某，男，41岁，工人。1981年10月13日初诊，左下肢深静脉炎并发臁疮一年半。患肢肿胀，行走不便，于右胫骨中段外侧形成溃疡，疮面2cm×2cm，流滋水，疮周紫黑，略高出皮面，伴发湿疹，苔黄腻，脉沉弦。证属气虚血瘀，湿热下注。治以益气活血，清热利湿。

处方：生黄芪30g，党参12g，生薏苡仁15g，鸡血藤30g，丹参12g，川牛膝10g，炮甲珠10g，地龙10g，蒲公英15g，车前子10g，外敷生肌象皮膏。服药3剂后，患肢肿胀见消；9剂后溃疡愈合，5个月后随访，臁疮始终未复发，已上班工作，唯劳累时患肢轻度肿胀。

二、理气活血法

气血同源，气为血帅，血随气行，气滞则血凝，血瘀则气机壅滞。如胆囊炎胆石症早期、阑尾尖、肠粘连以及多种周围血管病中均有气滞血瘀之病变，只有理气药活血同用，二者相互为用，相得益彰，加强活血化瘀的力量，才能取效。常用方如复元活血汤。有一病倒，颇为典型。

案例 2：丁某，女，35 岁，太原铁路局职工。1981 年 5 月 27 日初诊：左侧胸壁静脉炎半个月。2 周前因夫妇口角，伴装生病，翌日左胸至肋下起一索条状肿物，30 厘米长，红肿硬痛，伴有胸憋，呕吐，舌淡，苔白，脉弦。证属肝郁、气滞、血瘀。治以疏肝理气，活血化瘀。方用复元活血汤加减。

处方：柴胡 10g，香附 10g，天花粉 10g，当归 12g，炮甲珠 10g，红花 6g，酒军 10g，丹参 30g，川楝子 10g，延胡索 10g，半夏 10g，生姜 3 片。5 剂后，肿物虽有延长，上自左胸三肋间，下至左髂前上棘，但自觉疼痛已止，不呕吐，饮食增加，胸憋减。又 3 剂后肿痛基本消失。1982 年 4 月随访，愈后未复发。

三、温经活血法

《素问·调经论》曰："血气者，喜温而恶寒，寒则涩不能流，温则消而去之。"外寒入里或阳虚内寒均能导致寒凝血瘀。如脱疽（血栓闭塞性脉管炎）、冻伤、雷诺病及部分痹证，均有此类病变。治以温阳祛寒，活血通脉并施。寒邪消解，则血运而行，血行通畅，则阳气得布，四肢得温。

案例 3：吕某，女，48 岁，原平人。1982 年 7 月 7 日初诊：双手双足疼痛、畏冷 70 余天。患者手脚遇冷则苍白、继而青紫、疼痛难忍，得暖则缓，所以虽在炎夏仍戴手套，穿棉鞋，经多方治疗，疼痛加重，行动不便，需人搀扶而行，伴月经闭止。查心电图正常，甲下微循环报告"中度不正常微循环"，舌有瘀斑，苔白，脉细数。现代医学诊断为雷诺病。证属阳虚寒凝，血脉瘀滞。治以温通血脉。

处方：炮附子 12g，细辛 3g，熟地黄 15g，肉苁蓉 10g，巴戟天 10g，白芍 24g，玄参 15g，桂枝 6g，麻黄 3g，川牛膝 10g，炮甲珠 10g，地龙 10g，丹参 30g，鸡血藤 30g，甘草 15g。6 剂药后月经来潮，8 剂药后冷痛减轻，18 剂药后微循环有所好转，为"轻度不正常微循环"。至同年 11 月 15 日再诊，上方加减又连续服用 43 剂药，诸症明显好转，怕冷减轻，手足肤色基本正常，遇冷后仍有轻度疼痛、麻木，但生活基本自理，能承担一般家务。上方减量，间断服用，以图痊愈。

四、凉血化瘀法

"血受热则煎熬成块"，凡热邪太甚入于血中，损伤血络，或者血热妄行，出血之后，离经之血，留滞不行，均可形成瘀血，如疔毒走黄、疽证内陷、出血性紫癜，皮肤变应性血管炎、结节性多动脉炎等均有此类病变。治疗之法清热解毒，凉血化瘀并用。热邪消散，则血行正常，瘀血化去，则脉道通畅，热毒得解。常用方如散肿溃坚汤、凉血地黄汤等。

案例 4：张某，女，20 岁。1983 年 3 月 23 日初诊：从 1982

年7月中旬以来，右足底生一皮下结节，色红，肿痛，之后左下肢内侧沿静脉走向起同类结节数枚，多方治疗不愈，近来经省人民医院皮肤科诊为皮肤变应性血管炎，脉细，苔白厚。此乃湿热之邪侵入脉络，营血运行受阻，瘀血凝滞肌肤所致。治以清热利湿，活血通络。

处方：丹参10g，鸡血藤30g，川牛膝10g，炮甲珠10g，桃仁10g，红花10g，连翘12g，紫花地丁30g，蒲公英30g，丝瓜络10g，生薏苡仁15g，车前子10g。3剂药后硬结软化，6剂药后痛减，9剂药后胫前之结节消散。

五、活血利水法

水之与血异名而同源，互相维系，相为倚伏，水（津液）能生血，血能化水，"血得气之蒸变，亦化而为水"（《血证论·吐脓》）。在某些疾病中往往有水蓄则血瘀，血瘀则水壅，互为因果，缠绵不已，如象皮肿、前列腺肥大、水疝、慢性肾炎等。治疗以活血化瘀、利水化湿，瘀血去则三焦气化得行，水湿正常运行，壅塞之水消，则脉道通利，病因得除，症状自愈。

案例5：任某，男，8岁。1985年4月13日初诊：左侧睾丸精索鞘膜积液5年，早晨轻傍晚重，初由外伤引起，曾服疏肝、利水、软坚之药消散，停药后即复发，再服原方数十剂而不见效。查左侧阴囊肿胀，精索上方可触及长圆形肿物，光滑、囊性感，透光试验阳性，苔白，脉缓。病属水疝，乃气滞血瘀，寒湿下注，寒浊互阻所致。治以活血理气，温阳利水。

处方：①云苓6g，猪苓6g，泽泻6g，桂枝3g，川楝子4.5g，橘核 6g，车前子 6g，黄芪 9g，红花 6g，桃仁 6g，水煎服。②当归 30g，鸡血藤 30g，芒硝 30g，白矾 12g，五倍子 12g，水煎熏洗患处，每日 1 次，每次 30 分钟。上方服用 6 剂后，阴囊已接近正常，扪之无明显积液，精索鞘膜肿物变软缩小。又服药 6 剂后，肿胀全消，临床治愈。以参苓白术散善后。之后患儿又曾复发，仍以原法，改为丸药彻底治愈。

六、活血消风法

气血不足，脉络空虚，风邪乘虚而入侵，痹阻络道，血脉涩滞，引发关节疼痛、口眼㖞斜等，治用活血化瘀，疏散风邪。取"治风先治血，血行风自灭"之义。

案例 6：张某，女，42 岁，1978 年 11 月 19 日初诊：昨天突然口眼向左侧㖞斜，闭目不实，口㖞、舌㖞、流涎，说话不清。素来身体健康，发病原因不明。脉弦细，苔薄白，此乃气血不足，脉络空虚，风邪中络之证。治以调血活血，祛风牵正。

处方：归尾 10g，赤芍 10g，川芎 6g，白附子 10g，僵蚕 6g，全蝎 3g，辅以局部针刺，服药 4 剂后，闭目正常，口㖞减轻，只有说话、嬉笑时仍显㖞斜。继服药 6 剂后痊愈。1985 年底随访，病未复发，五官端正，毫无病象。

七、化瘀攻石法

输尿管结石总有肾虚膀胱热，煎熬水液凝结成石。但如果结石停留体内，久滞不动，必然阻遏气机，滞瘀血脉，血脉瘀阻，则水道不利，致使结石愈结愈大，二者层层相因，愈结愈坚，治法必须活血化瘀，通淋排石相兼而施，瘀滞化则结石得以消减，得以下行；通淋利尿，则尿量增多，冲击结石下移，是结石外排的主要动力。二者结合，共奏排石之功。

案例7：马某，男，53岁，1983年3月2日初诊：右侧输尿管结石，发现三月余，邀请省城中西名医医治无效，因已发现肾盂积水，以免损伤肾脏，西医建议手术取石，患者已将X片送往北京，以便确定手术方式等。患者除1980年有肾绞痛病史外，无明显症状，体质尚可，面色红润，苔白，脉缓。此乃结石久滞，气血瘀阻之证。暂拟破气化瘀。

处方：三棱10g，莪术10g，青皮10g，陈皮10g，枳实10g，鸡内金10g，车前子10g，甘草梢6g。

3月5日二诊：上药服三剂后，脉证无明显变化，峻猛之剂只能暂用，不宜久服，改利尿通淋排石法。

处方：金钱草30g，海金沙15g，瞿麦12g，萹蓄10g，石韦10g，车前子10g，白芍15g，丹皮10g，甘草梢6g。服药1剂半后于3月7日排出1.7cm×0.8cm大块结石1粒。无甚痛苦，病遂痊愈。

八、活血通乳法

乳痈之证，多数源于郁乳，乳汁来源于脾胃之气血，乳郁又多因气郁血滞，所以乳痈多有气郁，血瘀的病因病机。治疗早期乳痈，多以活血理气，通乳散结为首要之法。气血疏通，郁结自解，痈脓便不易形成。

案例8：张某，女，28岁。1981年6月12日初诊：乳房部结块肿痛3天，3天前发热，头痛，全身困楚，两乳胀痛，翌日便发现，两乳上方均可触及4cm×3cm大小结块。因发热患者停止哺乳，故乳房憋胀疼痛更甚，苔黄白相间，脉弦细略数，此乃乳痈之郁乳期。因气郁血滞，排乳不畅，结而成块。治宜清热解毒，活血通乳，方用芍药瓜蒌甘草汤加减。

处方：赤芍30g，蒲公英24g，金银花30g，连翘15g，瓜蒌15g，当归10g，丹皮10g，橘叶10g，王不留行10g，路路通10g。服药3剂后，排乳通畅，结块消散，无压痛，减量继服2剂而痊愈。

总之，活血化瘀法是一项疗效可靠的治法，不论何种疾病，只要有瘀血的见证者，多能使用，即所谓"异病同治"也。虽然如此，运用时还必须掌握要领。一是气、血、水（津液）同源异体，可以互相生化，在病理中亦可互相影响，所以这些疾病病变过程中，凡有瘀血见证者，宜辨清主次，适当加用活血化瘀法，收效更捷。二是热胀冷缩，物性之常，血乃液体之物，受寒热之影响更大，疮疡和血管病中常会遇到因寒热而血瘀者，只有在辨清寒热虚实的同时，加用活血法，疗效才可靠。此外痰瘀互结，赘生结块肿瘤，瘀血结石相因，久滞不动，这些疑难大症，如果辨证准确，药物配伍得当，用活血化瘀法往往能收到显著疗效。

下 篇

各论

脱疽

经验简述

近年来，周围血管病的发病率越来越高，加强这方面的基础和临床研究是任重而道远。祖国传统医学对脱疽的诊治，经过几千年实践积累，已形成丰富的临床经验。关于脱疽的病因、病机、临床表现、治疗方法及预后，历代文献中早有记载，如《灵枢·痈疽》就有记载："发于足趾，名曰脱痈，其状赤黑，死不治，不赤黑不死。不衰，急斩之，不则死矣。"对脱疽后期的症状特点、预后判断、治疗方法的描述颇为准确。赵老治疗脱疽的学术特点可总结为分期分型辨证、重视补益原则、内治外治相结合三个方面。

1. 分期分型辨证

赵老认为："血栓闭塞性脉管炎的病理变化主要是血瘀——全身的中小血管节段性的瘀阻闭塞，但其病因颇为复杂，有寒，热，湿，瘀、虚等互相转化。"活血化瘀并不能包治本病，临床医生治病尚须遵从标本缓急的原则，才能取得既准确又迅捷的疗效。血栓闭塞性脉管炎一病的治疗，重要的一点是要辨清病在何期，证属何型。应突出体现外科分期辨证或称阶段性辨证。早在1987年赵老在《中医入门指要》一书中最早提出了分期辨证治疗血栓闭塞性脉管炎的重要性，并总结多年临床经验，拟创出阳和通脉汤、解毒通脉汤、逐瘀通脉汤、顾步复脉汤等四方，提出了四方辨证治疗原则：疾病的急性进展阶段应以祛邪为主，化瘀为辅，可用阳和通脉汤，解毒通脉汤，在好转阶段化瘀为主，以治其本，祛邪为辅，控制病情转化，可用逐瘀通脉汤，在恢复阶段，以补虚为主，活血为辅，促进气血复元，创面愈合，可用顾步复脉汤。

2. 重视补益原则

在突出分期辨证重要性的基础上，赵老认为在治疗血栓闭塞性脉管炎的过程中，不能只重视驱邪的重要性，还要重视补益原则。原因有两方面：一是清代陈士铎在《洞天奥旨》一书中述："人身气血，周流于上下，则毒气断不聚结于一处，火毒聚于一处者，亦乘气血之亏也。脱疽之生，正四余之末气血不能周到也，非虚而何？"二是陈士铎所编的《辨证录》卷十三，"夫经络而火毒恶邪，乃固结于骨结之际，脚疽之生，正气血之亏，不能周到之故，然则岂可单泄毒以重伤其气血乎！治法必须大补气血，而加之泄毒之味，则全胜之道也。顾步汤主之。""此方用金银花以解毒。非用牛膝、石斛则不能直达于足指，非用人参、归、芪亦不能气血流通以散毒也。"血栓闭塞性脉管炎的病理变化主要是血瘀——全身的中小血管节段性的瘀阻闭塞，肢体的局部坏死与疼痛仅是表象，而非本质。因此，赵老认为治疗的基本原则是防止病变进展，促进侧支循环形成，改善肢体的缺血状态，因此要重视补益原则。

3. 内治外治相结合

脱疽不同的阶段，由于病性虚实不同，病位深浅有别，病程长短互异，故相应外治法也应随之变化。对于初期未破溃者，用椒艾洗药熏洗患处，先熏后洗，每次30分钟，每日1~2次。用于脱疽初期，其证属寒凝经脉者。中期疮面已溃者，保持创面清洁为第一准则，以0.5%高锰酸钾溶液清洗疮面。或用红灵酒少许揉擦（按摩）患肢足背，溃面用藤黄膏外敷，1日1换，亦可根据病情隔日换药1次。溃疡面积较大，坏死组织难以脱落者，可用"蚕食"方式清除坏死组织。后期：坏死组织分界线清楚时截趾，必要时截肢。

理论研究

研究 1

脱疽是指筋脉被寒湿或火毒侵犯引起的趾（指）节坏死脱落为主症的疾病。由于本病多为肾虚之体，髓海不足，脉络空虚，阴寒之邪乘虚侵袭，寒邪沉伏，凝滞于经脉，气血瘀滞，经脉阻塞而发，郁久可化热，热盛肉腐，伤及筋骨，导致筋骨腐烂坏死。故以温阳散寒、活血通络、解毒等为主要治法。

1. 阳虚寒凝证

症状：初期患肢有沉重，步履不便，间歇跛行，局部怕冷麻木，甚则冰冷，苍白枯瘦，疼痛遇冷加重，苔薄白，脉沉细，趺阳脉微弱。

治法：散寒通络，温阳活血。

处方：阳和通脉汤加减（自拟方）。炮附子10g，麻黄6g，桂枝10g，当归15g，川牛膝10g，丹参30g，鸡血藤15g，赤芍15g，红花10g，甘草15g，炮甲珠10g，木通6g。

外治法：椒艾洗剂。川椒 10g，艾叶 30g，桂枝 15g，防风 15g，透骨草 30g，槐枝 10 节，蒜瓣半挂，当归 30g，苏木 30g，红花 15g，桑枝 30g，生川乌 10g。

上药加水五斤，煎汤先熏，后浸洗，每次 30 分钟左右，每日 1~2 次，每剂药可连续使用 3~4 日。

附：

简易治法 1：附子、吴茱萸、干姜各等份，研细末，蜜糖调敷于足心部。

简易治法 2：野赤小豆 60g，煮熟作点心吃。

2. 气滞血瘀证

症状：患趾（指）紫红或青紫，下垂时尤甚，且胀热疼痛，站立、行走时加重，足趾端或足掌部有瘀斑，趾（指）甲增厚、变形，舌质紫暗，舌苔薄白，脉沉涩。

治法：活血散瘀，通经导滞。

处方：逐瘀通脉汤加减（自拟方）。当归 15g，炮甲珠 12g，赤芍 12g，白芍 12g，红花 10g，鸡血藤 30g，川牛膝 10g，金银花 30g，枳壳 10g，木香 10g，丹参 30g，川芎 10g，生甘草 15g。

若胀痛明显者，加秦艽、防己、木瓜。

外治法：同阳虚寒凝证。

3. 阴虚毒热证

症状：局部红肿如煮熟之红枣，或起疱，喜凉怕热，疼如汤泼火灼，昼轻夜重，往往抱膝而坐，甚则腐烂，水肿，溃后臭秽难闻，或腰酸腿软，遗精盗汗，舌质红绛，舌苔黄燥，脉数。

治法：滋阴、降火、解毒。

处方：解毒通脉汤加减（自拟方）。熟地黄 12g，玄参 15g，金银花 30g，甘草 30g，石斛 15g，当归 15g，川牛膝 12g，紫花地丁 30g，蒲公英 30g，红花 15g。

若口渴甚者加天花粉，痛甚者加延胡索、乳香、没药。

外治法：①藤黄膏外敷。②手术疗法，经内服外敷治疗，效果不好，并且坏死组织与好组织分界明显时，可行截肢术。

4. 气血俱虚证

症状：面容憔悴，萎黄，消瘦无力，心悸气短，患肢肌肉萎缩，疮口肉芽暗红或淡红，脓液稀少，溃疡久不收敛，或趾（指）逐节脱落，舌淡苔少，脉沉细。

治法：培补气血。

处方：顾步复脉汤加减（自拟方）。党参 10g，生黄芪 30g，焦白术 10g，当归 30g，熟地黄 12g，赤芍 15g，川芎 10g，金银花 15g，石斛 15g，川牛膝 12g。

若腐肉死骨难脱者加炮甲炭 10g。

外治法：生肌玉红膏外敷。

摘自《中医入门指要》（朱进忠主编，山西科学技术出版社，1987 年）

研究 2

本病是一种筋脉阻滞，引起趾（指）节坏死脱落的慢性疾病。其特点是好发于四肢末端，下肢较上肢更为多见。初起患趾（指）怕冷、苍白、麻木，步履不便，继则剧烈疼痛，日久患趾（指）变黑，坏死，甚至趾节脱落。好发于男性青壮年，在我国北方较多。其病因病机为：肝肾不足，筋脉空虚，复受寒湿，气血凝滞，血脉闭塞，阳气不达，日久成淤，导致趾（指）端失去气血濡养而成坏疽。寒湿之邪郁而化热，久而成毒，转成热毒之证。病久气血被耗，进而气血两虚，使病情更趋复杂。

1. 阳虚寒凝证

症状：患肢麻木疼痛，患处皮色苍白，触之冰冷，喜热恶寒，遇冷则甚，得热则舒，舌质淡，苔白，脉沉细或迟。

治法：温经散寒，活血通络。

处方：炮附子 10g，桂枝 6g，鸡血藤 30g，丹参 15g，川牛膝 10g，当归 10g，炮甲珠 10g，甘草 15g，麻黄 6g，地龙 10g。水煎服。

外治法：椒艾洗药加水 3000mL，煎汤熏洗患处，每次 30 分钟，每日 1 次，每剂药可连用 3 日。

附：

针灸：①体针。常用穴：上肢取颈 6~胸 3 夹脊，曲池透少海、外关透内关；下肢取腰 1~3 夹脊或下焦俞、阳陵泉透阴陵泉、悬钟透三阴交。刺法：强刺激，运针 2~3 分钟后，留针 10~15 分钟。②艾条熏灸患处 5~10 分钟，每日 1 次。

中成药：①通脉胶囊，每次 2 粒，1 日 3 次。②阳和丸，每次 2 丸，1 日 2 次。

单偏验方：①赤小豆 60g，红枣 5 枚，红糖适量。煎水代茶，每日 1 次。②土蜂房，煅研细末，以醋调搽。同时用薏苡仁 90g、茯苓 60g、桂心 3g、白术 30g、车前子 15g，水煎服，连服 10 剂。

2. 气滞血瘀证

症状：患肢皮色紫红或青紫，活动后加重，沉重疼痛，夜间加剧，肌肉萎缩，间歇跛行，舌质暗，有瘀点、瘀斑，苔薄白，脉沉细。

治法：活血化瘀，通经活络。

处方：当归15g，赤芍15g，白芍15g，川牛膝12g，红花10g，丹参30g，鸡血藤30g，炮甲珠10g，枳壳10g，木香10g，川芎10g，金银花30g，甘草30g。水煎服。

若肿胀甚者，加生薏苡仁30g、防己10g、木瓜10g；痛甚者，加延胡索10g、乳香6g、没药6g。

外治法：椒艾洗药，如上法熏洗患肢。

附：

针灸：同前法。

中成药：①通脉胶囊（山西省中医研究所）每次2粒，1日2次。②活血止痛散，每次1.5g，日服2次，黄酒送服。

单偏验方：①水蛭100g，壁虎60g，土元100g，白僵蚕100g，地龙150g，炮甲珠30g，乌梢蛇60g，玄胡30g。共为细末，每次5g，每日3次。②赤小豆60g，红枣5枚，红糖适量。煎水代茶，每日1次。

3. 热毒炽盛，瘀血阻滞证

症状：患趾（指）发生溃疡或坏疽，红肿热痛，夜间疼痛剧烈，创面脓水淋漓而恶臭，全身有发热、口干、便秘、尿黄，舌红绛，脉数。

治法：清热解毒，活血化瘀。

处方：金银花30g，当归12g，石斛21g，赤芍15g，紫花地丁30g，牛膝12g，丹参30g，玄参15g，甘草15g。水煎服。

大便秘结者，加大黄 6g、火麻仁 10g。

外治法：藤黄膏外敷。

附：

中成药：①毛冬青片，每次 4 片，1 日 3 次。②犀黄丸，每次 3~6g，1 日 2 次，黄酒送服。

单偏验方：①玄参 90g，当归 60g，金银花 90g，甘草 30g。头煎、二煎混合，分两次服，早、晚各服 1 次。②毛冬青 120~180g，加猪蹄 1 只或猪骨适量，水煎 3~4 小时，每日分 3 次服完，连服 3 个月。

4. 气血两虚，瘀血阻滞证

症状：久病体虚，消瘦乏力，患处皮肤干燥，肌肉萎缩，疮口久不愈合，肉色暗红，舌淡红，苔薄白，脉细无力。

治法：补气养血，活血通络。

处方：党参 10g，生黄芪 30g，焦白术 10g，当归 30g，熟地黄 12g，赤芍 10g，川芎 10g，石斛 15g，川牛膝 12g，金银花 30g，甘草 15g。水煎服。

外治法：生肌白玉膏，每日 1 换。

附：

中成药：①脱疽酒，每次 15g，每晚服 1 次。②参茸卫生丸，每次 1 丸，日服 2 次。③通脉胶囊，每次 2 粒，1 日 3 次。

单偏验方：①黄芪 30g，党参 20g，当归 15g，熟地黄 15g，白芍 10g，怀牛膝 12g，白术 10g，炙甘草 6g。水煎服。②赤豆 60g，大枣 10 枚。煎后代茶代点，同时 1 日服毛冬青片 10 片，分 2 次服下。

摘自《外科必备》(朱进忠主编，中国医药科技出版社，1991 年)

研究 3

脱疽是经脉闭塞，引起趾（指）节坏死脱落的慢性疾病。又称"脱骨疽"，俗称"十指零落"，相当于西医的多种动脉血管闭塞不通而导致的趾（指）节脱落坏死性疾病，如血栓闭塞性脉管炎、动脉硬化性闭塞症、糖尿病性坏疽等。本文所述脱疽是指血栓闭塞性脉管炎。其特点是好发于四肢末端，下肢较上肢更为多见，初期趾（指）端怕冷、苍白、麻木，间歇性跛行，继则疼痛剧烈，日久患趾（指）坏死变黑，甚至趾（指）节脱落。好发于吸烟的男性青壮年。在我国北方较南方多见。

有关脱疽的记载，最早见于《黄帝内经》，当时称为"脱痈"。《灵枢·痈疽》说："发于足趾，名脱痈。其状赤黑，死不治；不赤黑，不死。不衰，急斩之，不则死矣。"脱疽的命名，最早见于南北朝，龚庆宣所撰的《刘涓子鬼遗方·黄父痈疽论》曰："发于足趾，名曰脱疽，其状赤黑，不死，治之不衰，急斩去之，治不去必死矣。"唐·孙思邈《千金翼方·黄父相痈疽论第一》卷第三十三对脱疽提出了"毒在肉则割，毒在骨则切"的手术原则。明·汪机《外科理例》卷六记载有15例脱疽病案，有因冻疮而发者，有因外伤而发者，这大约均系血栓闭塞性脉管炎的最早病案分析。所用治法也较合理，如对脱疽赤肿作痛者，常以仙方活命饮加减治疗；焮肿者善用金银花、白芷、大黄等加入人参败毒散中发挥托里消毒作用；对患病日久，耗伤正气，或外伤挤压所致者，主张益气养血，曾说："壮脾胃，行经络，生气血则愈。"并且亲自进行了截趾手术治疗，但未记载具体手术方法。不久薛己《外科枢要》卷三第一次详细地记载了手术方法。此后数十年，陈实功《外科正宗》有"脱疽论"专篇。对本病的病因、病机、辨证、治疗作了详细的论述，特别是改进了更合理的手术方法："治之得早，乘其未及延散时，用头发十余根缠患指本节尽处，绕扎十余转，渐渐紧之，毋得毒气攻延良肉。遂用蟾酥饼，放原起粟米头上，加艾灸至肉枯疮死为度。次日本指尽黑，方用利刀寻至本节缝中，将患指徐徐取下，血流不住，用金刀如圣散止之，余肿以妙贴散敷之……"这里将术前准备，术后处理，手术指征，手术方法一一指明，而手术方法达到当时最合理的境地。托名华佗所著《神医秘传》指出应用金银花、玄参、当归、甘草，水煎服治疗脱疽。这四味药的组方即后世四妙勇安汤，至今一直是治疗脱疽的主方。清·王洪绪《外科全生集》对脱疽色白而痛甚者，主张"大人用阳和汤，幼孩以小金丹，最狠者，以犀黄丸皆可消之"。阳和汤乃温阳散寒，养血活血，化痰散结之剂，这对寒凝日久或素体阳虚所致的脱疽疗效卓著，从而开创了内治法治疗脱疽的一大法门。陈士铎认为"顾步汤"能大补气血、益气泻毒，脱疽连服此汤可救脚趾俱黑青者。《马培之外科医案》所载脱疽"有严寒涉水，气血冰凝，积久寒化为热。始则足趾木冷，继则红紫之色，跗肿热，足趾仍冷，皮肉筋骨俱死，节缝渐渐裂开，污水渗流，筋断肉离而脱，有落数趾而败者，有落至踝骨而不败者，视其禀赋之强弱"从其病因、症状的具体描述来看，这是比较典型的血栓闭塞性脉管炎的表现。此时还创用了许多针灸、熏洗、外用药外治方法。至此，脱疽的辨证论治已较完善。新中国成立后，本病的防治研究工作，根据辨证论治的原则，对诊断、治疗都取得了显著成绩。应用毛披树根有效成分提取毛冬青甲素，应用川芎有效成分提取盐酸川芎嗪，以及丹参注射液、红花注射液的使用等，均为脱疽的治疗提供了新的途径。应用中医药治疗，其截肢率已降至 1% 左右。

（一）病因病理

主要由于肾虚精亏，脾气不足，肝血虚弱，寒湿侵袭，凝滞脉络而成。

肾藏精，主骨，精生髓，髓养骨，房事不节，肾虚精亏，骨髓的化源不足，不能营养骨骼，便会出现骨骼脆弱。严寒涉水，久居湿地，寒湿之邪，乘虚入侵，深伏沉滞，致使气血凝滞，经络痹阻，发为本病。

脾主四肢，主肌肉。膏粱厚味，脾胃受伤，或过食生冷，脾阳不振，不能温煦四肢，气血不足，四末失于濡养，筋脉弛缓，血行不畅，经络痹阻，发为本病。

肝主藏血，主疏泄。肝血不足，或肝气郁结，均能使血的运行障碍，甚至气滞血瘀，脉络不通，发为本病。

病之日久，寒邪郁而化热，蕴久成毒，形成热毒之证；病久气血耗损，继而导致气血两虚之证，使病情更趋复杂。

此外，本病的发生还与长期吸烟及外伤等因素有关。

（二）症状和体征

本病绝大多数发于 20~40 岁的男性，女性很少见。其主要症状是间歇性跛行，患肢酸、胀、麻、木，发凉或灼热，静息痛，足趾或连同足部出现坏疽，小腿或足部反复出现游走性血栓性静脉炎，中、小动脉（最常见的是跗阳脉、太溪脉）搏动减弱或消失。

舌质多见淡紫、青紫，可有瘀点或瘀斑。苔白润，脉象多见弦紧或沉涩。临床上常将本病的发展过程分为三期：

初期（局部缺血期）：患肢麻木，发凉，怕冷，沉重，足趾有针刺痛，小腿肌肉抽掣痛，间歇性跛行，患肢动脉搏动微弱或消失，可有游走性血栓性浅静脉炎。全身症状不显著。

中期（营养障碍期）：患肢麻木，发凉，怕冷，间歇性跛行加重，并有静息痛。患肢皮肤常呈潮红色、紫红色或苍白色，足部皮肤干燥、脱皮，趾甲生长缓慢，增厚变形，汗毛脱落，小腿肌肉有萎缩现象，患肢动脉搏动消失。可有情绪不安，头晕腰痛，筋骨痿软。

后期（坏死期）：患肢由于严重的血液循环障碍，发生溃疡或坏死，大多数局限在足趾或足部，向上蔓延至踝关节或小腿者很少见，疼痛剧烈难忍，坏疽的足趾脱落后，常遗留溃疡而经久不愈合。全身常伴有发热、口干、食欲减退，便秘，尿黄赤。

根据坏死的范围和程度又分为三级：

一级坏死：坏死局限于趾部。

二级坏死：坏死扩展至趾跖关节以上。

三级坏死：坏死扩展至足背部，踝关节或踝关节以上。

（三）辅助检查

1. 肢体位置试验

患者取平卧位，将患肢高举呈45°，维持3分钟，观察局部皮肤颜色的变化，如果足部皮肤迅速变为苍白色，伴有麻木、发凉、疼痛加重等感觉，然后让患者坐起，将肢体下垂，足部颜色回复时间缓慢，可呈潮红色、紫红色或斑块状紫绀，称为肢体试验阳性。

表示动脉阻塞或痉挛后肢体有血液循环障碍，血流量不足。

2. 趾（指）端皮肤压迫试验

用手指压迫患趾（指）端皮肤，可出现白色斑痕，正常情况下，在停止压迫后，皮肤颜色即可迅速回复原状，如回复颜色时间缓慢，表示有动脉阻塞，血液循环障碍。

3. 硫酸镁试验

用 25% 硫酸镁 10mL 加入 25% 葡萄糖溶液 40mL，缓慢静脉注射（5 分钟左右注完），药液注入后，根据肢体出现发热感平面的高低，可粗略判定肢体动脉阻塞部位的高低。

此外，还可以通过皮肤温度测定、动脉造影、超声波检查、脉搏波幅描记等特殊检查来了解患肢动脉受阻的情况和程度。

（四）辨证

根据临床脉症和治疗情况一般可辨析为以下五种证候。

1. 脉络寒凝证

患肢发凉、麻木、酸胀和疼痛，间歇性跛行，患肢局部温度下降，皮肤颜色苍白或苍黄，动脉（趺阳脉、太溪脉、腘动脉）搏动减弱或消失。舌质淡紫，舌苔白润，脉弦紧。

2. 脉络血瘀证

患肢麻木、发冷、酸胀加重，持续性疼痛，夜间加重，间歇性跛行严重。皮肤可呈紫绀色，或见紫褐斑，趾（指）甲增厚、变形、生长缓慢，汗毛稀少，或肌肉萎缩，动脉（趺阳脉、太溪脉、腘动脉）搏动减弱或消失。苔白润，脉沉紧或沉涩。

3. 脉络瘀热证

患肢酸胀、麻木、烧灼疼痛，遇热痛甚，遇冷痛缓，夜间痛剧。

患肢皮肤呈紫绀色，干燥、脱屑、光薄或皲裂，趾（指）甲增厚、变形、生长缓慢，汗毛稀少或脱落，肌肉萎缩，动脉（趺阳脉、太溪脉、腘动脉）搏动消失。舌质红或绛，苔黄，脉沉涩或细涩。

4. 脉络毒热证

趾（指）紫暗或色黑，皮肤溃破，疮口时流脓水，腐肉不鲜，痛如汤泼火灼，夜间增剧，常抱膝而坐。严重者腐烂蔓延，可五趾相传，甚至上攻脚面，渐见肢节坏死，自行脱落，久不收口，皮肤、趾（指）甲、汗毛、肌肉等营养障碍。严重者可伴有全身症状，如发热，口渴喜饮，小便短赤，大便燥结，动脉搏动消失。舌质红绛，舌苔黄燥，脉细数或洪数。

5. 气血两虚证

患肢伤口久不愈合，肉芽呈灰白色，光如镜面，脓液少而清稀，皮肤干燥、脱屑、光薄、皲裂，趾（指）甲增厚、变形、生长缓慢，汗毛脱落，肌肉萎缩。全身症状有消瘦，虚弱，头晕，心悸，气短，乏力，自汗，失眠，面色萎黄无华。舌质淡，舌苔薄白，脉细弱无力。

（五）鉴别诊断

1. 动脉硬化闭塞性坏疽

多见于40岁以上男性患者，常有高血压病史，双下肢常同时发凉，趾端苍白、青紫，或见血疱，可有间歇性跛行。病程较短，进展快，坏疽发生较快而且广泛。血生化提示胆固醇增高，眼底检查可有异常改变。

2. 雷诺病

多见于青壮年女性，手指发病较足趾为多。常双手对称性发作，以阵发性肢端对称的间歇苍白、紫绀和潮红为其临床特征。

发作过后恢复正常，患肢的动脉搏动正常，很少发生溃疡或坏死。情绪波动或遇寒冷等因素可诱发。

3. 糖尿病性坏疽

有消渴病史，足部坏疽多为湿性坏疽，患处紫暗，发凉，动脉搏动减弱或消失。感染极易扩散，病情急剧。并一般有多食、多饮、多尿等全身症状。化验血糖增高，尿糖阳性。

（六）治疗

1. 内治法

（1）辨证论治

① 脉络寒凝证：宜温阳散寒，活血通脉。方用阳和汤，重者用阳和通脉汤加减。

② 脉络血瘀证：宜活血化瘀，通络止痛。方用桃红四物汤或逐瘀通脉汤加减。

③ 脉络瘀热证：宜活血化瘀，清热通络。方用逐瘀通脉汤加减。

④ 脉络毒热证：宜清热养阴，解毒止痛。方用四妙勇安汤加减，重者用解毒通脉汤。

⑤ 气血两虚证：宜补气养血为主，辅以活血通脉。方用十全大补汤加减，或顾步复脉汤。

本病治疗强调辨证论治，单方施治不能概括全貌，疗效不能保证。治疗此病，活血化瘀通络宜贯彻始终，即使属热毒证而用清热解毒药，也应选择有活血作用之品为要。虚寒表现为主者，要顾及补肾、温通。本病以疼痛为最大痛苦，探讨中药止痛是面临的一大课题。此外，治疗本病要有耐心、信心，不能急于求成。

（2）单方验方

① 毛冬青片（《实用中医外科学》1986年版）每次6~10片，每日3次。毛冬青注射液，每次2~4mL，每日1~2次，肌内注射，1~3个月为1个疗程。有活血解毒作用。

② 验方（《实用中医外科学》1986年版）赤小豆60g，红枣5枚，红糖适量，水煎代茶饮，每日1剂。不论已溃未溃者均可用。

③ 丹参注射液，每次4mL，每日1次，肌内注射。或取丹参注射液10mL加入500mL 10%葡萄糖注射液中，静脉点滴，每日1次，15日为1个疗程。

④ 蝮蛇抗栓酶注射液，每次4mL（0.5mg），加入10%萄酶糖注射液500mL中，静脉点滴，1日1次，10日为1个疗程。使用期间应注意观察患者出凝血时间，一般7天检查1次，异常者，应停用。

2. 外治法

（1）药物疗法

① 未溃期：用毛披树根100g，水煎，待温后，浸泡患肢，每日1~2次。或用椒艾洗药，加水3000mL，煎汤熏洗患处，每次30分钟，每日1~2次。注意熏洗法不宜只浸泡双足，应以小腿为主，目的在于温通血脉，帮助建立侧支循环，以促痊愈。

② 破溃期：用红灵酒少许揉擦（按摩）患肢足背，溃面用藤黄膏外敷，1日1换，亦可根据病情间日换药1次。溃疡面积较大，坏死组织难以脱落者，可用"蚕食"方式清除坏死组织。具体要求和措施有：须待炎症得到控制后，再分期分批地清除坏死组织。清除时疏松的组织先剪，牢固的后除；坏死的软组织先除，腐骨

后除；彻底的清创术必须待炎症完全消退后才可施行。

干性坏死疮面只需以消毒纱布包扎，一般不必施以药膏。

（2）手术疗法

对于经治无效的肢体坏疽，可根据具体情况进行截趾（指）或不同平面的截肢术。但必须在感染得到控制，坏疽组织与健康组织分界清楚时，才采取低位截趾（指）或截肢术。

（3）针灸取穴

上肢取曲池、外关、内关、合谷、中渚穴；下肢取足三里、三阴交透绝骨，阳陵泉透阴陵泉、解溪穴。手法：中等强度刺激，留针20~30分钟，每日1次。适用于脉络寒凝证、脉络血瘀证。

（4）穴位注射法

每次用当归注射液0.2~0.5mL，隔日1次，10次为1个疗程。

（5）功能锻炼法

对于脉络寒凝证、脉络血瘀证病人，可配合本法，以促进局部血流量增加。方法是病人平卧，抬高患肢45°，维持2分钟，然后双足下垂3分钟，再平卧（患肢放置水平位置）3分钟，再做踝关节屈伸，内外翻和足趾伸屈运动4次，而后休息2分钟。如此依次运动5次。根据病人的不同情况，每日锻炼3~5次。但对局部坏死溃烂的热毒证患者，禁用本法。

（七）预防与护理

1. 严格戒烟是获得治疗效果和防止复发的首要措施。

2. 肢体注意防寒，尤其在寒冬季节要防止冻伤，尽量避免户外长期停留，鞋、袜、手套要软暖合适，不宜过紧，以免影响肢体血液运行。

3. 注意保护肢体，防止外伤，以免加重病情。

4. 因疼痛长期不能很好入睡，睡眠无规律且多取坐式者，应注意保护，以防跌伤。

5. 多服食高热量食物。

摘自《中医外科学·脉管病》（王沛主编，中医古籍出版社，1994 年）

研究 4

脱疽是由于先天不足，正气虚弱，寒湿之邪侵袭导致肢体脉络闭塞、气血不畅甚或痹阻不通，发生以肢体末端紫黑溃烂甚至坏死，趾（指）关节脱落为主要特征的一类慢性疾病。文献中所述的脱疽包括血栓闭塞性脉管炎（简称脉管炎）、闭塞性动脉硬化症及糖尿病坏疽等疾病，本书所讨论者为脉管炎，又称 Buerger 病，是我国常见的周围血管病之一。本病绝大多数发生于男性，女性少见；年龄多在 20~40 岁之间，特发部位为四肢末端，尤以下肢更易罹患；本病与寒冷、吸烟有关，寒湿地区发病率较高，吸烟者发病率亦明显高于非吸烟者。早期症状为患趾（指）怕冷、发凉、麻木、苍白，间歇性跛行；逐渐皮色转为暗紫，疼痛剧烈，病情加重，或呈周期性反复发作，终至肢端坏疽、溃疡、骨节脱落。坏疽范围可以侵犯至其余趾（指），乃至足胫部，顽固难愈。

（一）今日临床

1. 诊断标准

根据国家中医药管理局于 1995 年发布的中医药行业标准《中医病证诊断疗效标准》，脱疽的诊断标准为：

（1）病名诊断标准

多发于下肢一侧或两侧。患者可有受冻、潮湿、长期多量吸烟、外伤等病史。

初起趾、指冷痛，小腿酸麻胀痛，行走多时加重，休息时减轻，呈间歇性跛行，趺阳脉减弱，小腿可有游走性青蛇毒（静脉炎）。继之疼痛呈持续性，肢端皮肤发凉，下垂时则皮肤暗红、青紫，皮肤干燥，毫毛脱落，趾甲变形增厚，肌肉萎缩，趺阳脉消失。进而发生干性坏死，疼痛剧烈，彻夜不眠，抱膝而坐。溃烂染毒时，出现湿性坏死，肢端红肿热痛，全身发热。

患者大多为 20~40 岁男性。

超声多普勒、血流图、甲皱微循环、动脉造影、X 线胸部摄片、血脂血糖等检查，除帮助诊断外，尚可了解血管闭塞部位及程度。

（2）证类诊断标准

寒湿阻络：患趾（指）喜暖怕冷，肤色苍白冰凉，麻木疼痛，遇冷痛剧。步履不利，多走则疼痛加剧，小腿酸胀，稍歇则痛缓（间歇性跛行）。舌苔白腻，脉沉细，趺阳脉减弱或消失。

血脉瘀阻：患趾（指）酸胀疼痛加重，步履沉重乏力，活动艰难。患趾（指）肤色由苍白转为暗红，下垂时更甚，抬高则见苍白。小腿可有游走性红斑、结节或硬索，疼痛持续加重，彻夜不能入寐。舌质暗红或有瘀斑，苔白，脉弦或涩。趺阳脉消失。

热毒伤阴：皮肤干燥，毫毛脱落，趾（指）甲增厚变形，肌肉萎缩，趾（指）多呈干性坏疽。舌红，苔黄，脉弦细数。

湿热毒盛：患肢剧痛，日轻夜重，喜凉怕热。局部皮色紫暗，肿胀，渐变紫黑，浸润蔓延，溃破腐烂，气秽，创面肉色不鲜，甚则五趾相传，波及足背，或伴有发热等症。舌红，苔黄腻，脉弦数。

气血两虚：面容憔悴，萎黄消瘦，神情倦怠。坏死组织脱落后疮面久不愈合，肉芽暗红或淡红而不鲜。舌质淡胖，脉细无力。

（3）分期诊断标准

临床上常将本病的发展过程分为三期。

初期（局部缺血期）：患肢麻木、发凉、怕冷、沉重，足趾有针刺痛，小腿肌肉抽掣痛，间歇性跛行，患肢动脉搏动微弱或消失，可有游走性血栓性浅静脉炎。全身症状不显著。

中期（营养障碍期）：患肢麻木,发凉、怕冷,间歇性跛行加重，并有静息痛。患肢皮肤常呈潮红色、紫红色或苍白色，足部皮肤干燥、脱皮，趾甲生长缓慢，增厚变形，汗毛脱落，小腿肌肉有萎缩现象。患肢动脉搏动消失。可有情绪不安，头晕腰痛，筋骨萎软。

后期（坏死期）：患肢由于严重的血液循环障碍，发生溃疡或坏死，大多数局限在足趾或足部，向上蔓延至踝关节或小腿者很少见，疼痛剧烈难忍，坏疽的足趾脱落后，常遗留溃疡而经久不愈合。全身常伴有发热、口干、食欲减退，便秘，尿黄赤。

根据坏死的范围和程度又分为以下三级：

一级坏死：坏疽、溃疡局限于趾（指）部。

二级坏死：坏疽、溃疡扩展至跖趾（掌指）关节或跖（掌）部。

三级坏死：坏疽、溃疡延及全足背（掌背）或侵及跟踝（腕关节）、小腿部。

2. 中心证候特征

气滞血瘀、脉道阻塞而致肢体失养是本病的病机特征。瘀久化热，则可见瘀热证候；热盛成毒又成热毒证候；病延日久，脓水淋漓，正气愈损又可出现气血两虚证候。

疼痛：疼痛是本病最显著的症状。病之初期，阴寒凝络为主，故疼痛遇寒加重，得热减轻。病之中期，瘀血化热，其疼痛则是遇热痛甚，得冷痛缓。疼痛的发作情况主要有下列两种：①间歇性跛行：其特点是在步行中突然感到小腿或足疼痛，迫使患者止步，休息片刻后疼痛可消失，若再步行一定距离，则疼痛发作如前。此为本病早期最常见的症状，是下肢经脉瘀滞的表现。②静息痛：其特点是患者处于休息状态时疼痛经久不息。其疼痛剧烈，夜间尤甚，且患肢抬高时加重，下垂时可减轻，故患者常日夜抱足而坐或将患肢悬于床边以减轻疼痛。此亦常是发生溃疡的前兆，若出现溃疡则疼痛更加剧烈。这既是患部脉管完全堵塞，持续不通的表现，又是热毒炽盛，灼腐筋肉，持续不断的表现。

发凉：患肢发凉、怕冷，患部肤温常明显低于健侧对应部肤温。此为本病早期常见的症状，是阳气不足、寒凝血瘀的表现。当见到皮肤由冰冷转为灼热，不耐温暖、喜凉、恶热，此属瘀久化热，病情发展之征。

感觉异常：患肢在运动后或在夜间，趾、指或足部常有发痒、针刺、烧灼、酸胀、麻木等感觉，甚或在足部和小腿可有大小不等的感觉完全丧失区。这是气血虚少或气血瘀滞的表现。

肤色改变：初起患部多肤色苍白，抬高患肢时则更为明显，多为血虚寒凝；中期肤色呈紫绀色，多是气血瘀滞；接近坏疽时呈紫暗色，坏疽则呈黑色，多属热毒所致。

营养障碍：患肢皮肤干燥、脱屑、皲裂，出汗减少或停止；趾背、足背及小腿汗毛脱落、稀疏或完全停止生长；趾（指）皱缩、变细，小腿肌肉松弛、萎缩；趾（指）甲增厚或薄脆变形，生长缓慢或停止等。这是气血亏虚或瘀血不去，新血不生，肢体失养所致。

游走性血栓性浅静脉炎：约半数患在下肢病例早期或全病程中可在足部和小腿反复发作游走性血栓性浅静脉炎，偶可延及大腿。患在上肢则很少见到。表现为皮肤上可见到发红的硬结及条索状物，灼热、压痛，这是湿热瘀滞所致。当血栓性浅静脉炎消退后，皮肤上可暂时遗留色素沉着。

动脉搏动减弱或消失：患在下肢者，趺阳脉（足背动脉）或太溪脉（胫后动脉）搏动减弱甚至消失；患在上肢者，桡动脉搏动减弱甚至消失。这是瘀阻脉道或轻或重甚或完全阻塞的表现。

坏疽和溃疡：常见于疾病后期，也可因加温、药物、损伤等诱发。常见一个或数个趾（指）端或趾（指）甲旁首先出现，然后波及整个足趾（手指），甚至整个足部（手部）。大多数是干性坏疽，待部分组织坏死脱落即形成溃疡，继发感染后即变为湿性坏疽。这多是瘀甚或热毒所致。

舌、脉（寸口）象：由于气滞血瘀是本病的总病机，所以舌质多为淡紫色，瘀重者舌紫暗，可见瘀斑；脉则以沉紧弦涩多见。但根据病程先是寒凝，再为瘀热，继而热毒，最后气血大伤，所以又可见到舌质淡、红、绛；苔白润、黄；脉弦紧、弦数、细弱等。

3. 病因

（1）原发病因

① 内因：本病内因主要是情志太过，思虑伤脾。而脾在体合肌肉、主四肢，即脾主运化，升清不利则"清阳实四肢"失权，故四肢酸软，倦怠乏力。郁怒伤肝，而肝主疏泄，在体合筋，其华在爪，肝郁气滞则血脉瘀滞；肝血暗耗则不能养筋荣爪，故肢体麻木、屈伸不利，甚则筋损而断，爪甲增厚或薄脆变形。心主神志，为五脏六腑之大主，情志所伤，心气受损，而心主血脉，亦即心气推动血液在脉道中运行，心气所伤必致血流或缓或涩，滞而成瘀。房劳太过伤肾致亏，而肾中之阴阳乃人体阴阳之根本，肾之阴阳失衡，就本病而言，主要是肾之阳气亏虚，故四末失于温煦而致寒凝血瘀，且肾主骨，故病之后期常骨损而脱。

② 外因：本病之外因，主要是感受寒湿之邪及特殊之烟毒，亦与外伤有关。寒性收引、凝滞，寒邪袭络则经脉收缩牵引，气血凝滞而瘀阻不通，不通则痛；寒为阴邪，易伤阳气，性清冷，故患肢发凉、怕冷。湿为阴邪，易阻气机，气为血帅，气行则血行，气滞则血瘀，气机既阻，血瘀乃成；湿性趋下，故患于下肢最为多见。特殊之烟毒有收引经脉、凝滞气血之害，临床绝大多数病例为嗜烟者，且戒烟后多病退，再度吸烟则病进。外伤肢体，经络受损，气血瘀滞也可致本病。

总之，情志、房劳等因素使脏腑功能失调，引起脾、肝、心、肾的虚损，而导致气血失和，阴阳失衡，人体这种内在的病理状态为寒湿等邪外袭提供了必要的前提，即所谓"邪之所凑，其气必虚"。如是内外合邪，导致气滞血瘀，脉道阻塞而生本病。

（2）继发病因

瘀血：各种原发病因，导致气滞血瘀，脉道阻塞而发为脱疽。同时瘀血又是脱疽发展的继发病因。瘀血内停日久，郁而化热，而见瘀热证候；热盛成毒致肉腐，必形成脱疽的热毒证候。

（3）诱发因素

寒冷是本病发生的重要诱发因素，多数病人均有明确的患部受冻史，本病亦多在冬季发作，受冷后加重，北方寒冷地区多发的情形。吸烟对本病非常不利，临床上常发现病人戒烟后症状可好转，病情易于稳定，但如再次吸烟，症状又可加重，这与吸烟可引起脉管收缩有关，有报道认为还与烟草过敏及其他因素作用下自身免疫性改变有关。外伤与本病的发生、发展有一定的关系，可能是外伤刺激后引起中枢神经系统功能失调，使其逐渐丧失对周围血管的调节作用引起血管痉挛，长期痉挛而导致血栓阻塞，一、二期的脉管炎的病人，往往因轻度外伤而发展为三期。本病发病人群90%以上是青壮年男性，因此认为本病的发病与男性激素有关，故房事过度可成为本病的诱因之一。

西医学对本病确切病因尚未明了，但认为血栓闭塞性脉管炎是一种全身性疾病。在寒冷、潮湿、毒素、外伤及精神因素等刺激作用下，而发本病。

4. 病机

（1）发病

本病一般具有起病缓，病程长，治疗不彻底又反复发作的特点。初起多在受冷后、劳累后发病，患肢末端发凉、怕冷、麻木、酸痛，逐渐发展至疼痛加剧，肤色变紫暗，再发展可见坏疽、溃疡、疼痛剧烈。

（2）病位

本病病位多在四肢肌肤血脉，涉及心、肝、脾、肾多个脏腑功能紊乱。

（3）病性

为本虚标实。在一期以阳虚寒凝为主；二期及三期早期以标实为主，血瘀、瘀热等症状突出；三期后期，病程日久，阴虚、气虚、血虚等证候越来越明显，以本虚表现为突出，同时可兼热毒瘀滞的虚实夹杂之候。

（4）病势

本病一期，患肢发凉、怕冷、麻木、疼痛、肤色苍白，间歇性跛行，趺阳脉、太溪脉减弱或消失，此时若治疗及时，收效较快，预后好。至二期上述症状加重，肢端肤色转为暗红，疼痛剧烈，彻夜难眠，则病程较长，病情易反复。发展到三期，患肢出现坏疽、溃疡，则病程更长，若不坚持正确治疗，必逐渐发展为正虚邪实，溃疡向上蔓延，终至不愈而受截肢之苦，甚则危及生命。总之本病病因以本虚为主，呈逐渐发展之势：由外寒致血瘀；由寒郁而化热，热盛肉腐，伤筋损骨，终至损及气血阴阳。但在各个阶段，只要辨证准确，治疗正确，均能使病势逆转，渐臻佳境。

（5）病机转化

脱疽病初起时，以寒凝经脉，气血瘀滞为主，寒邪郁久化热，热盛成毒，而见肉腐成脓，筋骨坏死的病机，病久脓水淋漓，气血愈损，又可见正气虚损的病机。因虚受邪，由寒转热是本病病机转化中值得重视的问题。

西医认为血栓闭塞性脉管炎是一种全身性疾病。在寒冷、潮湿、毒素、外伤及精神因素等刺激作用下，中枢神经系统的调节障碍，引起植物神经系统机能失调和内分泌活动异常，以致血管痉挛，长期血管痉挛引起血管壁营养障碍，血管内膜增厚，血栓形成，血管闭塞。这种病变发生在中小动脉，具有节段性、复发性，可有再通和侧支循环的建立。局部营养不良可出现溃疡、干性坏疽和湿性坏疽。本病虽说是全身性疾病，但主要发生在下肢的中小动脉（如胫前动脉、胫后动脉），上肢血管发生者较少，内脏血管（肠、脑、心等）发生者则更少。

（6）证类病机

脉络寒凝证：多由肾阳素虚，寒湿之邪外侵引发。寒为阴邪，最易伤人阳气，由于严寒涉水，寒湿下受，以致寒凝络脉，血行不畅，阳气更不能下达，气血凝滞，引发患肢发凉、怕冷、麻木、疼痛、跗阳脉、太溪脉搏动减弱或消失。

脉络血瘀证：血瘀证范围颇为广泛，有寒凝血瘀者，有热郁血瘀者，有气虚血瘀者，有气滞血瘀者，有阳虚血瘀者，有外伤血瘀者。而本病多由脉络寒凝之证迁延转化而来。寒主收引，易伤阳气，凝涩血脉，日久成瘀；或有郁怒伤肝，致肝气郁结，气滞则血行不畅而成瘀；亦有兼夹湿热者，湿性趋下，阻滞气机，进而形成瘀血，阻滞脉络而为患。

脉络瘀热证：本证由脉络血瘀证转化而来。血瘀日久，郁而生热，瘀热相结于局部脉络，故成本证。

脉络热毒证：本证乃由脉络瘀热证转化而来。瘀热阻于血脉，酝酿日久，热盛化火，火盛成毒，瘀毒互结，致局部肉腐、溃破，严重者可向上蔓延，或出现全身症状如发热、便秘等，甚则逆传心包，致神昏谵语。

气血两虚证：病久气血耗伤，正气不足，邪气亦衰；或素体虚弱，气血衰少，肌肤脉络失于荣养，故见身体瘦弱，肌肉萎缩，伤口肉芽生长缓慢，久不收口。

5. 临证思路

（1）明确疾病诊断

临证之首务在于明确辨病。临床可以引起趾（指）关节坏死脱落的疾病有数种，临床表现不同，病因、病机各异，治法亦有区别。面对患者，首先应该注意一般资料，如性别、年龄、生活方式及嗜好等，例如本病好发于青壮年男性；动脉硬化闭塞症好发于40岁以上中老年人，男性多见；而雷诺病多发于青年女性，多发性大动脉炎则多见于青少年女性。本病北方寒冷地区较南方多见，吸烟者发病率高于非吸烟者，都是初诊时应当考虑的因素。特别需要强调的是病史的询问，如有无糖尿病史或消瘦、多饮、多食、多尿等症状，有无动脉粥样硬化病史等，再结合体格及实验室检查等，即可对病情有一个初步的总体把握。诊断的确立要严格按照诊断标准，亦需要熟悉其相关疾病的特点，进而加以鉴别，关于这一点，可以参考本书有关鉴别诊断的内容。

（2）抓住主症

如脉络寒凝证多在寒冷季节发病。症见患肢发凉、麻木、疼痛，皮肤苍白。但初期症状较轻，往往容易忽视，需检查肤温、肤色及皮肤营养状态，及动脉搏动情况。值得注意的是，脱疽发生于下肢较上肢易见，而在脉诊时，多诊上肢脉而易忽视趺阳脉及太溪脉。再如脉络血瘀证，以患趾、患部肤色紫赤为主。脉络热毒证，以患处腐溃坏死，疼痛剧烈，难以忍受为主。脉络气血两虚证以溃疡久不愈合为主等。

（3）确定病性

本病的病机主要为血瘀。但临床要取得疗效，必须辨清寒热，因寒而瘀者必须温通经脉以止痛，因热瘀者只有解毒才能通脉。患肢发凉、怕冷、麻木，肤色苍白或苍黄，舌淡紫，舌苔白润，脉弦紧为脉络寒凝；患肢烧灼疼痛，遇热痛甚，遇冷痛缓，皮肤破溃，疮口时流脓水，腐肉不鲜，夜间痛甚，舌红绛，苔黄燥，脉细数为脉络热毒，但此时常伴有邪热伤阴之口干不欲饮，苔燥，脉细数等阴虚之象，概之为阴虚毒热证。这样，才能正确施治，及时控制病情发展，及时止痛。分不清寒热，其治疗必事与愿违。

（4）分析病位

本病病变主要累及血脉，涉及心、肝、肾等多个脏腑。具体病变部位在足趾、足、胫等，呈节段性进展。

（5）治分缓急

本病的治疗在病变进展期以祛邪为主，如散寒、祛瘀、清热解毒等；在病情的缓解稳定期以扶正、通脉为主，如补益气血、滋阴、壮阳以活血。这样治疗才能事半功倍。

6. 鉴别

动脉硬化闭塞性坏疽：该病与脉管炎均属慢性闭塞性动脉病，但其患者年龄多在40岁以上，男女均可发病；两下肢常同时发病，而上肢也可有发凉、麻木、疼痛感；所形成的坏疽范围大，发展快，可迅速波及全足、小腿或整个大腿；疼痛可较脉管炎为轻，酸、胀、麻、木更为明显。常伴有高血压、冠心病、糖尿病及脑血栓。四肢及颞浅动脉多有弦硬、扭曲现象，亦常见视网膜动脉硬化。化验检查血胆固醇、甘油三酯增高。心电图可显示冠状动脉缺血。X线检查显示动脉有钙化斑点。动脉造影可显示动脉呈扭曲、伸长、管腔不规则狭窄或节段性阻塞。本病累及大中动脉，若没有施以早期治疗则预后较差。

雷诺病：本病是肢体在寒冷环境中，其末端的动脉痉挛性收缩所产生的病变，多见于年轻女性的手指部位。在临床上典型的表现是双侧对称性阵发性的指端苍白，随后青紫、发红，伴有麻木、刺痛和烧灼感，患肢动脉搏动正常。大部分病人在发病后手指上不留任何改变，但少数病人由于病情反复发作，可出现指端皮肤的营养改变，或有小的坏死和溃疡形成，交感神经节切除可缓解症状。

糖尿病性坏疽：糖尿病是一种机体糖代谢障碍性疾病，临床上表现有"三多一少"的全身症状，即多饮、多食、多尿和体重减少。化验检查血糖增高，尿糖阳性。其并发坏疽时，坏疽发展迅速，可蔓延至足部和小腿，多呈湿性坏疽。

急性动脉栓塞：该病是严重心脏病如心内膜炎、心房纤颤等的并发症。表现为肢体骤然发生剧痛；皮肤呈死尸般苍白和冰凉，可有瘀斑；肢体丧失感觉和运动功能；栓塞平面以下的动脉搏动消失，栓塞远端形成坏疽，范围较广泛，发展很快，可累及足部、小腿和股部或手部、前臂。

结节性动脉周围炎：该病主要侵犯中小动脉，肢体可出现类似脉管炎的缺血症状，如皮肤发生紫斑、缺血、坏死，其病变广泛，常累及肾、心、肝、胃、肠道等动脉；出现皮下结节，沿表浅动脉排列；常伴乏力和发热。化验检查血清丙种球蛋白增高，红细胞沉降率增快。难于鉴别时可做活组织检查明确诊断。

红斑性肢痛症：本病多见于女性，足部或手部发作性血管扩张而表现皮肤发红，皮肤温度升高，严重灼痛。受热或行动或患肢下垂位可使症状加重；遇冷或抬高患肢可使症状减轻。发病与温度密切相关，当患肢温度超过34℃时，疼痛即可发作。动脉搏动不受影响或增强，也无肢体缺血现象。

多发性大动脉炎：多见于青少年女性，本病常同时累及多处大动脉。主要侵犯主动脉弓的分支动脉和主动脉及其内脏分支动脉（如肾、肠系膜、腹腔动脉等），引起狭窄或阻塞，产生动脉供血不足的临床表现，如累及锁骨下动脉可出现上肢麻木、酸胀、无力，桡动脉搏动减弱或消失的上肢无脉症，上肢血压降低或测不出；如累及颈动脉可产生眩晕，头痛，视觉障碍，偏瘫或昏迷等症状；如累及胸、腹主动脉可产生上肢高血压和下肢缺血表现，如下肢发凉、酸麻无力、间歇性跛行等，但一般无坏疽发生，疼痛也不多见，皮色改变不明显，在胸背部和腹部可听到收缩期杂音，如累及肾动脉，则产生肾性高血压。X线造影显示：主动脉主要分支开口处狭窄或阻塞。活动期尚有明显低热、乏力、出汗或游走性关节痛等全身症状。

冻伤：多在寒冷季节受冻而发病，轻度冻伤表现为局部灼热、发痒，产生红斑、青紫及水疱，严重者可发生肢端坏死，但坏死较浅，多发生在手、足、耳等暴露部位，患肢动脉搏动正常。冬季过后症状消失，来年冬季又可复发。

痛风：患趾红肿及剧烈疼痛。但局部不发冷，无动脉供血不足的表现。血尿酸增高（血清尿酸可大于 7mg/dL），X 线平片在慢性期关节炎区除尿酸钠盐沉着阴影外，有骨软骨缘或骨骺部骨质圆形或不规则穿凿样透亮缺损影。

神经营养性溃疡：脊髓痨、脊髓空洞症等神经疾病的并发症，指、趾坏死或溃疡并不伴有皮色改变，亦无疼痛感，典型的溃疡特点是"穿掘形"，患肢动脉搏动良好，除溃疡外有原发疾病的神经系统表现。

下肢慢性溃疡：本病常为下肢静脉曲张的并发症，溃疡多发生于小腿内侧或踝部附近，溃疡多为单个，少数可为多个，溃疡周围组织色素沉着，水肿或硬结，溃疡多年不愈。但下肢动脉搏动良好。血栓闭塞性脉管炎发生溃疡或坏疽多从趾端开始，且多局限于踝关节以下，无下肢静脉曲张表现，有动脉搏动异常。

胸廓出口综合征：本病又名颈肋和前斜角肌症综合征。男女均可发生，青年人占多数。由于颈肋和痉挛的前斜角肌对臂丛神经、锁骨下动脉产生压迫，致使上肢发凉、麻木、疼痛，皮肤颜色呈苍白或青紫，桡动脉搏动减弱或消失。严重者可发生肢体营养障碍及坏疽。静脉受压时患肢肿胀、发紫。当神经同时受压，臂丛神经受刺激可出现同侧颈、肩、背部疼痛，臂和手放射性疼痛，手指麻木和刺痛等。一部分病人可有尺神经分布区肌肉萎缩。体检时见锁骨上区饱满隆起，有压痛、并向颈部和上肢放射。X 线摄片可发现颈肋存在。或提拉前斜角肌时前斜角肌过度紧张，症状加重。应用 2% 普鲁卡因 4mL 注入前斜角肌内则病情缓解。

手足发绀症：多发于青壮年女性。四肢均可发生，常呈对称性。皮肤发凉，皮色发绀，受寒冷症状加重。春、夏季病情缓解。周围动脉搏动正常，肢体无营养障碍改变。

网状青斑：本病多发于青壮年女性。多发生于小腿及足部，也可累及上肢、躯干等处。皮肤呈网状斑点状青紫，或有类似大理石花纹。患肢常有发冷、麻木和感觉异常。遇冷病情加重，得暖症状缓解。本病无间歇性皮肤颜色改变，大动脉搏动不见减弱，罕见足趾溃疡与坏疽。

扁平足：此乃一种常见的足部畸形，偶可引起血管痉挛。多发生于青、壮年。足底变平，足弓消失，可伴有血管痉挛，皮温下降，青紫和出汗。走路时出现间歇跛行，久站及负重时加重，休息后减轻。周围动脉搏动良好，肢体无营养障碍改变。

下肢深静脉血栓形成：一般多发生于手术、外伤或妇女分娩后长期卧床，以及下肢感染或长期静脉输液等情况下，以髂股静脉血栓形成最为常见。患者常伴有发热，肢体肿胀、疼痛，浅表静脉怒张。若伴动脉血管痉挛，皮肤可发凉，皮温下降，皮色紫绀。周围动脉搏动正常，偶有减弱。

硬皮病：系统性硬皮病除皮肤病变外并累及内脏器官，多见于青壮年妇女，四肢损害一般始于指、趾，发生小血管内膜炎及血管周围浸润，致使血管腔的狭窄和闭塞。约有半数病人可出现雷诺现象，以及其他肢端缺血征象，甚至发生肢端坏死。但本病的主要特征是皮肤变硬如皮革样，大多数病人均有低热、乏力，消瘦，关节酸痛及内脏损害的症状。免疫系统检查有抗核抗体存在，免疫球蛋白 IgM、IgG、IgA 可增高。

7. 临床治疗

（1）分证论治

① 脉络寒凝证

临床表现：患肢发凉、麻木、酸胀或疼痛，间歇性跛行，患肢局部皮肤温度下降，皮肤颜色或苍白或苍黄，中、小动脉（跌阳脉、太溪脉、腘动脉）搏动减弱或消失；舌质淡紫，舌苔白润，脉弦紧。

病机分析：寒性收引、凝滞，寒邪袭络则经脉收缩牵引，气血凝滞而瘀阻不通，不通则痛，故见患肢疼痛；患肢失于濡养，故见麻木、酸胀；寒为阴邪，易伤阳气，故见肢体发凉、怕冷；肤色苍白或苍黄、舌淡、苔白、脉紧为寒邪凝滞的表现；脉弦主痛，舌质紫为气血瘀阻之象。

转归：本证见于脉管炎初期，若诊断及时，调治得当，病情可很快趋向平稳，预后较好。

治法：温经散寒，活血通络。

处方：阳和通脉汤加减。炮附子，桂枝，麻黄，丹参，鸡血藤，川牛膝，红花，地龙，当归，赤芍，炮甲珠，甘草。

加减：病在上肢者去川牛膝加片姜黄，活血通络，横行肢节，引药归经；夹湿者酌加苍术、茯苓化湿渗湿；气虚倦怠乏力者加生黄芪以益气且行血；痛甚者酌加玄胡活血止痛。

② 脉络血瘀证

临床表现：患肢发凉、麻木、酸胀加重，持续性疼痛，夜间加重，间歇性跛行严重，皮肤可见紫绀色或紫褐斑，趾甲增厚、变形、生长缓慢，汗毛稀少，或肌肉萎缩，中、小动脉搏动减弱或消失；苔白润，脉沉紧或沉涩。

病机分析：寒胜则血凝涩，由于脉络寒凝日久而脉道阻塞，瘀血形成后，瘀血不去新血不生，肢体失养而见皮毛、肌肉、爪甲等营养不良性改变愈著，故肢体发凉、怕冷、麻木、疼痛等症状加重，爪甲增厚、肌肉萎缩及汗毛稀少，瘀血阻塞脉络，气血运行不畅而见皮肤紫绀色或紫褐斑；气滞血瘀，脉道阻塞而见中、小动脉搏动减弱或消失。

转归：本病已发展至脉管炎营养障碍期，此期若坚持治疗，配合戒烟，避免外伤及受冻，尚可向愈，否则可反复发作或脉络蕴热、化毒而致病情逐渐加重，转化为坏疽、溃疡等。

治法：行气活血、化瘀止痛。

处方：逐瘀通脉汤加减。当归，赤芍，白芍，川牛膝，红花，丹参，鸡血藤，炮甲珠，枳壳，木香，川芎，金银花，甘草。

加减：痛甚者酌加玄胡、制乳没以增祛瘀止痛之力；气虚倦怠者酌加生黄芪益气行血。

③脉络瘀热证

临床表现：患肢酸胀、麻木、灼热疼痛，遇热痛甚，遇冷痛缓，夜间痛剧，皮肤呈紫绀色，干燥、脱屑、光薄或皲裂，趾（指）甲增厚、变形，生长缓慢，汗毛稀少或脱落，肌肉萎缩，中、小动脉搏动消失，舌质红或红绛，苔黄，脉沉涩或细涩。

病机分析：瘀血阻于脉道，一则瘀血不去，新血不生，肢体失养而见皮毛、肌肉、爪甲等营养不良改变愈著，脉道闭塞不通而中小动脉搏动消失；二则瘀久化热，瘀热阻于脉道而见患肢灼热疼痛，遇热加重，遇冷痛缓。舌红或红绛、苔黄均为寒已化热之象，脉沉涩或细涩为气滞血瘀之征。

转归：同脉络血瘀证。

治法：清热养阴，活血散瘀。

处方：逐瘀通脉汤加减。当归，赤芍，白芍，牛膝，丹参，红花，鸡血藤，炮甲珠，川芎，金银花，甘草，蒲公英，紫花地丁。

加减：热盛者酌加知母、黄柏；痛甚者酌加延胡索。

④ 脉络热毒证

临床表现：趾（指）紫暗或色黑，皮肤溃破，疮口时流脓水，腐肉不鲜，痛如火灼，夜间痛甚，常抱膝而坐；严重者腐烂蔓延，可五趾（指）相传，甚至上攻脚面，渐见肢节坏死，自行脱落，久不收口，皮肤、趾（指）甲、汗毛、肌肉等营养障碍，严重者可伴全身症状，如发热、口渴喜饮、大便燥结、小便短赤等，中小动脉搏动消失，舌质红绛，苔黄燥，脉细数。

病机分析：脉络瘀热，热邪郁久化热成毒，热毒蕴蒸，使肉腐成脓，而致趾（指）变黑，皮肤溃破，瘀血内停，脉络瘀阻，患部气血不充，故见溃破处流脓流水，腐肉不鲜，或腐烂蔓延，肢节坏死，久不收口；瘀热内停，故痛如火灼；热毒壅盛则见发热；邪热伤津故见口渴喜饮，大便燥结，小便短赤等；舌红绛、苔黄燥，脉细数均为热毒内停，热伤津液之征。

转归：根据坏疽、溃疡的特点及范围不同预后有很大差异。坏死组织皱缩、发黑、干硬；与健康组织分界明显，分界处有炎性分泌物，健康组织可见渐生新鲜肉芽；局部无红肿，多无全身症状；此为干性坏疽，预后较好，但亦可复发。若局部组织腐烂发黑，有大量脓液且恶臭；创周暗红、灼热，与健康组织无明显分界；全身可伴高热、神昏等症，此为湿性坏疽，若积极治疗，控制感染，改善局部血运使湿性坏疽转化为干性坏疽则尚可向愈，否则预后不佳。另外，Ⅰ级坏疽或溃疡，仅限于趾（指），预后较好，坏疽或溃疡延及全足背（掌背）或侵及跟踝（腕关节）、小腿部的预后差。即使行截肢术治疗，血运不能改善，亦可致伤口久久不愈，使病程延长。

治法：清热解毒、化瘀通络。

处方：解毒通脉汤加减。金银花，紫花地丁，蒲公英，连翘，熟地黄，当归，赤芍，川牛膝，丹参，红花，玄参，石斛，甘草。

加减：干性坏疽者酌加太子参、怀山药、当归等益气和血之品；湿性坏疽者酌加车前子、生薏苡仁等利湿化浊之品；痛甚者酌加玄胡、徐长卿等祛瘀止痛；便秘者酌加生大黄通腑泄热。

⑤气血两虚证

临床表现：趾（指）及足部伤口不愈合，肉芽呈灰白色如镜面，脓液少而清稀，皮肤干燥、脱屑、光薄、皲裂，趾（指）甲增厚、变形、生长缓慢，汗毛脱落，肌肉萎缩，出现身体消瘦，面色苍白，头晕心悸，气短乏力；舌质淡，苔薄白，脉沉细无力。

病机分析：脱疽病延日久，脓水淋漓，正气愈损，致气血两虚。脓由气血所化生，气血两虚必致伤口脓水稀薄，久不愈合；病至后期气血虚弱，生气不足故肉芽灰白，光如镜面；精华不能上荣于头面则见面色苍白，血虚失养则心悸、气短；气虚不足以温煦则乏力、头晕。舌淡，苔薄白，脉沉细无力均为气血两虚之征。

转归：本期以气血两虚之本虚证为主，但脉络蕴毒之标实证亦同时存在，病情复杂，预后差，但如果治疗后，气血两虚得以改善，脓液由稀薄转为稠厚，疮面由灰白转为新鲜肉芽，则尚有向愈的希望。

治法：补气养血，辅以活血通脉。

处方：人参养荣汤加减。人参，白术，黄芪，陈皮，肉桂，当归，熟地黄，五味子，茯苓，远志，赤芍，甘草，大枣，生姜。

加减：若见余毒未清，可酌减黄芪，且酌加玄参清热养阴；若见阳虚有寒，可酌加桂枝、牛膝温阳通脉。

（2）中药单方治疗

单味中药治疗血栓闭塞性脉管炎的临床疗效和药理作用的研究也取得了进展。如毛冬青、白花丹参、莪术油等均有良好疗效。

1）毛冬青（毛披树根）

毛冬青，性平，味苦涩，活血止痛。有效成分有黄酮类，能直接作用于平滑肌使外周血管扩张，有抗菌作用。

方法：①毛冬青 250~500g，猪蹄 1 个，加水煎 1~4 小时，每日分 2~3 次服完。②毛冬青注射液（每毫升含生药 4g），每次 2~4mL。肌内注射，每日 2 次。

2）丹参

丹参，性苦微寒，活血祛瘀、安神止痛。含丹参酮、丹参醇等。具有扩张周围血管，抗凝和促进纤维蛋白原的溶解作用，能作用于多种血液凝固因子，提高细胞中 cAMP（腺嘌呤核苷酸），有抗血液凝固作用，并能激活纤溶酶原，促进纤维蛋白原的溶解而达到防止和溶解血栓的作用。

方法：①复方丹参注射液（丹参和降香，每毫升含生药各 1g）每次 2~4mL。每日 1~4 次，肌内注射。或将复方丹参注射液

10~20mL,加入 5% 葡萄糖注射液 200mL 内,静脉推注,每日 1~2 次,或 5% 葡萄糖注射液 500mL 内,静脉滴注,每日 1 次。②白花丹参酒:将白花丹参根晒干切碎,轧为粗末,用白酒(55°~60°)浸泡半个月,配成 5%~10% 的白花丹参酒备用。不会饮酒者,每日 3 次,每次 20~30mL。病情较重,疼痛剧烈,会饮酒者,每日 3 次,每次 50mL,可连续服用 2~3 个月。有溃疡病,高血压病,心、肝、肾功能不好者忌用。

3)莪术油

莪术油,辛温,破血止痛、消积祛瘀。

方法:0.3% 莪术油 50mL,加入 5% 葡萄糖 500mL 内,静脉滴注,每日 1 次。

4)蝮蛇抗栓酶注射液

用法:每次 4mL(0.5mg),加入 10% 葡萄糖注射液 500mL 中,静脉点滴,1 日 1 次,10 日为 1 个疗程。使用期间应注意观察患者出凝血时间,一般 7 天检查 1 次,异常者,应停用。

5)蕲蛇酶

蕲蛇酶是一种生物蛋白酶,有良好的防栓、抗栓作用。

用法:每次 2~3.5μg/kg,成人一般 75~150μg(1~2 支)加入生理盐水或 5% 葡萄糖注射液 500mL,静脉滴注(2~2.5 小时滴完),10 天为 1 个疗程。停药 3~5 天,可行下一个疗程。最多 5 个疗程。

用药前、中、后查出凝血时间、血小板计数,用药前做皮肤过敏试验。结果阴性者方可使用。

禁忌证:活动性肝病、严重肝肾功能不全、重度高血压患者,有出血及出血倾向者慎用,孕妇禁用。

6）当归注射液

当归，甘辛温，补血活血、行瘀止痛。当归注射液，适用于脉络寒凝证、脉络血瘀证和气血两虚证。

方法：用 10% 当归注射液 80~120mL，静脉推注或滴注；亦可用 10% 当归注射液 10~20mL 做患侧股动脉内注射。每日 1 次，每周 6 次，4 周为 1 个疗程。

（3）中药麻醉治疗

药品：中药麻醉 1 号（含洋金花总碱）或中药麻醉 2 号（含东莨菪碱）。有改善血液循环、止痛作用。可使皮温升高，创口出血、渗血较多，肉芽组织生长增快。东莨菪碱尚可使心率加快，心肌收缩加强，心排血量增加，血压升高。

适应证：血栓闭塞脉管炎恢复稳定阶段和三期Ⅰ、Ⅱ级坏死病例。肢体严重缺氧，使用一般镇痛无法控制者或因疼痛不能平卧、长期取坐位，患肢高度水肿者。

禁忌证：严重坏疽期及急性进展阶段的血栓闭塞性脉管炎。另外青光眼、严重高血压、心动过速、甲亢、高热患者等禁用。

方法：①静脉点滴法：用杜冷丁 50mg、氯丙嗪 50mg，洋金花总碱 2.5~5mg 或东莨菪碱 1~3mg，分别从 5% 葡萄糖静点壶中间隔滴入。或前二药从小壶点入，中药麻醉药加入 250mL 5% 葡萄糖缓慢滴入。②肌内注射法：将杜冷丁 50mg、氯丙嗪 50mg、中药麻醉药 2.5mg 混合肌注。③肌内注射与静脉点滴相结合法：先将杜冷丁 50mg、氯丙嗪 50mg 肌内注射，20 分钟后中药麻醉 1 号或 2 号从静脉滴入（法同①）。

注意事项：用药时间一般宜在晚餐后 4 小时，晚餐不宜过饱。

使用前处理假牙、解空小便、并禁食。中药麻醉期间要严密观察，加强护理，以防一切事故发生。第一次作中药麻醉时，应做患肢皮温测定与肢体皮色观察，如用药后患肢皮温升高，皮色改善，宜继续使用。如皮温下降，皮色不变，应立即停用。

（4）外治法

由于脱疽病程长，证型多样，所以本病的局部治疗，也需要辨证处理，对于未溃者多采用药物熏洗，已溃者则以外用药物为主。

1）药物熏洗

①温经通络法

适应证：未溃者，患足表现怕冷、麻木、小腿酸痛。

处方：椒艾洗药。川椒，艾叶，桂枝，防风，透骨草，槐枝，蒜瓣，当归，苏木，红花，桑枝，生川乌。加水 3000mL 水煎后，趁热（能耐受为度）在皮肤或局部进行熏蒸和浸洗。每次 20~30 分钟，每日 2 次。每剂药可连用 2~3 天。

②清热解毒法

适应证：患肢红、肿、热、痛而未溃者。

处方：清热解毒汤。蒲公英 30g，金银花 15g，苦参、黄柏、连翘、红花、大黄、透骨草各 30g，硼砂 10g。加水 3000mL 水煎后趁热熏洗局部。每次 20 分钟，每日 2 次。

③活血化瘀法

适应证：局部潮红、紫暗、有瘀斑，局部未溃者。

处方：活血化瘀汤。透骨草 15g，当归、牛膝、红花、苏木、茜草、刘寄奴各 10g，桂枝、乳香、没药各 6g，加水 3000mL，水煎后，趁热先熏后洗患足。每次20分钟，每日2~3次。

禁忌证：凡脉管炎急性活动期，肢体坏疽呈进行性发展者；或肢体干性坏疽者，均不宜用熏洗法。

2）外用药

①温经通络法

适应证：患足表现怕冷、麻木，小腿酸痛，溃疡创面肉芽淡红，周边苍白有小瘀点。

处方：温经散。炮姜1g，白花蛇5g，研极细粉末，过筛后备用，少许撒于创面，外贴阳和解凝膏，隔日换药1次。

②清热解毒法

适应证：局部红肿热痛，已溃者。

处方：煅石膏60g，白芷15g，乳香、浙贝、冰片各10g，轻粉1g，薄荷冰0.1g，共研细末，过筛备用，用时以少许撒于创面。再以黄连膏（黄连18g，当归尾15g，生地黄30g，黄柏18g，片姜黄9g，黄蜡150g，麻油500mL，先将黄连、当归尾、生地黄、黄柏、片姜黄放入麻油浸泡3天，后用文火熬焦、滤去渣，加入黄蜡搅拌匀，冷却成膏）油纱布覆盖。等红肿消，创面坏死组织与健康组织分界清楚时，将腐烂组织采取蚕食方法，每次少许逐渐切深。

③活血化瘀法

适应证：局部潮红、暗紫，有瘀斑，溃疡创面暗红，肉芽生长缓慢，周边紫红或有游走性浅静脉炎。

处方：化腐生肌散。珍珠1g，炉甘石30g，红花60g，生龙骨30g，轻粉3g，冰片6g，共研极细末，过筛备用。用时以少许撒于创面，用血竭膏纱布块（血竭 30g，当归 60g，紫草 10g，轻粉 1g，三七粉 9g，黄蜡 60g，麻油 300mL，将当归、紫草入油内浸泡 3 天后，入锅内炸枯，滤去渣，再入血竭、轻粉，熬少时，滤净，入三七粉、黄蜡，冷却后收膏备用）覆盖创面。

④生肌法

适应证：创缘皮肤爬行缓慢，肉芽水肿，或者慢性骨髓炎，创面平，光滑无脓，肉芽不见生长，久久不愈合。

处方：a. 生肌散：制乳香、制没药、煅象皮、煅珍珠、煅石膏各 6g，凤凰衣 3g，轻粉 1g，朱砂、冰片各 1.5g，共研极细粉末过筛备用。每次薄撒疮面，外以消毒敷料包扎，每日 1 换。b. 珍珠散：血竭、制乳香各 30g，轻粉 15g，冰片 3g，煅石膏 60g，珍珠 3g（煅）。共研极细末，勿泄气，备用。每次用此粉撒于创面，消毒纱布包扎，每日换药 1 次。

⑤清热燥湿法

适应证：患处紫红、漫肿、灼热，或患肢伴有游走性红色的条索状结块者。

处方：大黄 30g，赤小豆 60g。研细末，醋调外敷肿块。

（5）针灸疗法

针刺治疗有疏通经络、调理气血及止痛作用。

①体针疗法

常用穴位：下肢第一组以足三里、三阴交、阳陵泉为主；第二组以阳陵泉透阴陵泉。上肢第一组以合谷、内关、曲池为主。第二组以合谷向下斜刺透劳宫、后溪，曲池直刺透曲泽。寒凝者选阳关、太溪以温阳散寒，并用艾绒温针；湿盛肿胀者加选阴陵泉、复溜化湿消肿；热重者加选血海、委中清热凉血；小腿肌肉痛胀甚者，加选承山、飞扬解痉止痛。手法采用强刺激，留针10~15分钟；亦可用电针刺激，频率要快，强度从弱到强，以患者能耐受为度，每次30~50分钟，每日或隔日1次，10~15次为1个疗程。

② 耳针疗法

耳针术前应用双手按摩耳郭，待无血后，再探索压痛点和敏感点，选准穴位。用一般毫针直刺或斜刺入穴内，深度以不穿透耳壳为原则，病人宜有强烈反应，如无强烈反应，则将针稍上提，上下左右移动以寻找敏感点。病人有疼痛、酸胀感明显，耳郭有发热、充血反应者，效果较好，反之则效果不佳。在留针过程中，如果在原疾病无关的其他地方发生疼痛、酸胀等不适感，只要将针略向后退或拔出，反应常可消失。

第一组：主穴：热穴、交感、心、肾、皮质下、内分泌。配穴：肺、肝、脾。相应部位穴：如膝、踝、肘、腕等。

第二组：主穴：热穴、交感、心、肾、皮质下、内分泌、肺穴。配穴：肝、脾、肾上腺、胃、脑干、枕。

手法：入针后强刺激，捻转连续0.5~1分钟，留针1~2小时或半天，留针较长的隔半小时捻针1次。

疗程：每10~12天为1个疗程，休息3~5天后，可继续治疗。

注意事项：耳壳为软骨组织，容易感染，且感染后很难痊愈。因此必须严格消毒，严防感染。

③ 电针疗法

电针是针刺得气后，在针上通以电流，利用电流对穴位的刺激而产生的治疗作用。对脉管炎来说，有疏通经络，调理气血，扩张血管，增加血流量，改善血循环作用。电针机的种类很多，如蜂鸣式电针机、电子管电针机、半导体电针机等，其中半导体电针机优点较多。使用前必须熟悉电针机的性能，按说明要求使用。

取穴：以循经取穴与神经分布相结合的方法，根据病症表现的部位取穴。

手部：病症在拇指，取鱼际、孔最穴，病症在食指，取合谷、手三里穴；病症在中指，取内关、郄门穴；病症在小指，取后溪、少海穴。

足部：病症在大趾，取太冲、太白穴；病症在二、三趾，取解溪、陷谷穴；病症在四、五趾，取昆仑、地五会穴。

通常上肢常用穴是：曲池、内关、合谷穴为主穴。配穴是：中渚、间使、外关、后溪穴。下肢常用穴是：足三里、三阴交为主穴。配穴是：阴陵泉、委中、血海、飞扬、太溪、丘墟、太冲穴。

方法：每次治疗选取 3~4 穴。关键在于穴位正确，进针得气。采用 BT701 电麻仪，频率以快为准（约 5~10 次/秒），强度从弱到强，以强为好（约 8mA）。每日或隔日 1 次，每次治疗时间 20~30 分钟，10 次为 1 个疗程。休息 1 周后再做第二个疗程。

适应证：对稳定期与迁延期病例显效，对于急性发展期疗效较差。

注意事项：电针刺激量较大，应防止晕针；电针能引起肌肉强烈收缩，应防止弯针、断针；电位器旋转越到后面，输出刺激越强，故应缓慢旋转，以免突然出现强刺激；通电过程中肌肉出现有节律的收缩或微弱的痉挛现象，以及麻、胀、重的感觉，属正常现象；颜面部及肘、膝以下的穴位对电流刺激比较敏感，电流不宜过大；患有严重心脏病者应慎用。

④ 水针疗法

水针疗法是一种针刺和药相结合的新疗法。它是根据经络学说原理，选用中西药物注入有关穴位、压痛点或体表触诊所得的阳性反应点。

维生素 B_1 法：维生素 B_1 能增强体质，缓解症状，促进创口愈合。常用穴位，下肢选足三里、三阴交、绝骨等，上肢选曲池、内关、外关等。

方法：用维生素 B_1 100mg，取左右穴位交替注射。注射完毕，应让患者休息 15~30 分钟，感应稍退后再行走动。每日 1 次，30 次为 1 个疗程，休息 1~2 周后再酌情考虑行第二个疗程。

适应证：脉络寒凝证、气血两虚证。

当归注射液法：用 5% 当归注射液 0.5mL，注入心俞、膈俞、阳陵泉、三阴交、悬钟等穴位，每日 1 次，每次 2~3 穴，10 次为 1 个疗程。

适应证：脉络血瘀证、气血两虚证。

注意事项：治疗前对病人说明治疗的特点和治疗后所出现的正常反应，以消除患者的顾虑，配合治疗。如注射后局部可能有酸胀等不适感，甚至可能有发热，或暂时局部症状加重的现象，但经过数小时至 1 天后可逐渐消失；无菌操作，防止感染；注意药液是否变质，药物性能，药理作用，以及每次注射药物的总剂量，以免引起副作用和不良反应；孕妇不做腰骶部注射；药液不宜注入关节腔内，以免引起红肿、疼痛、发热等。

（6）推拿疗法

推拿疗法具有疏通经脉、调和气血之功，通过手法的机械性作用，使患肢血管平滑肌处于松弛、扩张状态，从而消除血管痉挛，促进肢体血液循环，增强侧支循环，达到治疗目的。

方法：早期以被动活动为主，病之后期进行主动活动，以增强病人体质。采用揉、点、搓、拿、捏脊、叩打等手法。着力以病人能适应为度，逐步加重。部位以椎旁各脏腑俞穴为主，上肢从肩、肩胛推至指；下肢从腰、臀至趾。每次20~30分钟，每日1次，15日为1个疗程。

（7）功能锻炼法

适用于脉络寒凝证、脉络血瘀证病人，以促进局部血流量增加。方法是病人平卧，抬高患肢45°，维持2分钟，然后双足下垂3分钟。再平卧（患肢放置水平位置）3分钟，再做踝关节屈伸、内外翻和足趾伸屈运动4次。而后休息2分钟。如此依法运动5次。根据病人的不同情况，每日锻炼3~5次。但对局部坏死溃烂的热毒证患者，禁用本法。

（8）用药经验与体会

血栓闭塞性脉管炎的治疗用药颇有特点，一是用药药量大，二是多用活血化瘀药物，三是重用甘草。分别叙述如下：

①量大力专：血栓闭塞性脉管炎病情重，痛苦大，疗程长。即使诊断正确，辨证准，药量轻也不足以控制病情，自古以来治疗脱疽的主方主药药量均大，如四妙勇安汤金银花用量高达60~120g。现在多数治疗本病的专家，用量仍较大，金银花

30~60g，甘草 15~30g，蒲公英 30~60g 等，这是比较普通的。量大力专，力挽狂澜，始能迅速止痛，控制病情发展。

② 活血化瘀，贯穿始终：本病的基本病理是瘀血阻滞，所以活血化瘀是基本治则，从病之初期至病之痊愈，各个阶段都要使用。但须辨证用药，合理配伍，阳虚寒凝者宜温而通之，热毒证者宜清而通之，气滞血瘀者宜理气通脉，虚而致瘀者宜补而通之。活血化瘀药品种类很多，在临床应用数十年以来，唯以炮甲珠效果最佳，活血化瘀、通脉止痛之外尚善散结消赘的作用。

③ 重用甘草，缓急解毒：甘草甘平，解毒、缓急、和药、补中，可升可降，应用广泛。一般用量 2~10g。在本病中用甘草量宜大，生用为好，每剂 15~30g，主要取其缓急止痛、解毒作用。这与甘草有类肾上腺皮质激素样作用有关。

（9）西医治疗撮要

本病的主要病理是肢体动脉阻塞，血运障碍，动脉重建性手术是直接有效的方法。但由于病变是累及肢体远端的主要动脉，动脉流出道差，动脉重建术常无法进行或失败。且由于病因尚不明确，单纯手术治疗并不能控制病情的发展。因此，可根据病情，选择中西医结合治疗。治疗原则主要是改进肢体血供，减轻或解除疼痛，促使溃疡愈合，保全肢体，恢复劳动力。

1）西医西药

① 扩张血管药物

有作用于肾上腺素能受体的药物如 α 受体阻滞剂（妥拉苏林、酚妥拉明、苯苄胺等），β 受体兴奋剂（苄丙酚胺、丁酚胺等），以及直接作用于小动脉平滑肌,扩张小动脉的药物(烟酸、罂粟碱、抗栓丸、己酮可可碱等)。

妥拉苏林 25mg,口服,每日 3~4 次;25mg 肌内注射或动脉内注射,每日 1~2 次。根据病情,剂量每次可增至 50mg。

酚妥拉明 25mg,口服,每日 4~6 次;5mg 肌内注射或静脉注射,每日 1~2 次。

苯苄胺 10mg 口服,每日 2~3 次。

苄丙酚胺 3~6mg,口服,每日 3 次。

丁酚胺 25~50mg,口服,每日 3~4 次。

烟酸 50~100mg,口服,每日 3~4 次。

罂粟碱 30~60mg,每日 3~4 次,口服或皮下注射。此药有成瘾性,不宜长期使用。

抗栓丸 100~200mg,口服,每日 4 次。

己酮可可碱 200~600mg,口服,每日 3 次。

②低分子右旋糖酐(平均分子量 2 万~4 万)疗法

低分子右旋糖酐能减少血液黏稠度,增加红细胞表面负电荷,抗血小板黏聚,因而能改善微循环,防止血栓延伸和促进侧支循环的作用,对脉管炎有一定疗效。但对热毒型溃疡坏疽继发感染者以及伴有其他全身炎症病灶者不宜使用,否则可引起高热及炎症扩散。

用法:低分子右旋糖酐 500mL,静脉滴注,每日 1~2 次,10~15 天为 1 个疗程,间隔 7~10 天可重复。

使用时注意其副作用:如发热、皮疹、头痛、头晕、胸闷等,少数出现出血、休克等,一旦发生,应立即停药处理。

③抗生素

足、趾溃疡坏疽继发感染者，应使用抗生素治疗，如有条件应根据细菌培养和药敏的结果，选用有效抗生素，肌内注射或静脉滴注。

④支持疗法

对于病情重，体质差的病人应加强支持治疗，给予高营养，维生素，纠正水与电解质失衡，必要时补液，输血。

⑤激素

一般不宜使用，但在病变急性发展期可短期使用。强的松10mg 或地塞米松 0.75mg，口服，每日 3~4 次，必要时静脉滴注氢化可的松，每日 100~200mg。

⑥高压氧治疗

高压氧治疗的主要作用：提高血氧分压，增加血氧张力；增加血氧弥散，提高组织氧储备，从而改善组织缺氧。

方法：病人进入高压舱后，在 20 分钟左右，将舱内压力提高到 2.5~3 个绝对大气压（简称 ATA）。给病人呼吸氧浓度为 80% 氧气 30 分钟，吸舱内空气 30 分钟，反复 2 次，然后用20~30 分钟将舱内压力降至正常。每日 1 次，10 次为 1 个疗程，休息数天后再进行第二个疗程，一般可进行 2~3 个疗程。治疗后一般皮温可升高，疼痛缓解或消失，溃疡有时可缩小或愈合。少数第一期病人动脉搏动可能改善或恢复，有一定的近期疗效。

2）手术治疗

有腰交感神经节切除术、动脉血栓内膜剥除术、动脉旁路移植手术和大网膜移植术等。

①腰交感神经节切除术

手术能缓解肢体血管收缩张力，促进侧支循环，改善血液供应，主要改善皮肤血液供应，而对肌肉的血液循环改善不明显。

适应于：病情早期；动脉闭塞位置较低，远端流出道不佳，不适宜作动脉重建手术者；作为动脉重建性手术的辅助手术。

手术效果：对肢体的冷、麻、酸、胀为主，趾端浅表坏疽并经腰交感神经节阻滞后症状能改善者，效果满意。对高位股动脉阻塞，病情属晚期者效果差。手术对间歇性跛行不能改善。手术后近期效果好转者，由于血管病变发展以及血管收缩体液调节因素等关系，远期效果较低。

手术切除腰交感神经节的范围取决于动脉阻塞的高低。皮肤出汗试验显示，切除第2和第3腰交感神经节后去神经的部位达股远端1/3，加第1腰交感神经节切除，则达腹股沟。血栓闭塞性脉管炎大多累及小腿或腘动脉，因此切除的范围一般应包括患侧第2、3、4腰交感神经节。对男性病人，应避免切除双侧第1腰交感神经节，以免术后并发射精功能障碍。

②动脉血栓内膜剥除术

手术适应证：阻塞部位在股、腘动脉，动脉造影或多普勒超声提示胫前、胫后或腓动脉中至少有一支动脉通畅者；肢体出现严重缺血表现，如明显间歇性跛行、静息痛、肢端溃疡或已坏疽。

③动脉旁路移植术

手术适应证同动脉血栓内膜剥除术。

方法：运用自体大隐静脉或人造血管在股动脉阻塞的近远端作股腘动脉或股胫动脉旁路移植。移植材料：多数学者认为膝以下的动脉移植材料以自体大隐静脉为佳，股腘动脉移植的材料可选用人造血管；如进行股胫动脉或股腓动脉长段移植，则作连续性或称复合连续血管移植，即远端股部用人造血管连接自体大隐静脉组成长段血管移植材料。三年通畅率：股腘动脉 60%~72%，小腿部 50% 左右。

④ 大网膜移植术

有大网膜移位移植术和游离血管蒂大网膜移植术两种。

大网膜移位移植术：美国 Casten 和 Alday 于 1971 年首次报道将大网膜裁剪延长移位到患肢膝下治疗 24 例动脉硬化性闭塞，病人大多已经行腰交感神经节切除，股腘大隐静脉转流或内膜剥除术失败而面临截肢的危险。术后 16 例（20%）显著好转，溃疡愈合。1983 年日本 Hoshino 等报道应用此法治疗 21 例血栓闭塞性脉管炎和 5 例动脉硬化性闭塞的远期疗效。病人经动脉造影均显示远端流出道不良，不宜作动脉重建性手术。随诊 3~116 个月，平均 5 年 1 个月，远期随诊 19 例 20 条脉管炎显示 62% 佳，19% 良，19% 差，5 例 5 条动脉硬化性闭塞者 20% 良，80% 差，显示本法对脉管炎有显著疗效。

游离血管蒂大网膜移植术：日本 Nishimura 等于 1977 年介绍应用本法治疗 20 例脉管炎的远期疗效，随诊 6~66 个月，症状解除 19/20（95%），间歇性跛行消失 13/16（68%），静息痛缓解 15/16（94%），术后 3 个月内 8/10 溃疡愈合。手术方法是将右胃网膜动脉与股动脉作对端吻合，大网膜延伸到小腿下端。术后 14 例动脉造影随诊显示有侧支循环，但动脉吻合口通畅者仅 3 例。Nishimura 认为本手术的意义是大网膜的小动脉网的"生物性旁路

下篇 各论

再血管化"，以促进患肢肌肉血供。适用于小动脉阻塞而不适宜作直接动脉重建术的缺血性肢体。

⑤ 肾上腺切除术

经交感神经节切除术后而又不能作动脉重建术的第三期脉管炎病人，有人主张作肾上腺次全切除术以减轻症状。报道认为对第一期病人作单纯交感神经节切除术，而对第二、三期病人可作交感神经节切除合并肾上腺切除术。

3）疼痛的处理

疼痛虽然不是治疗血栓闭塞性脉管炎的主要矛盾，但是造成病人痛苦和精神负担的一个突出症状，严重影响着患者治疗、休息和康复。控制疼痛是临床上的重要一环。脉管炎产生疼痛的原因是多方面的，最主要的是缺血。止痛方法也应该是多方面的，最主要的是活血。

① 针对疼痛原因的处理

缺血性疼痛：由于血流障碍，肢体长期慢性缺血而引起持续性疼痛，常在夜间发生或加重。一般称为静止痛或休息痛。应予扩张血管、促进侧支循环形成等综合措施改善血液循环。第一、二期无创口的患者也可适当配合中药熏洗疗法，以促进血液循环。

血管痉挛性疼痛：在受冷、吸烟、精神因素等作用下，因血管痉挛，肢体缺血，缺氧引起。使病人在持续性疼痛基础上阵发性加剧，坐卧不安，出冷汗，肢体皮肤苍白、冰冷，可持续达数小时。应运用针灸、电针、镇静解痉药穴位注射或硫酸镁静脉推注等，以解除血管痉挛。

缺血性神经炎疼痛：由于神经长期缺血而引起，表现为持续性钝痛或剧烈的针刺样痛，并向肢体远端放射，轻则有感觉异常如蚁行感、烧灼感或麻木感。应配合维生素 B_1 穴位注射。

感染性疼痛：由于组织坏死或溃疡，继发感染，炎症浸润和水肿，使局部呈持续性剧痛，出现尖锐的刺痛。感染越重，疼痛越剧烈，患者常伴不规则发热，不能入眠。应使用抗生素、内服清热解毒活血中药治疗，以及勤换药以避免分泌物刺激创口等。

濒死性疼痛：这是由于严重缺血和高度感染互相作用所引起，组织濒于坏死，从而出现难以忍受之疼痛，是整个病程中最剧烈阶段。此后发生组织大块坏死，疼痛也就逐渐减轻。一般采用对症止痛法，必要时可用持续硬膜外麻醉。

异物刺激性疼痛：创口内遗留死骨、局部刺激性药物、敷料、分泌物及干痂等均可引起局部剧痛。应及时进行清创换药，外用0.5%~1% 普鲁卡因滴润。

②疼痛对症综合处理

选用有效的止痛药：如安乃近、去痛片、颅痛定、强痛定、消炎痛等，易成瘾的止痛药如吗啡、杜冷丁等尽量少用或不用。

1‰普鲁卡因静脉滴注：将普鲁卡因 1g 加入 5% 葡萄糖溶液1000mL 中静脉滴注，每日 1 次。

连续硬膜外阻滞：硬膜外间隙置导管，间断注入神经阻滞药可起下肢止痛作用，并可使下肢血管扩张，促进侧支循环。导管由腰椎 2~3 或 3~4 间隙插入，可选用 1% 利多卡因，每日 3~5mL，注药时病人需平卧位，注药后密切观察血压等情况。安置硬膜外导管操作时需严格掌握无菌术，留置导管时用无菌敷料覆盖，每天更换敷料，以防继发感染。留置时间，一般为 2~3 天，太久易引起硬膜外腔感染并发症。

4）足部坏疽、溃疡的处理

血栓闭塞性脉管炎病人趾（指）端坏疽、溃疡大多由于血液供应不良，组织营养障碍引起，因此它的创面与一般炎症创面不同，局部处理需注意以下几点：对干性坏疽的创面采用酒精消毒后以无菌敷料保护，防止继发感染。不宜使用药膏腐烂干性坏疽；对感染创面，用敏感的抗生素溶液湿敷或选用东方1号、全蝎膏或生肌玉红膏外敷。创面忌用刺激性强的外用药；当创面坏疽界限清楚，继发感染局限时，宜进行清创术；如肉芽创面较大，作游离植皮，促进创面早日愈合。经过上述处理创面而经久不愈，需局部X线摄片，证实有死骨或骨髓炎时，应作相应处理。

① 截趾（指）

趾（指）或跖部坏疽区的感染基本被控制，坏死组织与健康组织间的界限明显，可考虑作截趾（指）术。下肢选用硬膜外阻滞或腰麻，上肢采用臂丛麻醉，一般不宜采用局部浸润麻醉，以免感染扩散。在无菌操作下切除全部坏死组织，包括肌腱、骨质。创面一般采用开放法。

② 截肢

自从我国采用中西医结合治疗血栓闭塞性脉管炎以来，临床治愈率已有显著提高，截肢率已明显下降，即使需截肢的，截肢平面也降低。近年来，国内中西医疗法的高位截肢率已降到4%以下。高位截肢的指征是：足部坏疽并发感染，扩散达足跟或踝关节以上，伴高热、剧痛，经各种治疗难以控制者。

截肢术要注意以下几点：不宜使用止血带；截肢的平面如在

肢体动脉阻塞的平面以上，残端愈合较安全；然而当腘动脉阻塞而小腿上端血供较好者，仍可考虑膝下截肢，以尽量保留膝关节，有利安装假肢；小腿截肢残端的软组织与骨骼的长短比例要适当，皮瓣和肌肉要适当留的长些，避免缝合时张力过大，影响愈合；术后如残端感染，应尽早拆开原创口引流；截肢前后，应采用中西医结合治疗，改善肢体血供和消除炎症。

（10）饮食疗法

选用具有药物特性的食品，经过合理的加工，制成药膳以治疗疾病。我国有古老而丰富的经验。治疗脉管炎常用的有：

① 赤小豆粥

食法：以赤小豆 60g，适量水同煮如粥状，分 2 次服完，每日 1 剂。适用于脉络热毒证和气血两虚证。

功用：除热毒，散恶血，消胀满，利小便。

② 龙眼粥

食法：龙眼肉 5 枚，莲子 15g，糯米 30g，熬粥食，早、晚各 1 次。适用于脉管炎各种证候。

功用：滋补强壮，补血益心。

③ 山楂红糖水

食法：山楂 60g，鸡内金、红花各 9g，红糖 30g，每日 1 剂，分 2 次服。适用于脉络虚寒证，脉络血瘀证，脉络瘀热证。

功用：活血止痛，益气化瘀。

④ 糯米酒

食法：糯米糖化后发酵制成，酒精含量低，每次 50g，1 日 2 次。适用于脉络寒凝证，脉络血瘀证。

功用：活血行经，散结消肿，滋补性强。

⑤ 米壳酒

食法：米壳 60g，川乌、水蛭、地龙各 9g，红花 15g，黄酒 1250mL。将上药放入酒内浸泡 1 周后，过滤待用，痛时每次服 5~10mL。

功用：活血止痛。

⑥ 大枣土鳖虫酒

食法：大枣 20 枚，土鳖虫、苏木各 30g，细辛 15g，白酒 1500mL。将上药浸泡于酒中，1 周后即可服用。每次 30mL。痛时服用。

功用：活血止痛。

⑦ 乌骨鸡汤

食法：乌骨鸡 1 只，炖熟，食肉饮汤，每日早、晚各食 1 次，2~3 日服完。连用数只。可用于气血虚损体弱之脉管炎病人。

功用：补益肝肾，益气养血。

⑧ 党芪鸡

食法：母鸡 1 只，黄芪 60g，党参 30g，怀山药 30g，红枣 30g，加黄酒至药面，隔水蒸熟，分数次服，治气血两虚证。

功用：益气补血，活血止痛。

⑨ 鸭血膏

食法：每次用 1 只鸭的血，加清水适量，盐少许，好酒 1~2 汤匙，隔水蒸熟。每日 1 次，连服 4~5 次为 1 个疗程。适用于气血两虚证。

功用：补血、解毒、活血、止痛。

⑩ 木耳猪肉汤

食法：白木耳 50g，瘦猪肉 30g，大枣 10 枚，共入锅炖熟，1日 1 次，食肉喝汤。适用脉络寒凝证和气血两虚证。

功用：滋阴生津，益气活血。

8. 疗效评定标准

（1）计分方法

肢体皮肤发凉：正常为 0 分；有时发凉为 1 分；持续性发凉，比正常人穿得多可缓解为 2 分；持续性冰凉或穿得比正常人多仍觉发凉为 3 分；穿得比正常人多仍觉冰凉为 4 分。

肢体酸胀：本症状可为酸或胀。正常为 0 分；较平素活动增大时，肢体酸或胀各为 1 分；有时酸或胀各为 2 分；持续性或酸或胀各为 3 分；酸、胀难忍各为 4 分（酸或胀须分别记分，如酸为 3 分，胀为 1 分，疗后再以上述方法分别记分）。

肢体麻木：正常为 0 分，较平素活动量增大时麻或木各 1 分，有时麻或木各 2 分，持续性麻为 3 分，持续性木为 4 分（麻与木须分别记分）。

间歇性跛行：行走 ≥1500 米无不适症状为正常，记 0 分；行走 ≥1000 米出现局部不适症状为 1 分；行走 ≥500 米出现不适症状为 2 分；行走 >100 米出现不适症状为 3 分；行走 ≤100 米即出现不适症状为 4 分；活动即出现不适症状者为 5 分。

静息痛：正常为 0 分，劳累后出现静息痛为 1 分，有时静息痛为 2 分，静息痛尚可忍受为 3 分，静息痛不能忍受或不能睡眠为 4 分。

烧灼感：正常为 0 分，有时烧灼感为 1 分，夜间或白天烧灼感为 2 分，持续性烧灼感为 3 分，持续性烧灼感不可忍受为 4 分。

肤温降低：正常为 0 分，有时凉为 1 分，持续性凉为 2 分，持续性冰凉为 3 分，冰冷不可忍受为 4 分。

肤色异常：正常为 0 分，有时苍白或苍黄为 1 分，持续性苍白或苍黄为 2 分，皮肤呈紫绀色为 3 分，紫黑或见紫褐斑为 4 分。以上均为平卧位观察。

溃疡：溃疡痊愈为 0 分，溃疡结痂未脱为 1 分，溃疡直径 <1cm 为 2 分，直径 1~2（不含 2）cm 为 3 分，直径 2~3（不含 3）cm 为 4 分。依此类推（非圆形创口者，取其长短径之和除以 2）。溃疡深浅：溃疡在皮层为 1 分，在皮下及肌肉为 2 分，在肌肉深层为 3 分，在肌肉及肌腱骨间为 4 分。

注：各项中，凡双侧发病者需以分值乘以 2，分值不同时需单独记分；分数值计算取小数点后两位为准。

（2）疗效评定标准

以疗后与疗前的分数比值大小评定疗效，即疗后计分之和与疗前计分之和相比：

临床痊愈：<0.3

显效：0.3~0.6（不含 0.6）

有效：0.6~0.9（不含 0.9）

无效：0.9~1（不含 1）

恶化：>1

根据中华人民共和国中医药行业标准《中医病证诊断疗效标准》脉管炎的临床疗效评定标准：

治愈：患肢疼痛消失，皮色、肤温恢复正常，疮口愈合，步履活动自如，或趺阳脉可触及。

好转：疼痛基本消失，但步履活动不能持久，疮口范围缩小。

未愈：疼痛不能控制，溃疡不能愈合，或继续向近端发展。

9．调摄护理

（1）生活调摄

①生活习惯的指导

脱疽病人饮食应清淡、易消化，富含营养与多种维生素。伴有糖尿病者，给予糖尿病饮食；伴有高热者，给予高蛋白饮食。忌食过冷、辛辣等刺激性食物。

严格禁止患者吸烟。临床观察到几乎所有患者都吸烟，如能坚持戒烟配合治疗，则有利于病情好转，反之则病情顽固，且易复发。

加强肢体功能锻炼。病人常因间歇性跛行而不敢进行日常活动，久之可导致肢体失用性萎缩。因此，对轻病人应鼓励早下床活动，进行力所能及的体育锻炼；不能下床者应经常进行肢体屈伸活动，以促进肢体侧支循环，防止关节挛缩和肌肉萎缩。

未溃破病人每天宜用温水洗脚，洗后须拭干。患肢皮肤应涂含有羊毛脂的护肤剂，防止发生皲裂，但趾间不要涂擦，以免皮肤浸渍，导致霉菌生长。

保护患肢，谨防受伤。病人应穿着合适的鞋袜，以免生疱或磨破皮肤，并应尽量避免从事手脚容易受伤的工作。在修剪指、趾甲时，切勿伤及肢体。如皮肤有轻度挫伤、烧伤或形成水疱时，不宜用碘酊或红汞消毒，可用 75% 酒精或双氧水。胶布不要直接贴在皮肤上,以免揭去时使皮肤受损。更要预防外伤和医源性(手术)动脉血管损伤。

温度对本病影响较大。寒冷是本病诱因之一,且可加重患肢症状。温度过高,新陈代谢旺盛,造成局部组织缺氧,症状加重。所以温度过高、过低均不利于本病。必须根据不同情况,适当调节。无创面的可用温水或洗剂浸洗。冬季要加强保暖、防冻伤。增加身体锻炼,提高身体的抗寒能力。

防治手足癣,避免引起继发感染。

节制房事。现代医学认为本病与前列腺素减少有关,中医认为房劳伤肾、有损筋骨,所以说病人节制房事,有利康复。

② 心理护理

《黄帝内经》云:"精神不进,志意不治,故病不愈。"这说明了精神状况与疾病的关系。脱疽病人往往存在焦虑、抑郁或悲伤的心情,尤其是脉络热毒证患者,在入院前多由于剧烈的疼痛或较长期的折磨,使其陷入极端痛苦的境地,造成精神上的极大负担,情绪低落、悲观失望。作为医护人员,应具有高尚的人道主义精神和丰富的同情心,对病人和善热情,耐心解释有关问题,帮助病人正确对待疾病与人生,解除思想顾虑,鼓励患者增强战胜疾病的信心,使之积极配合治疗。

(2)辨证施护

① 寒凝血瘀型的护理

嘱患者严禁吸烟,同时注意患肢保暖,寒冷季节应穿较厚的棉袜或棉套御寒,以免受寒湿之邪。保暖同时又不宜过热,不宜热敷及理疗,以免加重组织缺氧程度。可采用中药温经散寒,活血通络之剂，如羌活、艾叶、生川乌、生草乌、木瓜、红花、桂枝等各适量，水煎 2500~3000mL，每日洗患肢 2~3 次，每次 20~30 分钟。熏洗时，药液的温度要适宜，以患者感到温热、舒适、能耐受为宜，这样既可改善血液循环，防止局部皮肤破溃、损伤，又可保持局部皮肤清洁，减少代谢产物对局部皮肤的刺激。此外，嘱其抬高患肢，并做下垂运动，可促进侧支循环的建立。长久坚持，可改善下肢血运情况而减轻疼痛。同时注意休息，避免过劳。饮食宜暖，选用羊肉、鸡肉等，忌食生冷类及刺激性食物。经常巡视病房，观察患肢的血运情况，如皮肤颜色、温度，疼痛程度及下肢动脉搏动情况等。加强情志护理，多和患者交谈，向其讲明七情致病的道理，解除其思想负担，使病人处于最佳的心理状态接受治疗。

②脉络瘀热证的护理

除应加强上述护理外，还应加强心理护理。因为此证的特点是夜间疼痛剧烈，轻则影响休息，重则彻夜难眠、呻吟不止，加之该病为慢性病，长期疼痛，顽固难治，易反复发作，故患者多忧郁、消极悲观，对治疗失去信心，甚则产生绝念，这便会加速病情的发展。针对这种情况，我们不但要密切注意病情的变化，还要常与患者谈心，给予精神上的鼓励和生活上的照顾，介绍同类患者与疾病作斗争得到治愈的生动事例，帮助患者树立战胜疾病的信心。同时告诫患者，心情忧郁可使气血运行失调，也是加重病情的原因之一。疼痛的根本解决有赖于病因治疗，但是良好的心情、愉快的精神、稳定的情绪，都可提高对疼痛的耐受力，从而减轻疼痛，以便更好地配合治疗。

③脉络热毒证的护理

对病人多关心、安慰、给予生活上的帮助、照顾。防止患肢受压，帮助病人勤翻身，防止褥疮发生。解除思想负担，保持病室清洁、安静。因为良好的环境有利于休息和睡眠，有利于疾病的康复。保持溃疡面的清洁，防止继发感染，局部坏死组织未消，脓性分泌物较多，局部红肿疼痛者，可用清热凉血、解毒排脓之剂。或用黄连软膏覆盖，必要时进行清创处理，切除坏死组织。鼓励患者多进营养丰富的食物及水果蔬菜，以增强机体抵抗力，利于组织修复。

（3）疼痛的护理

疼痛是脉管炎患者突出而最痛苦的症状。对这类病人我们应把减轻患者的痛苦放在护理工作的重要位置，在可能的情况下，努力创造条件，满足患者的合理要求，尽力将其痛苦降到最低限度。同情体贴患者，向患者解释，疼痛时不要挤压患肢，以免血流受阻，加重疼痛。要保持患肢舒展，血流畅通，大量用解热镇痛剂有导致胃出血、穿孔的可能，应尽量少用或不用。白天用针灸、推拿等治疗改善血液循环，达到止痛目的，夜间交替使用镇痛药物和镇静药物使病人得到休息，并避免成瘾。应用安慰剂和放松训练对减轻疼痛有一定作用。应用安慰剂时必须使患者相信安慰剂就是镇痛药才能产生镇痛效果。安慰剂可以减轻镇痛药的用量，避免成瘾，但必须慎重，且应与镇痛药交替使用。如果草率行事，因而为患者所知，将招致严重的不信任，损害医患关系，影响疗效。放松训练是一种类似气功的自我控制疗法，患者通常取仰卧位，全身放松，用意念来感受四肢血液的顺利流通，从而转移注意力，对血管痉挛和缺血性神经炎引起的肢体疼痛有一定的改善作用。

（4）中药麻醉的护理

使用中药麻醉治疗脉管炎有一定的价值，但中药麻醉是一种全身麻醉，易出现副作用，需严密观察，加强护理，防止出现意外。

① 专人护理，床头备有开口器、舌钳、口咽通气管及必要的急救药，如催醒药品等，防止发生意外。用药前测量体温和患肢皮肤温度，中药麻醉过程中每隔 0.5~1 小时测量 1 次。

② 测量血压、脉搏、呼吸，并做好护理记录，及时掌握患者的一般情况。

③ 麻醉前取下假牙，保持呼吸道畅通，多采用平仰卧位，头偏向一侧，及时清除呼吸道和口腔分泌物，防止舌根后坠。

④ 中药麻醉一般等待自然清醒，必要时于中药麻醉后 5 小时注射毒扁豆碱 0.5mg 催醒，部分病例在清醒前有不同程度的兴奋状态，要注意保护，防止坠床。

⑤ 中药麻醉后瞳孔多有不同程度散大，视物模糊，应避免强光刺激，必要时可使用 0.5%~1% 的匹罗卡品点眼。少数患者中药麻醉后可有小便不利、头昏、食欲减退、腹胀、腹泻等副作用，可予对症处理。

10. 预防

无病先防，有病早治，防病重于治病，这是中医学的一贯指导思想，对于脉管炎这种疑难重症更应重视预防。

（1）防止脉管炎的发生

血栓闭塞性脉管炎的确切病因目前尚未明确，根据临床观察和防病实践中认识到某些因素可诱发本病发生，如果能采取以下预防措施，就可以避免发病。

① 陶情怡性，避免精神刺激：中医学认为情志过激，伤心脉，损肝肾，诱发本病。西医认为在精神因素刺激下，发生中枢神经系统的调节障碍，从而引起植物神经系统机能失调和内分泌活动异常，使血管痉挛，成为本病诱发因素之一。因此陶冶性情，颐养身心，保持愉快的心境，不仅可以健身、增寿，同时亦可防病。应培养自己豁达的性格和多方面的兴趣和爱好，积极参加文体活动，加强自己的思想修养，克服狭隘、妒忌、怨恨等不良思想意识和作风，以达到防止本病发生的目的。气功能通过改变自己的精神状态，促进血液循环，增强机体抗病能力，也不失为一种好的防病方法。

② 坚强毅力，严格戒烟：吸烟是诱发本病的重要因素。烟碱能使血管收缩、血液黏稠度增加，使血流缓慢，促进血栓形成。因此戒烟是预防治疗脉管炎的一项重要措施。凡有吸烟习惯的患者，必须以坚强的毅力，严格戒烟。

③ 防止寒冻，避免潮湿：在寒冷地区，冬季劳动、工作时，除管理部门应予以一定的保护性措施外，自己应穿戴宽松、温暖的套袜。搞冷藏工作的人应有特殊的保暖衣和保温鞋。做静止工作的人员，一定时间后，应做肢体屈伸运动，以改善血液循环，最好执行科学的工间操制度。湿冷比干冷影响更大，中医强调寒湿之邪是重要的致病原因，临床上也观察到，脉管炎的发病常与湿冷有关，对此应当给予高度重视。

④ 加强劳保，避免外伤：在工作和劳动中应加强安全教育和

劳保措施,严格遵守劳动操作规程,避免各种外伤。在修剪趾(指)甲时，要注意勿损伤皮肤，因为在血运不良的肢体末端，即使轻微的外伤，也易引起溃疡和坏死。

⑤ 起居有常，生活有节：养成良好的生活习惯，是保证健康的必要条件。早睡早起，起居有常，避免长时间的过度劳动。不过食生冷，不暴饮暴食，则脾胃健运；性生活有节制,则肾精充盈，可以预防脉管炎的发病。

（2）防止病情发展

① 加强认识，树立信心。要防止病情发展，既要使患者认识到这是一种危害大、痛苦重的病证，又要看到它是可以治愈，疗效越来越好的病。所以既不悲观失望、丧失信心，也不满不在乎、掉以轻心。首先要正确树立战胜病魔的信心，积极治疗。脉管炎便可保持长期稳定，逐步好转。

② 坚持治疗，精心护理。要就医于掌握本病发展规律的医生，做到早发现，早治疗，不仅能防止病情发展，多数还能临床治愈。精心的护理也很重要。对脉络寒凝和脉络血瘀病人，坚持每日正确熏洗和进行按摩治疗，收效甚好。对于有创口的患者，要认真换药和清创，适当补充新鲜蔬菜、水果和营养丰富的食物，增强消化能力，促进愈合。对疼痛严重的患者,应采取积极止痛的方法，不可只顾一时。如不宜使小腿长时间下垂，因为长期下垂能引起患肢水肿，加重营养障碍，导致破溃。正确的体位是患肢水平放置于床上。剧烈疼痛时,可使用镇痛药物,配合镇静药物可增强止痛效果。

③ 坚持锻炼,动静结合。进行适当的锻炼既能防止疾病发展，又是治疗疾病的重要方法之一。病人的锻炼方法可采用动静结合，

以动为主。只有动，才能旺盛血行，有利于侧支循环的建立。只有动，才能加强肌肉运动，防止肌肉萎缩。但活动量要适宜，不能过劳，不能损伤。对于脉络寒凝证和血瘀证病人，可采用散步为主的体育活动，和坐式气功活动。如不适宜下床的患者，或遇到不适宜运动的季节或天气，可采用功能锻炼法和适当的气功活动，如能长期坚持，收效颇佳。

（3）防止脉管炎的复发

血栓闭塞性脉管炎是一种全身性血管疾病，容易复发，复发率在 15%~60% 之间。因此，巩固疗效、防止复发是治疗脉管炎急待解决的问题之一。除上述预防措施外，还应注意如下几个方面：

① 临床治愈后应继续服药巩固疗效，一般应坚持 1~3 个月。

② 加强对愈后病人的定期复查和治疗。在易于反复发病的寒冷季节，更要注意定期的或间断的预防检查和预防治疗。检查应包括一般体检和血流图检查，及时了解肢体血循环情况。

③ 经常加强身体锻炼，增强机体的抗病能力，促进肢体血液循环，提高身体的抗寒能力。

④ 寒冷地区室外工作的人和经常和寒湿接触的人，宜另行安排适宜环境工作。避免寒冷、外伤，绝对戒烟。

⑤ 加强病人和医务人员之间的联系，互相密切配合，重视复查和随访工作，以便预防复发。

（二）近代研究

1. 理论研究

（1）病证名称与定义

病证名是中医临床研究的开端。脱疽的病名，基源于《黄帝内经》，称"脱痈"，晋代皇甫谧的《针灸甲乙经》，南北朝时期我国最早的外科专著《刘涓子鬼遗方》均有脱疽的记载，清代《外科全生集》所称之"脱骨疽"及《治疗汇要》所述之"脱骨疔"均属于本病之范畴。脱疽包括了西医的血栓闭塞性脉管炎、动脉硬化闭塞症、糖尿病坏疽等。广州中医学院主编《外科学》四版教材脱疽一节，仅论述血栓闭塞性脉管炎，并与闭塞性动脉硬化、糖尿病坏疽相鉴别。此后脱疽多指血栓闭塞性脉管炎。本病是一种进行性的且发展较为缓慢的、动脉和静脉同时受累的全身性血管疾病，主要累及四肢远端的中、小动脉，伴行静脉、浅表静脉也常受累。病理变化为血管壁的节段性、非化脓性炎症，以及腔内血栓形成，管腔阻塞，引起肢体缺血而产生疼痛、坏疽、溃烂。具有病程长、疗效差、复发率高、疼痛难忍的特点，因此有顽症之称。西医学于 1879 年才发现本病，Venmniwarter 有 1 例小腿"动脉内膜炎和静脉内膜炎、动脉腔闭塞"的病例报告。1908 年 Leo Buerger 对 11 例截肢肢体的动静脉进行了病理研究，发现在发炎的血管中有血栓形成和机化。血管腔虽然可以再通，但终因外层纤维化而变成条索状，Buerger 认为，这类病必须与其他血管闭塞病相区别，可称为血栓闭塞性脉管炎。以后其他许多学者纷纷进行了研究，同意 Buerger 的见解，目前在文献上统称为 Buerger 病。

（2）病因病机研究

① 近代医家病因病机认识撷粹

关于脱疽的致病原因，近代医家多方探求，论述颇为丰富。归纳起来有内因、外因两大类。黄耀燊等提出：脱疽主要由于脾运不健，肝肾不足，寒湿侵袭，凝滞脉络所致。脾肾阳气不足，不能温养四肢,复感寒湿之邪,气血凝滞,经络阻隔,不通则痛;四肢气血不充,失于濡养,则皮肉枯槁不荣;肝肾不足,或寒邪郁久化热蕴毒,湿毒浸淫,脉络闭阻更甚,肢末无血供养,而致焦黑坏死,甚则脱落。肝血不足,或肝气郁结,或脾虚不运,生化乏源,都将使血的正常运行障碍,甚至气滞血瘀,脉络不通。肾精虚少,骨髓的化源不足,不能荣养骨骼,便会出现骨骼脆弱无力,甚至髓涸骨枯,坏死脱落。崔公让等所著之《脱疽》认为:"心主血脉,心阳鼓动无力,血脉不畅;经络闭塞,气滞血瘀,瘀久化热,肉腐骨脱。因此机体心、脾、肾的亏虚,导致脏腑经络功能紊乱,是此病发生之本。"姜兆俊等《中医外科学》认为脱疽病主要是情志内伤提道:"情志不畅,郁怒伤肝,肝气郁结,则气血难达;忧思伤脾,脾阳不振,不能正常地输布精微于血脉,渐至气血亏损,血脉不得充盈,使'四肢不能禀水谷气,气日以衰,脉道不利,'遂发本病。"还有气血虚弱等原因,如"素体虚弱或久病体虚,气血亏损,运行无力,则肢体筋脉失养,加之寒湿之邪侵袭,更容易发生本病。"褚振声说:"脱疽病因内伤肾气为主,生化之源不足相辅。"又说:"冬季天寒地冻,为天之虚,青年人房劳伤肾,为肾之虚。两虚相感,其气至骨,入则伤五脏。"陈自权等认为:"中医学认为本病是由于精神刺激,放纵色欲,耗伤精血及各种劳伤过度等造成元气失守,不能御邪,情志内伤,使心肾两亏,心肾肝脾不足,寒湿外受,以致寒湿凝集经络,痹塞不通,气血运行不畅,阳气不能下达所致。"王沛等认为脱疽病因一是"房事不节,肾虚精亏";二是"膏粱厚味,脾胃受伤,过食生冷,脾阳不振,不能温煦四肢";三是"肝血不足或肝气郁结"。陈淑长将中医对本病的内因作了细微的分析，认为"风雨寒热，不得虚，邪不能独伤人"，故有"邪之所凑，其气必虚"的说法。也就是各种病邪侵袭人体之所以导致发病是由于人体"虚"的结果。这种说法论述了致病时外因通过内因起作用的辨证关系。

"心主血脉"，它是指心有推动血液在血管内运行以营养全身的功能，而心主血脉的功能是靠"心气"的作用来实现的。只有心气旺盛，才能使血液在脉道内沿着一定的方向运行不息。心、血、脉三者相互关联，如心气旺盛则血脉充盈，脉搏和缓有力；心气不足，则血脉空虚，脉搏细弱和节律不齐。由此看来，气血关系极为密切，并与血液循环有密切的关系，在正常情况下，气血是相依相附的，气以生血，血以养气，"气为血之帅，气行则血行"，气血不调则引起血液运行不畅，而血瘀不通，则引起疼痛。又"脾主运化"，它包括运化食物的营养和运化水湿两方面，这两方面都是通过"脾气"来实现的。脾气足，脾的功能强健，则消化、吸收、运输功能旺盛；反之，脾气虚，脾失健运，则消化、吸收、运输功能失职，而出现腹胀、腹泻、倦怠、消瘦、营养不良等病症。另外，人体四肢的正常功能活动，也与脾气密切相关。当脾气健旺，清阳之气布流全身，输运营养充足，则肌肉丰满，四肢轻劲，灵活有力；反之，如果脾失健运，清阳不布，营养缺乏，必致肌肉痿软，四肢倦怠无力，行走间歇性跛行，甚至由于得不到气血供养而坏死。再如"肾主骨、藏精"。"先天之精藏于肾"，精能化气，肾精所化之气则为肾气。肾精属阴，肾阴对人体各脏腑起濡润滋养作用，而肾阳对人体各脏腑起温煦生化作用，周身各脏腑和器官无不由肾的这种"温煦和滋养"而发挥各自的作用。如先天不足，或房事不节，或房术、丹石、热药，或辛热炙煿之品消烁阴液，终致肾阳虚不足以温煦，肾阴虚而肢体得不到阴液濡养，故肢体发凉、麻木不仁。

脱疽致病的内因除与上述心、脾、肾三脏受损有关外，还与情意内伤有关。情志变化，即喜、怒、忧、思、悲、恐、惊，亦称"七情"。在一般情况下，七情是人对客观事物的反应，属正常的精神活动。但是，如果由于长期的精神刺激或突然受到剧烈的精神创伤，超过了人体生理活动所能调节的范围，就会引起体内阴阳、气血的失调，脏腑经络功能活动的紊乱，从而导致疾病的发生。《灵枢·口问》说："心者，五脏六腑之主也……故悲哀愁忧则心动，心动则五脏六腑皆摇"，"心生血，主血脉，心痹者，脉不通"，说明情志内伤，可影响心的生理机能，心血耗伤可导致脉道闭阻，并可进而影响其他脏腑机能的正常发挥。

本病致病的外因很多，如感受寒邪、冒雨涉水、环境潮湿、机械损伤、烟毒刺激等。如黄耀燊等认为："寒为阴邪，易伤阳气。寒性凝滞，若患易致脉络凝闭不通。一旦阳虚而阴寒偏盛，则如《素问·举痛论》所说：'寒气入经而稽迟，泣而不成，客于脉外则血少，客于脉中则气不通，故猝然而痛'；寒气客于脉外则脉塞，脉塞则蜷缩，蜷缩则脉绌急，绌急则外引小络，故猝然而痛。"因此，寒冷刺激是发生脱疽的一个重要因素。四肢为诸阳之末，得阳气而温，由于久处寒冷潮湿之地，寒邪外道，阳气不能达于四末，致寒邪深袭络脉，气血运行不畅，血遇寒凝则瘀滞不通，不通则痛；日久，肢体便失所养，而导致坏疽。还说："湿为阴邪，留滞脏腑经络，易阻遏气机，损伤阳气，使气机升降失常，经络阻滞不畅。与寒邪相合，则更易导致凝滞闭塞。"王果清认为本病主要原因是：受寒伤湿，寒毒凝滞，造成血脉不通。姜兆俊等也认为"严寒涉水，步履冰雪，久居湿地，寒邪外受，致使脉络闭塞，血脉凝滞，阳气不复，肢体失于温煦濡养，遂成本病"。崔公让等认为："机械损伤（修甲、扎伤等）可诱发本病。"并说："造成缺血性肢体手足部坏疽，溃疡及感染的原因除血液循环不良这个根本原因外，还可因手足、指（趾）甲的外伤、轻度的刺伤、擦伤、挫伤、挤压伤、烧伤或医源性外伤引起。"王沛认为"病之日久，寒邪郁而化热，蕴久成毒"，热甚腐肉成脓，损骨。还说："本病的发生还与长期吸烟及外伤等因素有关。"

随着现代医学的发展，人们对脱疽有了进一步的认识，除血栓闭塞性脉管炎外，动脉硬化闭塞症、糖尿病坏疽等均属脱疽范畴，然其病因病机则不同。袁淑琴认为血栓闭塞性脉管炎病因当首推寒冷刺激，其次为外伤。至于房劳，虽可为内因之一，但本病多见于20~40岁青壮年，正值肾气平均，筋骨强健，肌肉壮满之际，而少见于肾气衰者，故不能视肾气虚为本病的主要致病因素。古人所讲的上述病因，实应为动脉硬化闭塞和糖尿病坏疽的主要致病因素。而与血栓闭塞性脉管炎的形成无太大的关系，亦是一家之言。

总之，本病是由于精神刺激、放纵色欲、耗伤精血及各种劳伤过度等造成元气失守，不能御邪，情志内伤，使心肾两亏，心、肾、肝脾不足，寒湿外受，以致寒湿凝滞于经络，闭塞不通，气血运行不畅，阳气不能下达所致。也就是本病与心、肾、肝、脾亏虚有关。脏腑失调则经络功能紊乱是发病的内因，遇到寒湿、冷冻、饮食失节、机械损伤等不良刺激，致使气血凝滞，营卫不行，经络闭塞而成此病。

② 病因学的现代研究

外因说：大量临床资料表明，血栓闭塞性脉管炎病人在较冷的北方比较温暖的南方多见，许多患者都有受冻史或因井下工作而受潮湿寒凉史，其反复发作亦多与寒冷刺激有关，温暖季节则病情缓解。寒湿客于血脉，使脉道不通，气滞血瘀。正如《素问·调经论》所说："气血者，喜温而恶寒，寒则泣而不能流，温则消而去之。"国内 30%~40% 的患者发病前有下肢损伤史，如压伤、砸伤、剧烈运动、长途行走等。有些损伤甚为轻微，不足以引起肢体血管损伤，还有极个别病例为一侧肢体轻度外伤而引起其他肢体产生脉管炎病变发生。这可能是外伤后刺激神经感受器，引起中枢神经系统失调，使其丧失了对周围血管的调节作用，引起血管痉挛，形成血栓，进而引发本病。

脾虚说：脾为后天之本，气血生化之源，主运化，又主四肢肌肉。《素问·太阴阳明论》说："四肢皆禀气于胃而不得致经，必固于脾乃得禀也。今脾病不能为胃行其津液，四肢不得禀水谷气，气日以衰，脉道不利，筋骨肌肉皆无气以开，故不用焉。"可见，脾之功能正常，则四肢肌肉营养正常，强健有力；反之，则得不到气血濡养，可发生脱疽而痿废不用。

肾虚说：张广利认为肾虚是脱疽发病的根本条件。他认为无论何种病因，必须在肾虚的基础上才可使人致病。比如寒邪，是目前公认的脱疽的一大病因：因为寒为阴邪，易伤阳气，寒性凝滞，主收引，寒客脉中，气血凝滞、经脉瘀阻而致病。但如肾阳不亏，阳气可以制阴，纵有寒邪入侵，肾阳仍可以温煦四末，驱寒邪于脉外，肢体筋脉不为寒侵，故不发脱疽。再如七情之中，恐能致病，是因骤受惊恐，恐惧过度，伤及于肾，肾气不固，气泄于下，四末失温，筋脉拘挛，血脉瘀滞，发为脱疽。又如吸烟，已被公认对脱疽的发病起重要作用，其中的烟毒可引起脉管功能紊乱，舒缩失常，诱发脱疽或加重病情。而吸烟之所以能使脉管舒缩失常，是因烟毒入肺，日久损及肺之气及朝百脉的功能，使肺不能正常辅助心脏推动和调节血液的运行，更不能使通过肺交换的气体输布到全身，尤其四末之处，即影响了肺"输精于皮毛"的功能，日久四肢失去温养而发为脱疽。而肺的主气、朝百脉、主治节的功能又依赖肾的蒸腾气化和纳气功能，因"肺为气之主，肾为气之根"。如果肾气不亏，蒸腾气化有权，即便烟毒侵及于肺，通过肺的宣发和肃降，也可拒毒于外，不致受害。总之，无论何种致病因素，只有在肾虚的基础上才导致脱疽。

肺虚说：最近还有人提出，现在环境污染加重，吸烟率的上升，导致肺气损伤成为本病的原因之一。因肺为气之枢机，肺朝百脉，循行周身的血脉均要汇于肺，通过肺气的作用，血液才能布散全身。肺气虚，帅血无力，血行涩滞，瘀血内生，阻于脉道，发为本病。

③ 脱疽发病危险因素的研究

近年来，西医对血栓闭塞性脉管炎的病因探讨有了进一步的发展，认为其危险因素与下述有关：

肾上腺皮质功能亢进：有人认为本病与肾上腺皮质功能亢进

有密切关系。肾上腺皮质功能亢进，可使血液内肾上腺素含量增加，引起经常性血管痉挛，血管壁因而出现营养障碍，最后导致血栓形成。

内分泌因素：本病患者绝大多数系男性，女性罕见，占1%~5.5%。陈自权统计300例脱疽患者，其中男293例，女7例，女性占2.3%，且好发于20~45岁之间的青壮年，故有人认为男性激素使血管发生病变，或女性激素对血管有一定的保护作用；也有人认为男性发病与前列腺素耗损有关。目前认为前列腺素具有强大的生理活性，特别是在肾内作用，认为是"肾内循环动态的调节器"，它对肾素的分泌有直接作用。

吸烟因素：近年来实验研究的结果，倾向于尼古丁过敏引起一系列免疫化学变化，最终导致血管炎症和血栓形成。本病患者尼古丁过敏试验阳性率达87%，而健康人群吸烟者阳性率仅16%。另有学者认为尼古丁吸入机体后可以诱发中、小动脉痉挛，使血管本身发生营养障碍致损伤；烟雾吸入肺内可以使血流速度减慢，血液黏稠度增大，血栓易于形成。实验证明，吸一支烟后平均使趾温降低2.5℃，指温降低3.2℃，因此可充分肯定吸烟与本病的关系。

寒冷、潮湿、营养不良、外伤、细菌感染及毒素对本病发病的影响虽然不如吸烟的作用明显，但如细菌、毒素等可作为抗原、半抗原或自身抗原，引起体内免疫反应，损伤血管，导致疾病的发生。另有人认为上述外界刺激长期通过感受器作用于中枢神经系统，结果使脑细胞发生衰竭，逐渐丧失对血管的调节作用，引起血管痉挛，长期痉挛而闭塞。

遗传因素：有关本病与遗传因素的关系，国内外均有一些报道，但还不足以肯定本病与遗传的内在关系。

免疫因素：国外学者早在20世纪60年代和20世纪70年代，就根据本病患者病变动脉及患者血清中动脉抗体均呈阳性结果等，提出血栓闭塞性脉管炎是一种自身免疫性疾病。近几年国内学者在这方面做了较多的工作，归纳起来有两种看法：一种看法认为本病与第Ⅲ型变态反应相符；另一种看法认为本病的发病机理除Ⅲ型变态反应外，尚有Ⅳ型迟发变态反应参与的可能。此外，张峻在综述中提到本病患者细胞免疫、体液免疫测定结果表明，本病患者较正常人T细胞总数降低。另外，本病患者在血液流变学方面存在着高凝低纤溶状态，但这种高凝低纤溶状态是继发的还是原发的？近年来的实验研究结果普遍认为免疫反应所致的血管壁炎症可能是原发的、主导的，而高凝状态则是继发的。

④ 病机学说的研究

中医认为，血栓闭塞性脉管炎的病机与脏腑、经络及营卫气血有密切关系。如张玉芳提出气虚血瘀是本病发病的主要病机，无论心、脾、肾、肺气亏虚，皆能影响血液环流不息的运行。气虚而致血瘀，气虚为本、血瘀为标。而不论何种原因，最终都归结于脉络瘀阻，血瘀成为脱疽的病机要点。袁淑琴分析了血栓闭塞性脉管炎脉络寒凝证、脉络血瘀证、脉络瘀热证、脉络热毒证、气血两虚证五型的临床表现，结果认为每型均符合上海中医学院"血瘀证"的诊断标准，从而认为"血瘀"贯穿了血栓闭塞性脉管炎病程中各个阶段，是血栓闭塞性脉管炎的基本病理变化。刘巧提出，血虚与瘀毒是血栓闭塞性脉管炎的主要病理。他认为，血栓闭塞性脉管炎的病因主要与外感寒湿、情志内伤、房事损伤有关。内伤情志而肝血不足；房事过度，耗伤精血而使肾亏精乏，终至肝肾血亏而使四末得不到血液濡养。而血虚的同时，四肢末端极易被寒湿所侵，寒湿凝滞经络，痹阻不通，气血运行不畅，久郁化热，瘀热内阻，热盛肉腐而成溃疡、坏疽，形成血栓闭塞性脉管炎。可见本病的形成，一者血虚，一者瘀毒，两者可同时并见。谢济良等对本病后期病机作了进一步阐述。他认为本病整个过程中起因为寒，日久为热，既有肝肾不足、气血两虚的一面，又有寒湿入络、气血凝滞属实的一面。当寒邪郁久化热、热盛肉腐则形成溃疡、坏疽，因热盛，常出现伤阴的表现。后期虽趾（指）骨坏死脱落，疼痛缓解，但由于脓水淋漓不止，久不收口，又可出现气血两虚的症状。李逢春提出血栓闭塞性脉管炎初为阳虚受寒，经脉凝滞，因失治或误治，终致阳虚日甚，气血津液运行失畅，津液留滞为痰，血脉停滞为瘀，痰瘀交阻，使血脉闭塞不通为患，属本虚标实，阳气虚为本，痰瘀交阻为标，从而说明本病病机中与痰有一定关系。姜兆俊等认为："其病位在血脉，主要病理机制为气血凝滞，脉道阻塞，不通则痛。寒气郁而化热，热盛则肉腐筋烂，趾节脱落，故名'脱疽'。病久正气受损，可出现气血两亏的症状。"总之，正如在《中医血管外科学》中陈淑长所说："周围血管病的病机特点是血瘀……病机共性是邪气致瘀，瘀阻伤正，从而出现各类不同的病证。形成了邪、虚、瘀三者相互作用，互为因果的变化。其中邪既可以是外因，又可以是血瘀之后的病理产物（如瘀血、痰浊、水湿）；虚既是受邪的条件，也可能是血瘀伤正的结果；瘀往往是因邪而致，也有的由虚而成。所以在邪、瘀、虚的病理变化过程中，出现了多种多样的组合，导致血管病变的发生和变化，形成了临床上的各种证候。"

（3）西医病因病理

①病因

西医学对血栓闭塞性脉管炎的确实病因尚未证实，一般认为与寒冷、感染、吸烟、激素等有关，现分述如下：

寒冷和感染：我国血栓闭塞性脉管炎的发病率，在较冷的北方比较温暖的南方多见。许多病人都有受到冷损害和霉菌感染的病史。寒冷可以促使血管痉挛，由于长期寒冷刺激血管痉挛，致使血管中滋养血管炎症变性，血管内膜增生变厚以及栓塞为主要特点；另外霉菌感染等与血栓闭塞性脉管炎有一定的关系，很可能是人体对抗霉菌的免疫反应，以致血液中纤维蛋白原值升高，并处于高凝状态有关。

吸烟：嗜烟与血栓闭塞性脉管炎有密切关系，主要是由于烟碱能促使血管收缩，这已得到实验证实。综合国内资料，血栓闭塞性脉管炎有吸烟史者占 60%~95%，而且戒烟后能使病情缓解，再度吸烟又能转剧。Erb 等曾用鼠做动物实验，应用烟草浸出液试验，发现其能引起血管病变，因而认为吸烟是本病的主要病因。Harkary 等曾用烟草浸出液作皮内试验，发现血栓闭塞性脉管炎病人的阳性率为 78%~87%，而正常人仅为 16%~46%。这些现象都提供了吸烟与血栓闭塞性脉管炎有密切关系的依据。另一方面，妇女同样吸烟，但发生本病的却特别少，而且有些病人也从无吸烟史。由此可见，吸烟很可能是引起血栓闭塞性脉管炎的一个重要因素，但并不是唯一病因。

激素影响：血栓闭塞性脉管炎多发于男性，女性少见，而且多在青壮年时期发病，这似乎揭示了男性激素与血栓闭塞性脉管炎在病因上的某种关系。据最近报道，前列腺素E（PGE）有舒张血管、抑制血小板凝集等作用。前列腺功能紊乱，或在青壮年时期，频繁的性生活使前列腺素随精液而大量丢失，以致体内前列腺素量相应减少，就有可能促使周围血管舒缩失常，血栓形成，继发炎症。此外，Olason曾使用PGE治疗血栓闭塞性脉管炎并发溃疡的病例，有部分患者溃疡愈合。根据邓县中医院报告，1971年他们收治了1例重病男患者，患者脉管炎已到晚期，一侧下肢已作过高位截肢，另一侧下肢坏死，上肢脉搏消失，手指溃破，身体极度衰弱。为了挽救病人生命，输女性400mL全血，当即疼痛减轻，四肢温度增加，伤口由紫渐红，四肢血液运行情况和整体症状均见好转。继以每15天输全血300mL，合并中药内服，终治愈出院。以后他们又对30例重病患者采用输女性血合并中医辨证治疗本病，均取得满意效果。这是一个有趣的以治法推断病因的实例。

②病理

病变主要发生在中小型动脉，如胫前、胫后、足背、跖、桡尺和手掌等动脉，其次股、腘动脉。病变的特点是血管全层非化脓性血管炎，而且呈节段性，节段之间有正常的内膜管壁，其病理变化分为三期：

急性活动期：血管全层炎症，有组织细胞、中性粒细胞和巨细胞广泛浸润。内膜层可见到内皮细胞增生，伴有少量淋巴细胞浸润，内弹力层完整；中层有纤维组织增生，毛细血管扩张，肌肉层完整；外层有广泛性纤维细胞增生。在血管腔内血栓中，含有许多内皮细胞和成纤维细胞，有时可有中性粒细胞的浸润，在发病的同时，其伴行的静脉和浅表静脉也可累及。

消退期：急性状态消退时，炎症反应明显消散，炎性细胞几乎完全被淋巴细胞取代。动脉内弹力层增厚；中层满布新生的滋养血管，甚至延伸至血栓内，有少量成纤维细胞；外层纤维组织增生，含有大量成纤维细胞。

稳定期：炎症基本消失，机化血栓被纤维组织所替代，有新生的毛细血管形成，可使血管再通。中层完整，但有收缩现象。动脉周围有广泛的纤维组织形成，常常包埋静脉和神经。静脉受累时的病理变化与动脉相似，但内膜层和血栓周围有较多的巨细胞、白细胞和淋巴细胞，中层有更多的成纤维细胞、白细胞和淋巴细胞，外层则有广泛的成纤维细胞增生。

除上述血管方面的病理变化外，尚有神经、肌肉、骨骼等组织的缺血性病理改变，可出现神经周围炎和神经束周围的纤维化。偶尔神经干可与动脉、静脉一并为纤维鞘所包围，神经束可有退行性变化，呈斑点状，髓鞘有不同程度的损伤。血管壁出现交感神经变性，肌肉一般无显著变化。严重病例可有退行性变化，趾、指皮下脂肪消失，大部分由纤维组织所替代。足部、小腿骨骼的X线片常显示骨质疏松，并发坏疽者，可有骨髓炎与骨质坏死。

2. 临床研究

（1）证候与辨证规律的研究

1）临床症状

本病的症状主要源于血管病变，因肢体动脉阻塞后血流减少，造成肢体缺血所致。临床表现的轻重,根据血管闭塞的部位、范围、速度和侧支循环建立的情况而各有不同。黄耀燊等认为本病一般病程长,发展缓慢,常在数年后症状才趋显著,但亦有数月内症状即显著者。本在多发生在寒冷季节,常在受寒凉、涉冷水后发病,从下肢的趾端开始,以后逐渐累及其他肢体,但单独发生在上肢者比较少见,累及心、脑、肾等脏器者则更为罕见。如上述部位和脏器受累时,多属晚期病人,常同时存在四肢血栓闭塞性脉管炎病变。本病突出表现为两方面,即疼痛和肢体营养障碍。

① 疼痛

疼痛是血栓闭塞性脉管炎的主要症状,其原因为肢体缺血、血管痉挛,神经炎和感染。随着病情进展、缺血程度不同,出现以下情况:a. 间歇性跛行:早期患肢发凉、麻木或足底紧、发板感,当病人行走一段路程后小腿及足部肌肉发生胀痛或抽痛,继续行走时疼痛加重,最后被迫止步,休息 1~5 分钟后症状缓解,再行走症状又会出现,出现典型的间歇性跛行。随着病情的进展,行走距离逐渐缩短。b. 游走性血栓性浅静脉炎:约 40% 病人发病前或发病过程中,在小腿或足部反复出现游走性血栓性浅静脉炎,急性发作时局部呈红色条索状或结节状,伴轻度疼痛和触痛,可持续 2~3 周,红肿疼痛消退,遗留硬结和色素沉着,易反复发作。陈自权等把游走性血栓性浅静脉炎之急性发作视为诊断早期病人的一项重要指征,或本病复发的预兆指征,或作为本病急性活动阶段的一项指征。c. 静止痛:随着病情发展,动脉缺血更加严重,肢体在处于休息状态时,也疼痛不止,这种情况称为静止痛。这种疼痛非常剧烈,经久不息,夜间尤甚。病人屈膝抱足而坐,彻夜不眠，痛苦万状。除疼痛外还伴麻木、厥冷、烧灼、蚁行或电击感。静止痛常是溃疡的先兆，在并发溃疡或感染后，疼痛更加剧烈。

②肢体营养障碍

由于长期慢性缺血，肢体会发生营养障碍，表现为趾（指）甲生长缓慢或不生长，增厚变形，变脆；皮肤干燥，不出汗，色苍白或潮红或紫红，汗毛脱落；小腿及足部肌肉萎缩。病情继续发展恶化，则可相继发生肢端溃疡或坏疽。多数自行发生，但也可因局部加热、化学药物刺激、外伤等诱发。坏疽多为干性，局部先出现瘀血，逐渐转为蓝色、棕色、黑色，常先在一个或数个趾（指）的末端或甲旁出现，然后累及全趾（指）。坏死组织脱落后形成经久不愈的溃疡，继发感染后，即变成湿性坏疽。坏疽溃疡期，肢端疼痛更加剧烈，胃纳减退，消瘦无力，面色苍黄。可出现严重贫血、发热及意识模糊，但发生败血症者少见。

③其他症状

《中医血管外科学》对本病的症状描述较为全面，计有疼痛、发凉、感觉异常、肤色改变、营养障碍、游走性血栓性浅静脉炎、动脉搏动减弱或消失、坏疽和溃疡、舌、脉（寸口）等9项。比如其中提道："发凉：患肢发凉、怕冷、患部肤温常明显低于健侧对应部肤温。此为本病早期常见的症状……当见到皮肤温度由冰凉转为灼热不耐温暖、喜凉、恶热，此属瘀久化热，病情发展证……感觉异常：患肢在运动后或在夜间，趾、指或足部常有发痒、针刺、烧灼、酸胀、麻木等感觉，甚或在足部或小腿可有大小不等的感觉完全丧失区……舌、脉（寸口）象：舌质多为淡紫色、瘀重者舌紫暗，可见瘀斑；脉则以沉、紧、弦、涩多见……又可见到舌质淡、红、绛；苔白润黄；脉弦紧、弦数、细弱等。"

④舌象脉象

舌象：是中医望诊的重点，观察舌质舌苔的变化，可以了解疾病的轻重、病情的进退和预后，对指导临床具有较大的价值。一般患者舌质淡红，舌苔薄白或微黄。病重者舌质红绛或紫暗，苔黄厚腻或黄燥。如表现为舌质淡，苔薄白或无苔则为气血两虚型；苔薄白、润滑为阴寒型；舌质暗紫、苔薄为气滞血瘀型；舌红绛，苔黄腻或黄燥为湿热型；舌苔黄燥干裂，出现黑苔者为热毒炽盛，津液耗伤，属热毒或热毒重型。

脉象：阴寒型以沉细或迟涩为多见；气滞血瘀则以沉细涩为多见；热毒型以脉弦数或弦细数为多见；气血两虚以沉细无力或沉迟无力多见。

2）临床分期

据病程发展及病理变化临床上分为以下三期：

一期：局部缺血期。属本病早期。面色萎黄，肢冷恶寒，患肢皮色苍白、粗糙不泽，麻木、发凉、怕冷、酸冷疼痛、沉重发板感。间歇性跛行、趾（指）甲增厚、色暗。足背动脉、胫后动脉搏动减弱或消失。

二期：营养障碍期。病情继续发展。面黄色暗，患肢麻木、发凉、怕冷加重，并出现持续性静止痛，夜间更甚，常屈膝抱足而坐，不得入眠。患处赤紫肿胀，患肢肌肉萎缩，抬高患肢则苍白，下垂则潮红、青紫。皮肤干燥无汗，脱屑、脱毛，趾甲生长缓慢、增厚、变形、脆裂。足背动脉、胫后动脉消失。

三期：坏死期。属本病晚期。面色灰暗或苍白，食欲减退，患处剧痛，如汤泼火灼，昼轻夜重，夜不能眠。坏疽开始为干性，但可继发感染转为慢性溃烂。患肢溃烂后创面可久不愈合，疼痛加剧，患者日夜坐床抱膝抚足，或将肢体下垂床边，以减轻疼痛。但因此使患肢肿胀、瘀紫。胃纳减退，体力日衰，消瘦无力，出现严重贫血，可伴高热、烦躁，甚至意识模糊，但发生败血症者少见。本期病人临床上根据坏死的轻重可分为三级：一级坏死局限于足趾；二级坏死为坏死扩展至趾跖关节以上；若坏死扩展至足背、踝关节或踝关节以上，则为三级坏死。

陈自权等为便于指导临床辨证施治，主张在以上分期分级基础上，据病情的活动、静止、恢复分为三个阶段：①急性活动阶段：此时病情变化大，来势凶猛，症状发展，疼痛突出，坏死迅速扩大，即为邪盛阶段，多见于30岁以下青年患者。临床常是反复伴游走性浅静脉炎。②迁延活动阶段：系"余邪稽留，正气未复"。病变迁延起伏，症状时轻时重，发展缓慢，侧支循环尚未很好建立，创口长期不愈。③稳定、恢复阶段：系邪去正复，症状逐渐消失，溃疡趋向愈合，全面恢复好转。

3）辨证分型研究

按照据证立法、依法组方、理法方药完整统一的原则，进行辨证论治仍然是多数学者治疗血栓闭塞性脉管炎的常用方法。《中医外科心得集》等专著据病变的程度轻重，结合西医对本病的分期，将本病证候分为四型：即虚寒型或寒湿型，相当于局部缺血期；气滞血瘀型，相当于营养障碍期；热毒型，相当于坏死期；气血两虚型，相当于恢复期。阎领全等将本病分为六型：脉络寒凝证、脉络寒湿证、脉络瘀热证、脉络热毒证、脉络血瘀证、气血亏虚证。他经过临床观察发现，虚寒病人中，脉络寒湿者占相当比例。湿为阴邪，其性重浊，发病隐袭，病程缠绵，这与脉管炎的规律吻合，故分立一型。郑桂兰则将本病分为三型：阴虚寒凝型，相当于局部缺血期，证属脾肾阳虚、寒湿凝滞；血瘀郁热型，相当于营养障碍期，证属血瘀阻络、阴虚郁热；阴虚湿毒型，相当于坏死期，证属郁热伤阴、湿毒凝滞。这里提及了伤阴的病理变化。顾伯康分为五证：虚寒证、血瘀证、热毒证、气血两虚证、肾虚证。而肾虚证中又分为肾阴虚和肾阳虚两种。这种肾虚证多以全身症状为主要表现，对全身治疗也有一定的辅助意义。

据中国中医药学会脉管专业委员会所制订的《血栓闭塞性脉管炎的中医诊断及疗效评定标准》，脉管炎的临床辨证共分为5个证型。

① 脉络寒凝证：患肢发凉、麻木、酸胀或疼痛，间歇性跛行。患肢局部皮肤温度下降，皮肤颜色苍白或苍黄。中小动脉搏动减弱或消失。舌质淡紫，舌苔白润，脉弦紧。

② 脉络血瘀证：患肢发凉、麻木、酸胀较重，持续性疼痛，夜间加重，间歇性跛行较重，皮肤可呈紫绀色或紫褐斑，趾（指）甲增厚、变形、生长缓慢，汗毛稀少，或肌肉萎缩。中小动脉搏动减弱或消失。舌质青紫有瘀点，苔白润，脉沉紧或沉涩。

③ 脉络瘀热证：患肢酸胀麻木，烧灼疼痛，遇热痛甚，遇冷痛缓，夜间痛剧。皮肤呈紫绀色、干燥、脱屑、光薄或皲裂，趾（指）甲增厚、变形、生长缓慢，汗毛稀少或脱落，肌肉萎缩。中小动脉搏动消失。舌质红或绛，苔黄，脉沉涩或细涩。

150

④ 脉络热毒证：趾（指）紫黯或色黑，皮肤溃破，疮口时流脓水，腐肉不鲜，痛如火灼。夜间痛甚，常抱膝而坐。严重者腐烂蔓延，可五趾（指）相传，甚至上攻脚面，渐见肢节坏死，自行脱落，久不收口。皮肤、趾（指）甲、汗毛、肌肉等营养障碍。严重者可伴全身症状，如发热、口渴喜饮、大便燥结、小便短赤。中小动脉搏动消失。舌质红绛，苔黄燥，脉细数。

⑤ 气血两虚证：趾（指）及足部伤口不愈合，肉芽呈灰白色如镜面，脓液少而清稀。皮肤干燥、脱屑、光薄、皲裂，趾（指）甲增厚、变形、生长缓慢，汗毛脱落，肌肉萎缩。身体消瘦虚弱，面色苍白，头晕心悸，气短乏力。舌淡，苔薄白，脉沉细无力。以上分型对于本病的病位诊断、病性诊断、病期诊断更符合其自身规律，对治疗有更好的指导意义，因而为目前临床所广泛采用。

（2）治则治法研究

1）治则概述

顾伯康提出脱疽总的治疗原则为："温阳通脉，祛寒化湿，活血祛瘀，调补气血，清热解毒，祛腐生肌。"并特别强调要"严格戒烟，适当休息，注意下肢保暖，防治足部损伤"。陈淑长认为："脉管炎初期常出现血管痉挛，晚期发生血栓闭塞和坏疽。由于血液循环障碍、血液供应不足而引起缺血，缺氧性疼痛。疼痛是脉管炎最突出的症状……另外，脉管炎发展到晚期，趾（指）常出现坏疽，此时极易合并继发感染，如果不及时处理，患者全身可出现脓毒血症，局部可出现大面积组织坏死和使炎症范围扩大。所以脉管炎的治疗原则可归结为改善肢体的血液循环，止痛和控制感染三个方面。而改善血液循环乃是脉管炎最主要的治疗原则。"并提出具体治疗原则如下：活血化瘀，温经散寒，清热解毒，补气养血。门军章等提出："通过温阳以祛寒、从而促进活化、使阳气复而寒凝消、瘀血化而诸症除。"陈自权等提出："中医治疗目的：祛邪，消除周围组织中影响建立侧支循环的各种阻力；活血化瘀，增强肢体血流动力，防止郁滞；扶正，调整全身机能，改善血管功能状态。"王良佐提出还应注意以下几点：无论证属何型，应先通后补，以免留邪，在必要的情况下可以通补并用；在补正药中宜补气，不宜补血，因气能生血，气足则血自足、气不足血亦虚，本病表现为血瘀，用补血药，则更增瘀阻。李逢春提出"养、温、通、化"治疗血栓闭塞性脉管炎，他选用阳和汤（出自《外科全生集》）和活化汤（出自《名方广用》）交替使用，养气血、温经脉、通血络、化痰瘀，扶正祛邪、标本兼顾，恰中病机，常能取得良好疗效。汪曾荫根据临床实践，在治疗上多将西医分期与中医辨证结合起来。早期相当于西医缺血缺氧期，治法宜温经散寒、活血通络，若仅用活血药不用益气药，则药力不能通达。临床体会本病只能用活血益气药，不宜用补血药，气足则血自足，气不足血亦虚。Ⅱ期相当于西医营养障碍期，治法宜疏通经络、活血祛瘀。若皮肤变青、紫或紫暗色，在用药上用温化寒湿药，以免热腐化脓。本期不宜饮酒和湿热泡洗。Ⅲ期即坏死期，治法宜泻火解毒、活血通络。本病症状重，方剂宜大。胡胜利提出对该病的治疗不能强求活血祛瘀一则，尤其在肢体坏死继发严重感染和阴虚的病人更应慎投，由于病变后期"血栓机化"，治疗上应以软坚为宜。疼痛是脉管炎最主要的症状之一。郑学梅等提出临床处理疼痛，宜据其寒、湿、瘀、热、虚的成因不同，辨证用药止痛，同时结合西医对症止痛。对于缺血性疼痛、血管痉挛性疼痛，多采用中药辨证论治止痛。对于感染性疼痛，多由患肢溃烂、坏死继发感染、糜烂组织刺激创面引起，在中药辨证论治的基础上，全身或局部使用抗生素，必要时清创、清除坏死组织。至于异物刺激性疼痛，处理办法是及时查明创口，彻底清创，避免用腐蚀性或刺激性药物。

2）治法研究

近年来，各地中医同道治疗血栓闭塞性脉管炎都取得了良好的效果。其治疗方法归纳起来为：中医辨证论治治疗、中西医结合治疗、内治外治相结合以及其他疗法。

① 中医辨证论治

中医学强调整体观念、辨证论治，血栓闭塞性脉管炎虽发生在局部，但与环境、气候、机体的抗病能力有密切关系。情志太过、房事过度或寒湿外袭客于经络，致血脉痹阻、瘀血内停，气血不达四末均可发病。多数学者将本病分为五型：阴寒型（或寒湿型、虚寒型、寒瘀型）、血瘀型（或气滞血瘀型）、湿热型（或湿热下注型）、热毒型（或热毒炽盛型、火毒型）、气血两虚型。顾伯康针对以上证候提出相关治法处方：虚寒型治以温阳散寒通脉，用阳和汤、独活寄生汤加减；血瘀型治以活血通络止痛，用血府逐瘀汤、桃红四物汤加减；热毒证治以清热解毒止痛，用四妙勇安汤、顾步汤加减；气血两虚证治以补气养血为主，用十全大补汤、人参养荣汤加减；肾阳虚证治以温补肾阳，用桂附八味丸；肾阴虚证治以滋补肾阴，用六味地黄丸、知柏八味丸加减。赵尚华等通过中医辨证论治治疗血栓闭塞性脉管炎 222 例的临床研究，对虚寒证用阳和通脉汤，气滞血瘀证用逐瘀通脉汤，热毒证用解毒通脉汤，气血两虚证用顾步复脉汤，并配合外治等方法。结果显示：近期疗效中总有效率95.5%，临床治愈率69.8%，无效率2.7%；远期疗效提示，本治疗组对比例治疗后随访2~6年，优良例55例，优良率91.6%；治疗前后肢体血流图检验结果分析：用单波波幅值（单位Ω）作为定量标准，用自身对照法，作统计学处理，$P<0.0001$（t值分别为14.96、16.36、13.76、9.88）。结果表示：患者经治疗后，血流图幅值明显增高，说明患者肢体血流量较治疗前明显增加，疗效评价提示中医辨证论治配合外治等治疗的综合疗法疗效颇佳。

李卫利等针对阴寒型、血瘀型、湿热型、热毒型、气血两虚型等本病的5个证型，分别给予桂附汤加味、当归活血汤、四妙勇安汤加味、银花解毒汤及人参养荣汤，治疗本病108例，治愈55例，总有效率95%。

马新普将本病分为阴寒型、血瘀型、湿热下注型、热毒炽盛型、气血两虚型5型，治疗90例，治愈40例，总有效率97%。赵昌兰等将本病分为虚寒型、气滞血瘀型、热毒型、气血两虚型4个类型。虚寒型治以温补和阳、散寒通滞，方用加味阳和汤；气滞血瘀型，治以通经活血、化瘀止痛，方用加味仙方活命饮；热毒型，治以清热解毒、化瘀活血，方用加味四妙勇安汤；气血双虚型分两种情况：坏死组织已分离，治以温补托毒、佐以活血通络，方用加味托里消毒散；腐肉朽骨已脱净，肉芽生长不良，创口久不愈合，治宜补益气血，方用加味十全大补汤；余毒不尽加金银花，阳虚加附子，肉芽灰暗加红花，病在下肢加川牛膝。另外，他提出不论属于哪一型脉管炎，在治疗过程中均可配服犀黄丸，如无溃疡或坏疽者可服自拟血红散。共治 372 例，治愈 222 例，总有效率 92.5%。郑则敏将本病分为湿热型、热毒型及气血两虚型，分别给予防己饮加减、四妙汤合黄连解毒汤化裁及八珍汤合桃仁饮加减，治疗 57 例，治愈 44 例，总有效率 98%。李治田将本病分为寒瘀型、热瘀型及血瘀型，分别给予益气通脉丸 2 号、益气通脉丸 4 号和益气通脉丸 1 号，治疗 82 例，治愈 69 例，总显效率 93.9%。陈富礼等将本病分为寒瘀型、湿瘀型、热瘀型。王景春将本病分为四型：虚寒凝滞型、血脉瘀滞型、热毒型、气血虚，治疗 180 例，治愈 90 例，总有效率 96.7%。

② 成方验方的应用

血栓闭塞性脉管炎的治疗源远流长，许多行之有效的方剂如四妙勇安汤、仙方活命饮、阳和汤、顾步汤等至今一直沿用。现代医家在继承前人经验的基础上，对传统方剂进一步发挥，并在临床实践中摸索出了不少疗效确切的验方。

a. 成方应用

李玉中等报道，河南张八卦外科，以仙方活命饮治疗脉管炎上千例，疗效确切。其中脉络寒凝证，治以活血通络、温经通脉，方用仙方活命饮去天花粉、金银花，重用方中赤芍、归尾，选加肉桂、附子、杜仲、羌活；脉络血瘀证，治以活血祛瘀、通经导滞，方用仙方活命饮去天花粉、川贝，重用方中归尾、赤芍，选加丹参、桃仁、水蛭、红花；脉络瘀热证，治拟活血祛瘀、透达经脉、解毒清热，方用仙方活命饮去防风、白芷，重用方中金银花、赤芍、归尾、乳香、没药，选加连翘、蒲公英、丹皮、丹参；若伴湿热下注而见小腿、足弥漫性肿胀，上方选加茵陈、黄柏、车前子、泽泻。

白迎娥等以四妙勇安汤加减治疗 92 例血栓闭塞性脉管炎，治愈 68 例，有效率 97.9%，认为此方不但适用于热毒型，而且对虚寒型、血瘀型及气血两虚型均适用。沈武孝等以四妙勇安汤加丹参、延胡索成为四妙丹参汤，以此加减治疗各型脉管炎 35 例，治愈显效率占 80%。

赵润田等以血府逐瘀汤为主治疗脱疽 223 例，治愈 209 例，占 93.7%，有效 99.9%。依据血府逐瘀汤活血祛瘀的原则，根据不同病情，辨证施药：若补气养血、活血通脉加党参、三七；若益气活血、温经散寒加甲珠、肉桂；若活血化瘀、通络止痛加乳香、没药；若清热解毒、软坚散结加蒲公英、昆布。郑培青以血府逐瘀汤加味治疗血栓闭塞性脉管炎 37 例，治愈 24 例，总有效率 97.29%。

贾鸿魁认为，本病病机以气虚为本，瘀阻为标，以益气活血之补阳还五汤为主方，针对寒凝、瘀阻、热毒不同类型，分别佐以温经散寒、活血化瘀、养阴解毒等治法，治疗 30 例脉管炎，总有效率达 96.7%。具体方法：脉络寒凝证，以补阳还五汤、四逆汤加减；脉络血瘀证，补阳还五汤加重活血化瘀之品，如三棱、莪术、山甲、威灵仙等；脉络热毒证，补阳还五汤、四妙勇安汤加减。孙元勤用补阳还五汤加减治疗血栓闭塞性脉管炎 19 例，治愈 14 例，总有效率达 89.5%。他将本病分为阴寒凝滞、热毒壅滞两型，阴寒凝滞以补阳还五汤合当归四逆汤加减；热毒壅滞型以补阳还五汤合四妙勇安汤加减。

阳和汤出自《外科全生集》，多用于治疗阴疽，现代医学一直沿用治疗虚寒型脉管炎。赵克文等以加味阳和汤治疗血栓闭塞性脉管炎，取得良好疗效。

门建章等将乌头桂枝汤用于治疗寒凝型血栓闭塞性脉管炎，振奋阳气、调和营卫、通经活络取得良好疗效。

b. 单方验方

柯长庚用自拟"通闭活血酒"内服治疗血栓闭塞性脉管炎52例，总有效率92%。魏成功用自拟"加味黄芪桂枝五物汤"治疗血栓闭塞性脉管炎，疗效显著。陈定学等以脉炎灵（红参、黄芪、川芎、洋金花、七叶一枝花、白花蛇、麝香等）治疗各期血栓闭塞性脉管炎，每次口服1.5~2.0g，共治疗154例，总有效率97.3%。王景春等以自拟当归活血汤治疗血栓闭塞性脉管炎180例，临床治愈90例，总有效率96.7%。张德颖以活血通脉汤为基本方，寒湿凝滞型加附子、炮姜、桂枝、黄芪；热毒蕴结型加蒲公英、连翘、紫花地丁、天花粉；气滞血瘀型加枳壳、陈皮、鸡血藤、玄参；气血双亏型加人参、白术、茯苓、黄芪；治疗36例，临床治愈27例，总有效率94.44%。金仕荣等报道以五虫散（生水蛭、全蜈蚣、广地龙、全蝎、蟅虫各等份焙干研末），每次3~5g，日2次，早、晚饭后以酒吞服，每天同时用赤小豆30~60g，大枣5~10枚，煎汤代茶饮，治疗本病24例，治愈13例，总有效率95.6%。赵润田等以自拟活血化瘀汤内服加外用生肌止痛膏治疗本病123例，治愈率88.6%，有效率100%。孙万才用血香膏治疗各期脉管炎共1265例，治愈1242例，总有效率99.7%。吴志强等以自制克栓丸口服为主治疗血栓闭塞性脉管炎73例，治愈 54 例，总有效率 98.6%。蒋希林重视扶助人体正气，强调免疫功能对本病的作用，应用脉炎灵汤治疗 30 例本病，治愈 25 例，总有效率 93.3%。周聪和重视活血化瘀药物的抗血小板聚集、促进纤维蛋白溶解、改善血液黏稠度、减轻血液高凝状态的作用，应用活血汤治疗 57 例血栓闭塞性脉管炎，治愈 21 例，总有效率 95%。张帆亦重视活血化瘀药物的作用，并认为中医的破血药对血管壁的直接扩张作用要优于活血药，运用通脉消栓饮治疗 45 例，治愈 20 例，总有效率 91.2%。金国英研制的桃红马乳丸具有益气活血、通络定痛的作用，治疗 60 例，治愈 54 例，总有效率 95.8%。韩青科以五虫汤为主（䗪虫 10~20g、地龙 10~20g，全蝎 10~20g，水蛭 10~20g，毛冬青 20~60g），根据血栓闭塞性脉管炎五型辨证，分别配以阳和通脉汤、活血逐瘀汤、利湿化瘀汤、黄连解毒活血汤及人参养荣活血汤，治疗 81 例，治愈 20 例。药理证实五虫具有抗凝血、溶栓的作用。王书桂以通脉灵治疗本病 109 例，显效 69 例，总有效率 99%。并通过实验证实通脉灵胶囊能降低血小板黏附性和聚集性，减少纤维蛋白原，减低患者对寒冷的敏感性，扩张中小动脉，降低血管阻力。赵忠信以通脉丸治疗 75 例血栓闭塞性脉管炎，总有效率 97.7%。王树德用脉灵Ⅰ号，每次内服 2 丸，每日 3 次；脉灵Ⅱ号患肢动脉快速注射；脉灵Ⅲ号外涂或熏洗，治疗本病 155 例，治愈 146 例，总有效率 98.7%。孙建军以活络效灵丹合四妙勇安汤，治疗 17 例，治愈 11 例，总有效率 76.5%。吴凤仪应用活络效灵丹加味，并用药渣加水复煎外洗，治疗 12 例，治愈 7 例。张玺英着重于对本病疼痛症状的研究，证实黄芪对血小板具有明显的解聚和抑制其黏附，能提高机体防御功能，具有良好的免疫增强作用和镇痛效果；他重用黄芪100~250克，治疗32例脉管炎，治愈28例，总有效率96.9%。冯立新提出丹参泡酒治疗血栓闭塞性脉管炎，效果颇佳。他认为丹参有良好的止痛作用，现代药理证实：丹参能抑制血小板聚集，明显延长血栓形成的时间，减少血栓的长度和重量。在体外的抗菌实验中，发现丹参的乙醚提取物丹参酮具有抗菌抗炎作用。丹参通过改善局部的血液循环，能促进组织的修复和再生。杜俊宝以毛冬青汤内服，水煎外洗，治疗20例Ⅱ期血栓闭塞性脉管炎，总有效率80%。并经实验证实：毛冬青有强而持久的扩张血管的作用，能解除血管的痉挛；同时，有抗菌作用，对绿脓杆菌、福氏痢疾杆菌、变形杆菌也有抑制作用。吉林中医药研究所与白求恩医科大学用长白瑞香治疗此病100例，有效率86%，效果优良者38%。长白瑞香是长白山区的一种瑞香科植物，其味辛温，食之发热，有防冻伤的作用。吉林中医药研究所从中提取白色结晶有效成分，经化学分析为7，8－二羟基香豆素，通过与本病有关部分药理实验，认为本品具有：抗寒冻作用：防止冻伤或减轻冻伤病变程度的作用；扩血管作用：明显扩张末梢血管的作用，从而使周围血液循环得到改善；抗炎作用：实验表明本药对大白鼠注射鸡蛋清、甲醛及右旋糖酐引起的关节炎均有明显的预防和治疗作用；抗凝作用：实验证明有延长凝血时间的作用。

③ 新药的开发研制

为了进一步提高血栓闭塞性脉管炎的治疗效果，多年来，广大临床工作者和科研人员做了不懈的努力，并取得了可喜的成就。一些适应证广、疗效好、使用安全的中成药在不断地研制成功，并逐渐推向临床。

治疗血栓闭塞性脉管炎的注射剂主要是二十世纪七八十年代研制的一批制剂，如丹参注射液、川芎嗪注射液、脉络宁注射液、刺五加注射液等。据报道，丹参注射液静脉滴注可明显改善患者的血液流变学指标。肖旭东报道，脉络宁注射液静脉滴注治疗22例，2~3个月的显效率为72.7%，总有效率95%；聂志伟报道，刺五加注射液静脉滴注治疗87例，治愈38例，总有效率89.1%，并经实验证明它除能明显改变血流变学指标外，还能显著增强细胞免疫功能，抑制体液免疫，具有良好的免疫调节作用。其他复方制剂亦有临床报道，如常宝忠等自制的"抗栓注射液"（主要成分是麝香、丹参、莪术、附子、当归、红参等）治疗40例，2周为1个疗程，经4疗程后统计，治愈21例，好转18例，无效1例，总有效率97.5%；邓振鹏以民间效用的中草药"蓬子菜"（又名"斩龙草"）为主药，配合黄芪、土茯苓等研制成"复方血栓注射液"，经治120例，总有效率96.7%，治愈率46.6%，无效率3.33%。但这些制剂有待进一步研究，以期巩固疗效，便于临床推广应用。

随着近代对蛇与蛇剂的深入研究，从蛇岛蝮蛇毒中提取的蝮蛇抗栓酶亦广泛地用于临床治疗各种血栓闭塞性疾病。李聚善综述了国外蝮蛇蛇毒I的作用机制及目前国内的临床运用，认为其药理作用是降低纤维蛋白原、降低血小板数量、黏附率和聚集功能，使血液处于低凝状态。其治疗包括血栓闭塞性脉管炎在内的1000余例各类闭塞性血管疾病，效果显著；金旭奎报道用蛇毒抗栓酶注射液治疗脉管炎55例，有效率为94%；陈振武采用蝮蛇抗栓酶合中药治愈 1 例脉管炎；王志月用蝮蛇抗栓酶配合中医辨证治疗 26 例脉管炎，治愈 16 例，显效 9 例，有效 1 例，总有效率为 100%。

④ 外治法

近代医家对血栓闭塞性脉管炎多采用内外治相结合的治疗方法。外治法包括中药煎汤熏洗、外用膏、丹、散、酊剂等多种方法；同时治疗时强调辨证论治，分期治疗。

赵尚华对阳虚寒凝证治以温阳散寒、活血通络。外用椒艾洗药：川椒 10g，艾叶 30g，桂枝 15g，防风 15g，透骨草 30g，槐枝 10 节，蒜瓣半卦，当归 30g，苏术 30g，红花 15g，桑枝 30g，生川乌 10g，加水 2500~3000mL，以大盆煎洗，先熏后洗，再浸泡，每次 30 分钟，每日 1~2 次，每剂药可连用 3 日。注意熏洗不宜只浸洗双足，应以小腿为主，目的在于温通血脉，帮助建立侧支循环。

赵昌兰等对未溃者用温经散寒洗剂，药用附子、干姜、桂枝、当归、川椒、赤芍、细辛、麻黄、红花各 30g，毛披树根 120g，煎汤趁热熏洗患肢，每日 1 次，有促进肢体血运作用；已溃者常用五宝丹，药用血力花、滴乳香各 60g，轻粉 30g，冰片 6g，煅石膏 120g，共研细末，撒敷患处，太乙膏固定。李丽嫣以自拟甘草当归汤外用治疗 30 例各型脉管炎，治愈率占 70%，有效率 93.4%，方药组成：甘草 10g，当归 50g，乳香 20g，没药 20g，细辛 10g，延胡索 20g，红花 20g，透骨草 20g，水煎湿敷患处。

路立然等提出在辨证论治指导下进行中药煎剂外洗，同时必须与内服药物相结合。他针对不同证型分别采用以下处方：a. 阴寒型及恢复期：温经活血汤。麻黄、桂枝、红花、透骨草、桃仁、赤芍、乳香、没药、米壳。用法：将水煎药液倒入盆内或桶内，趁热熏洗患部，待温度将至30℃左右时，将患部放入药液内浸泡或用毛巾蘸药液浸渍患部，一般治疗30分钟。b. 热毒型：清热解毒汤。黄柏、黄芩、大黄、黄连、土茯苓、金银花、甘草、红花、虎杖。用法：将水煎液倒入盆内或桶内，待温度降至20℃~25℃时，将患部浸入药液内，一般泡30分钟。

吴志强等用防风、荆芥、透骨草、红花、乳香等水煎熏洗患肢，熏洗后将创面清洗干净，生肌散（冰片、炉甘石、象皮、海螵蛸等）外敷，促进了创面的愈合。张德颖对脉管炎初期用通脉酊：红花15g，五灵脂15g，赤芍15g，川椒15g，白酒500mL，将药捣碎，酒浸半个月，擦于患处。溃疡期用脱毒膏：金银花40g，连翘20g，黄柏20g，乳香15g，没药10g，血竭5g，白芷5g，山栀5g，川军10g，天花粉10g，叶芙蓉7.5g，蒲公英50g，炮甲珠25g，共研细末，凡士林调匀，摊于纱布，贴于患处。每日换药1次，配合内服汤药治疗，明显缩短了病程。

郑晔运用辨证论治方法对脱疽进行局部治疗，取得了较好的效果。方法如下：a. 温经通络法：未溃者，患足表现怕冷、足凉、麻木、小腿酸痛，可用温经通络汤：透骨草、艾叶各15g，独活、桂枝、红花、干姜各10g，花椒、附子各3g，水煎后，趁热（以能耐受为度）在皮肤和局部进行熏蒸和清洗。每次10~15分钟，每日2次。已溃者，创面肉芽淡红、周边苍白有小瘀点，用温经散（炮姜1g，白花蛇5g，研极细粉末过筛备用）少许撒于创面，外贴阳和解凝膏，每日换药1次。b. 清热解毒法：未溃者，红肿热痛者可用清热解毒汤：蒲公英 30g，金银花 15g，苦参、黄柏、连翘、赤芍、白芷各 10g，紫草、硼砂各 3g，水煎后趁热熏洗局部；或外用消炎膏（芙蓉叶 5000g，大黄 500g，生南星 40g，升麻 50g，共研细末，以蜂蜜调匀成膏）外敷。已溃者用白灵药面（煅石膏 60g，白芷 15g，乳香、大贝、冰片各 10g，轻粉 1g，薄荷冰 0.1g，共研细末，过筛备用）撒少许于创面，再以黄连膏（黄连 18g，归尾 15g，生地黄 30g，黄柏 18g，片姜黄 9g，黄蜡 150g，麻油 500mL。先将黄连、归尾、生地黄、黄柏、片姜黄放入麻油浸泡 3 天，后用文火熬焦，滤去渣，加入黄蜡搅拌匀，冷却成膏）油纱布覆盖，等红肿消，创面局限时，可将腐烂组织采取蚕食方法，每次少许逐渐切除，干性坏疽者用甘草面干包，对足趾烂如煮熟之大枣、有血水渗出的湿性坏疽，用白芷面干包，日换药 1 次，使湿性变为干性，可局限炎症。创口日久，有坏死组织，经常疼痛，入夜则甚，用全蝎膏（全蝎 21 个，蜈蚣 3 条，血竭 30g，冰片 6g，凡士林 360g，将凡士林用文火溶化，入全蝎、蜈蚣煎熬至冒白烟，过滤去渣，加入血竭再熬，滤过，入冰片搅拌均匀，冷却成膏）纱布条覆盖。c.活血化瘀法：未溃者，局部潮红、暗紫、有瘀斑，可用活血化瘀汤：透骨草 15g，当归、牛膝、红花、苏木、茜草、刘寄奴各 10g，桂枝、乳香、没药各 6g，水煎后，趁热熏洗患处。已溃者，创面暗红，肉芽生长缓慢，周边紫红或有游走性浅静脉炎，用化腐生肌面（珍珠 1g，炉甘石 30g，红花 30g，生龙骨 30g，轻粉 3g，冰片 6g，共研极细末，过筛备用）少许撒于创面，用血竭膏纱布块（血竭 30g，当归 60g，紫草 10g，轻粉 1g，三七粉 9g，黄蜡 60g，麻油 300mL。将当归、紫草入油内浸泡 3 天后，入锅内炸枯，滤去渣，再入血竭、轻粉，熬少时，滤净，入三七粉、黄蜡，冷却后收膏备用）覆盖创面。d. 偎脓生肌法：创面肉芽生长缓慢，肉芽水肿或者慢性骨髓炎，创面平、光滑无脓，肉芽不见生长（久久不愈合）可用生肌散（制乳香、制没药、煅象皮、煅珍珠、煅石膏各 6g，凤凰衣 3g，轻粉 1g，朱砂、冰片各 1.5g。共研极细粉末，过筛备用）。用后，溃疡周围充血，细菌减少，肉芽生长，上皮爬行。当溃疡出现白色稠厚分泌物时，肉芽红活，愈长愈快。

对坏死期创面的处理，多数学者都提出对创面感染控制，坏死与正常组织分界清楚，近端正常组织水肿消退后，行趾（指）部分切除术。配合祛腐生肌药物，以促进创面愈合。刘战胜提出在祛腐生肌阶段，外用药应选择刺激性小的如九一丹、生肌散之类，以免损害创面，引起疼痛。张肇域等对疼痛剧烈者配合止痛开颜酒（曼陀罗花、茎、果实或全株，浸泡入白酒内），外涂局部，或将药渣捻碎敷患处，取得了良好效果。唐祖宣等治疗湿性坏疽，选三黄酊湿敷创面，创面新鲜并有新鲜肉芽生长者，用九一丹或生肌玉红膏等药物促进创面愈合。霍爱民用自制黄连膏：金银花100g，连翘 50g，当归 100g，大黄 50g，黄连 50g，栀子 100g，香油 2500g，炼制软膏，外敷患处，清热燥湿、生肌收口。唐文生等对干性坏疽用三黄酊清洗创面，用消毒干湿布包扎；若创面多脓者，用三黄酊或 0.1% 雷弗奴尔溶液湿敷创面；坏死组织多时外敷紫草膏或九一丹；肉芽组织比较新鲜脓液少时用生肌玉红膏外敷，待坏死组织与分界清楚后可作分离切除术。吕景明用复方甘草膏外用，用于脱疽肢端干性坏死无分泌物者，共治 46 例，治愈31例，总有效率95.7%。组成及制法：甘草、血竭、乳香、没药、黄蜡、香油，上四药共为极细末，混匀，把香油烧开加入黄蜡溶开，再加上以上药末，装瓶备用。用法：患处常规消毒，先将复方甘草膏涂在消毒敷料上，再贴于溃疡面上，包扎固定，隔日换药一次。邱天道用象皮四妙膏（象皮、血余、鳖甲、当归、鸡血藤、桃仁、红花、乳香、金银花、玄参、麝香等）掺七彩仙丹少许外敷创面，具有加速坏死组织脱落及促进肉芽生长的作用，通过"偎脓长肉"而达到祛腐生肌的目的，促进了创面的愈合。

⑤其他疗法

孙群兰采用氦－氖激光针灸仪照射病变井穴及破溃处，每日每穴照射1次，每次10分钟，1月为1个疗程，治疗130例，治愈99例，总有效率94.7%。林玲运用割刺法（用手术刀将咽部两侧及咽后壁充血明显的黏膜刺破出血，并令患者吐出口中血液。隔2天割刺1次，12次为1个疗程，治疗40例，治愈27例，总有效率87.5%。宁莫凡等报道采用山西医疗器械厂和西北医疗器械厂共同研制的肢体负压治疗机和XBP-20A型肢体正负压四功能治疗机治疗血栓闭塞性脉管炎，舱内治疗压力下肢为-10.7~-17.3kPa，一般为-13.3kPa，每日1~2次，每次10~15分钟，10~20次为1个疗程，总有效率为98.53%。

吴月芝等在辨证论治内服中药的同时，辨证运用针灸治疗，明显提高了疗效，缩短了疗程。方法：脉络寒凝证，下肢取足三里、阴陵泉、解溪、行间、三阴交，上肢取曲池、外关、合谷、中渚。其中足三里、阴陵泉行提插补法，其余各穴均用平补平泻法，留针20~30分钟，反复行针，每日1次。脉络血瘀证，取委中、昆仑、

下篇 各论

165

太溪、解溪、陷谷、八风，行平补平泻法，留针 20~30 分钟，每日 1 次。脉络瘀热证，取委中、血海、阴陵泉、承山、飞扬，针刺平补平泻法、留针 10~15 分钟，每日 1 次。脉络热毒证，取血海、阴陵泉、三阴交、昆仑、照海、陷谷、涌泉，针刺以泻法为主留针 30 分钟。气血两虚证，取膈俞、肝俞、关元、足三里、三阴交，用提插补法，缓慢行针。留针 15~30 分钟，隔日 1 次。

门建章等针对本病病程长，尤其是慢性表现的特点，提出了多方康复综合疗法。从而通过促进局部血液循环来调节周身气血的流通、促进代谢产物的吸收及损害部位的修复，调动人体正气的积极性，以达到扶正祛邪的目的。主要疗法包括：a. 推拿按摩法：包括推拿法，揉捏法，穴位按摩法。推拿法：用手掌由大腿根部内侧股动脉搏动处，开始向下缓慢平稳地推压至膝内侧，再后下到小腿内侧及足背动脉搏动处，回手时则由足部向上顺原路线轻轻地顺时针行摩法至大腿根部。向下推一遍和向上摩一遍为一回，反复 8~10 回，每日 2 次。揉捏法：对已明确血管阻塞的部位，除用上述推摩方法外，还可在阻塞部加以揉捏法。操作时手掌自然伸开，以拇指或掌根为着力点，拇指外展，其余四指并拢，紧贴于肌肤，做环形旋转的揉捏动作，即拇指和掌根揉，其余四指捏。患者有酸胀痛感，每日 10~15 分钟，一天 2~3 次。穴位按摩法：以拇指（或食指）按压某一穴位，并以顺时针逆时针方向交替按摩，由轻逐渐加重力度。患者有酸胀麻痛感。一般下肢选穴为足三里、三阴交、委中、承山、涌泉等。每穴按压摩揉顺逆时针各 30 转为 1 次，每次以 8~10 次为宜。b. 超短波疗法：运用超短波（CDB-1）治疗机，其透热力较好，可有利于组织肌肉的修复，并有扩张血管的作用，减轻血运障碍，缓解血栓闭塞性脉管炎的症状。操作方法：患者平卧，选用中号电极毡板，从下肢委中穴至承山穴处安放一极，膝前至胫前安放一极，并作固定。将输出细调调至 150mA、输出粗调调至 2 档，以患者自觉有温热感或轻微血管搏动感为宜，每次 20 分钟，一日 1 次。c.红外线照射法：通过红外线照射局部加温，有利于血管的扩张，有利于肌肉的松弛，缓解对血管的压迫，改善血运，促进组织修复。操作方法：采用红外线灯光照射法并加外罩防止热量外散。操作时，充分暴露患肢部位；并逐步调节适应的温度，一般不宜太热。d.激光照射法：通过激光治疗，可明显促进血液循环，由于激光透射力较强，但因掌握在低电压低电流工作状态，故患者仅有发热感，无任何痛苦和不适。这样既可加快深部动脉血管壁的修复，又可促进血管的通畅。操作方法：采用激光治疗机，患者平卧，充分暴露患肢，选用大激光束头，以散射的激光束，循着动脉血管方向缓慢由上而下推动，再由下向上推动，病者感觉局部有热感（切不可盲目加大电流电压），反复 3 遍，每日 1 次。

赵尚华应用功能锻炼法辅助治疗血栓闭塞性脉管炎脉络血瘀证疗效较好。方法如下：病人取平卧位，抬高患肢45°，维持2分钟，然后坐起，双足下垂 3 分钟，再平卧，患肢放置水平位置 3 分钟，再做踝关节屈伸、内外翻和足趾伸屈运动 4 次，然后休息 2 分钟。如此依次运动 5 次。根据病人体质的强弱，每日如此锻炼 3~5 次。

（3）康复疗法研究

由于血栓闭塞性脉管炎的病程长、痛苦大，患者往往因剧痛而失去治疗信心，或因截肢造成的缺陷而焦虑和悲观。因此，现代医家特别重视本病的康复治疗及临床护理。

① 康复疗法

崔公让等对本病的康复治疗做了系统全面的描述，分述如下：a. 调整阴阳，平衡脏腑。脉管炎的发生是由于人体阴阳偏盛或偏衰，进一步感受外邪所致。早期通过中医中药治疗来调整阴阳气血、脏腑功能，提高人体抗病能力，增强免疫机制，从而达到"阴平阳秘"。在中后期，病人往往精神负担重，要以正确的人生观开导他们，帮助他们树立与疾病作斗争的信念和勇气，保持情绪愉快，以达到"真气从之，精神内守、病安从来"的目的。b. 忌烟酒。从临床资料分析，吸烟后往往有患肢疼痛加重的现象。相关研究表明，香烟中的尼古丁可使血管痉挛，动脉血氧结合力减退，血液黏稠度增加，肢体血流缓慢，使周围血管收缩，最后发生肢体组织缺血缺氧，发生溃疡、坏死等病变。戒烟可减少临床截肢致残的发生率，减轻患者的痛苦。因此，在诊治过程中医生要耐心加以解释，说明利害关系，使患者充分认识戒烟是本病康复的首要措施。经常饮酒可使阻碍脾胃功能，酒可助湿生热，又可刺激血管，影响中枢神经系统，间接使交感神经兴奋，引起神经介质分泌增多，使血管发生痉挛性病变，从而使炎症扩散。c. 节制房事。本病患者多系青壮年，此时为性功能活动旺盛期，频繁的性生活耗伤精血，使元气失守，无力御邪。因此在本病康复阶段，病人要节制房事，配合医生综合治疗。d. 创面处理。脉管炎的创面血运欠佳，局部营养差，有久不易愈的特点。换药时宜放平患肢，减少下垂，避免局部瘀血及浮肿。敷料宜每天更换一次，严格按照无菌操作规范处理，动作轻巧。随时注意观察创面渗液、脓液情况。若创面肉芽鲜红，上皮组织生长快者为气血尚充；肉芽暗淡，上皮组织不长，久不愈合为气血俱虚。e.适当活动。根据病情，鼓励患者作适当活动，以恢复机体的生理功能。除有严重溃疡、剧烈疼痛的患者外，均应做患肢的运动锻炼，或练气功、打太极拳、缓步行走，待恢复一段时间后，再适当加快速度，延长时间。对于一侧肢体残废而另一肢体又发病者，下床活动时应防止摔伤。适当的活动，可以改善和增进全身血液循环流通，使血管恢复弹性，改善患处的营养状态，防止出现肌肉萎缩，并增强机体的免疫功能。f.保温。注意身体保暖。因温度的变化对本病影响很大，因此，给患者保温是康复工作的重要内容。平时宜穿宽大舒适的鞋袜，避免因局部摩擦挤压而引起外伤。晚上洗足应将双足浸泡在40℃~50℃温水中，部位至踝部为止，时间宜10分钟左右。肢体病变部位不宜热敷，因温度过高可造成组织需氧量增加，从而使症状加重。g.饮食护理。对脉管炎病人的饮食，视病情不同来掌握。一般脾胃功能好者，可予普通饮食；消化功能差者，可给予流食。如恢复期，全身营养状况较差者，应嘱其多进高热量、高蛋白、营养丰富的食物。在患病期间，对生冷、辛辣等刺激性食物均应禁忌为宜。

吴月兰等对本病截肢后的康复强调心理康复和残肢的基本训练。a.心理康复：截肢造成的缺陷、生活的不便、对工作和经济的影响以及在家庭和社会中地位的改变等，都可使病人焦虑和悲观，甚至产生轻生念头，从而加重痛苦，妨碍康复。因此，应及时发现患者的异常心理活动，耐心做好患者的思想工作，介绍成功病例，消除病人的悲观情绪，使患者建立信心，积极配合治疗。

b. 残肢的基本训练：术后 5~7 天主要是消除肿胀，促进伤口愈合，预防关节粘连和挛缩。术后 2~3 周，鼓励病人做患肢关节的伸屈运动，争取早日开始自己或他人做残端皮肤、肌肉按摩，并长期坚持，以促进患肢的血液循环，减轻软组织缺血和防止失用性萎缩，促使肌肉丰满，恢复肌力，使其更好地起到肢端保护和穿着假肢衬垫作用。

②临床护理

精神护理：血栓闭塞性脉管炎，病程长，尤其是Ⅲ期患者，入院前多由于剧烈疼痛或较长期的折磨，使其陷入极端痛苦的境地，造成极大的精神负担。所以现代护理学者特别强调精神护理，通过心理护理改变患者的情绪和心理环境。要对病员寄以同情，加强耐心的解释工作，使其振作精神，消除紧张和恐惧心理，保持良好的心理状态。护理中，护理人员要言语亲切，态度和蔼，解释合理，安慰耐心，有问必答。消除病人的心理障碍，使病人感到被尊重、受欢迎，产生安全感、信任感，从而增强战胜疾病的信心。

合理的生活指导：生活中，患者应食用清淡、易消化、富含多种营养与维生素及高蛋白、低脂肪食物；不宜饮酒和食用有刺激性食物。并应做到戒烟戒酒。当病人因间歇性跛行而不敢活动时，护理工作者应向病人解释：适当活动不但无害，而且可促进侧支循环的形成，防止发生失用性萎缩。病人宜每天用温水洗脚，不宜用过热的水外敷，以免灼伤及局部缺氧。日常生活中要注意保护患肢，谨防受伤。勿穿过紧的鞋袜，修剪指甲时不要伤及皮肤，以免皮肤破溃后形成溃疡而坏死，同时要注意患肢保温。

缓解疼痛：护理工作者们注意到疼痛是脱疽病人特别是坏死期最痛苦的症状。他们主张，在可能的情况下，努力创造条件，满足病人的合理要求，将其痛苦降低到最低程度。向病人解释，疼痛时不要挤压患肢，以免血流受阻加重疼痛。白天给予针灸、按摩等改善血液循环，达到止痛的目的，晚上用镇静、止痛及安慰剂交替使用，使病人得到充分休息，避免成瘾。还可让病人做放松训练转移注意力，以减轻疼痛。对因剧痛而影响睡眠的患者，应睡保护床，以防发生坠床。

创面换药护理：换药室要保持一定温度，使肢体不受寒。严格无菌操作，防止交叉感染。换药时应仔细、耐心，操作轻柔、准确，及时剪除坏死组织，给创面愈合创造有利条件。当创面要愈合时，要保护肉芽组织和上皮组织，使创口顺利愈合。

出院指导：病人出院时应作正确指导，嘱其坚持系统治疗6个月以上，严格戒烟，避免寒冻及外伤。

3. 实验研究

近年来，医学工作者对血栓闭塞性脉管炎的发病机理、疗效机制做了大量的实验研究。研究基本证实：本病的发生与自身细胞免疫功能低下、体液免疫功能亢进有关、免疫功能的紊乱，破坏了血管内壁的完整性有关；另外，亦与血液学方面的改变有关。大多数血栓闭塞性脉管炎患者的血液中纤维蛋白原升高，血小板黏附性和聚集性增强，全血比黏度与血浆比黏度增加。由于以上的原因，使血管发生炎症、痉挛，最终导致血栓形成，血管闭塞。许多学者依据实验研究，研制了许多行之有效的治疗方案和方药。

（1）发病机理的研究

1）免疫学研究

随着免疫学、遗传学等各学科的迅速发展和相互渗透及新技术、新方法的广泛应用，国内外很多学者在血栓闭塞性脉管炎与自身免疫、遗传因素的关系上做了大量更为深入广泛的研究，提出了许多新观点。

① 免疫学变化

1983 年兰金志等报道 14 例血栓闭塞性脉管炎病人淋巴细胞计数，所占比例为 45%~75%，正常人为 65%~81%，显著低于正常人，报道 15 例患者淋巴细胞总数为（10~30）×10^8/L，正常人为（10~25）×10^8/L，显著高于正常人（$P<0.001$）。1985 年郑萍报道 38 例血栓闭塞性脉管炎病人 T 细胞比例为 53.57%±15.63%，正常人 103 例 T 细胞比例为 62.2%±8%，显著低于正常人；同时报告 30 例血栓闭塞性脉管炎病人 AS/TS 的比例为 4.09%±3.82%，正常值为 12.10%±1.12%，显著低于正常人（$P<0.01$）。1990 年孙大军等报道 60 例血栓闭塞性脉管炎病人 T_3%、T_4%、T_8% 分别为 46.2%±7.92%、36.3%±7.3%、23.5%±7.5%，正常人 40 例所占比例分别为 64.1%±6.95%、48.2%±6.3%、36.4%±7.4%，发病组明显低于正常组，其中以活动组 T_8 百分率下降最明显。T_4/T_8 比值，观察组为 1.63±0.41，正常人为 1.36±0.99，较正常人明显升高。可见，以上报道收到了一致的结果，均说明 T 细胞亚群比例失调，很可能是血栓闭塞性脉管炎产生自免反应的一个原因。

Gulati 1979 年报道血栓闭塞性脉管炎病人 IgG、IgA、IgM 均较正常人明显增高，补体 CH_{50}、C_3 均低于正常人。国内相关研究报道了类似结果。1980 年广州卫生研究所报道血栓闭塞性脉管炎病人 IgM 升高；1985 年郑萍等报道处于发展状态的血栓闭塞性脉管炎患者 a 球蛋白、IgG 值较正常明显增高（$P<0.01$），IgM、IgA 较正常组升高，但与正常组无显著性差异（$P>0.05$），认为 T 细胞及 T 抑制细胞数减少，B 细胞生成亢进，为形成免疫复合物形成条件，并在此基础上引起Ⅲ型变态反应；1983 年兰志全等报道 13 例患者 IgG 阳性率 100%，为对照均值的 2 倍。

自身抗体的检出是自身免疫病的重要特征。1962 年 Pokorny 报道血栓闭塞性脉管炎患者发作浅静脉炎时，血液中检出抗动脉抗体。Gulati 等 1979 年报道 10 例病人查到特异性抗动脉抗体；1982 年又用间接免疫荧光技术检测 10 例血栓闭塞性脉管炎病人血清抗体，均为阳性，而 ASO（动脉硬化闭塞症）和正常人则为阴性。三岛 1983 年用补体结合试验对 123 例患者检测，结果抗动脉抗体阳性率明显增高，特别是急性期和年轻患者。Pokorny1962 年报告血栓闭塞性脉管炎并发游走性静脉炎 32 例中，31 例抗动脉抗体阳性，而在 145 例未并发游走性浅静脉炎的脉管炎患者中只有 4 例阳性。日本学者报告血栓闭塞性脉管炎患者抗动脉抗体阳性率为 44.3%~25.3%，其中动脉各层的阳性率分别为：内膜 81%、中层 100%、外膜 0。1990 年孙大军等报告 60 例患者阳性率为 48.3%，40 例正常人阳性率为 12.5%，两组对比差异显著（$P<0.01$）。他们认为抗动脉抗体与动脉壁抗原结合后生成免疫复合物（CIC），该复合物沉积于血管壁则可激活补体引起一系列免疫反应，最终导致血管壁的损伤，并在此基础上形成血栓。

免疫复合物在血栓闭塞性脉管炎患者中明显增高，沉积于血管壁后引起一系列类Ⅲ型变态反应性改变，导致血管壁受损而发病的机理，已被许多学者公认。Bollinyer1983 年报道 33 例血栓闭塞性脉管炎病人中，23% 的患者免疫复合物明显增高。Guluti 等 1984 年报道血栓闭塞性脉管炎患者免疫复合物明显高于对照组，并发现病人 PEG 沉淀物中多含复合抗体（76%），对照组则为单一抗体（60%）；同时还发现病人解离的免疫复合物对动脉有强烈的亲和力，容易沉积在靶动脉上而引起脉管炎。国内 1983 年兰志全等报道 42 例患者的免疫复合物阳性率为 38.1%，与对照组有显著差异（$P<0.01$）。1985 年郑萍等报道 31 例病人 CIC 值阳性率 6/31，与对照组 0 有显著性差异（$P<0.05$）。1990 年孙大军等报道 60 例病人中 CIC 阳性率为 25%，而对照组 40 例阳性率为 7.5%，两组比较有显著差异（$P<0.05$）。由此可见，CIC 在血栓闭塞性脉管炎发病中起着重要作用。

综上可见，病人血清中可检出高滴度的自身抗体，或出现与自身抗原起反应的致敏淋巴细胞。国内外学者的大量研究都表明，该病抗动脉抗体阳性率明显高于正常人。

② 遗传学变化

自身免疫性疾病与遗传因素有着密不可分的关系。自血栓闭塞性脉管炎被许多人认为是自身免疫病以来，其与遗传和 HLA 关系的研究也日益深入。国外学者报告血栓闭塞性脉管炎病人中有家族史者可达 1%~5%。1965 年 Goodman 等报道以色列 80 例患者中 4 例有家族史；Hill 等报道印尼 106 例患者中有 4 例有家族史，其中一个妇女先后嫁两人，其子女中血栓闭塞性脉管炎者分

别为 3/9 和 1/3，均为男性。1974 年三岛报道日本 689 例患者中
2 例有家族史。国内王嘉桔报道 1200 例中 7 例有家族史。李家忠
报道 133 例中有 3 例。

为研究血栓闭塞性脉管炎与遗传的关系，许多学者用各种
方法检测患者中 HLA 某些位点与本病的关系，目前已经证实
血栓闭塞性脉管炎患者 HLA 某些位点检出率确实有增加或减
少。大多数学者发现 HLA-J 在白种人中很少见；而日本人中有
6.8%~8.7%，其血栓闭塞性脉管炎中阳性率高达 35%~42.2%，此
抗原受遗传因子支配。池田等检测 31 例病人，结果 HLA-A_2 占
61.3%、HLA-B_{13} 占 9.7%。Chtawa 等观察血栓闭塞性脉管炎并发
游走性静脉炎 48 例，HLA-BW_{54} 占 35.4%，对照组 113 例中占 9.7%。
Mcloughlin 对只合并游走性静脉炎和雷诺氏现象的脉管炎检测结
果是：HLA-A_9 占 5%，HLA-B_5 占 83.3%，对照组是：HLA-A_9
占 13.5%，HLA-B_5 占 0.6%。安田等检测 54 例患者，其中 HLA-
BW_{52} 出现率为 42.6%，对照组 18.3%；他们又对确认并发游走性
静脉炎的 21 例脉管炎病例进行检测，BW_{52} 占 52.4%，其增加与
对照组比有意义；HLA-DR 抗原中 HLA-DR_2 占 84.2%，与对照
组相比有显著意义。国内康熙雄等报道 70 例 HLA-A_3 抗原阳性率
为 24%，对照组为 7.8%；HLA-B_{12} 抗原在患者中为 0，正常组阳
性率为 20%；其次 HLA-B_4 出现率也较高，HLA-A_2 与 HLA-B_{40}
同时出现率也有增高倾向。

可见，血栓闭塞性脉管炎患者中有家族史者发病率明显升高，
目前已发现患者 HLA 某些位点检出阳性率确有增多或减少，其
中有些位点如 HLA-J、HIA-BW_{54} 受遗传因子支配，因而可以认

为本病的发生确实存在遗传因素。

③ 免疫病理学改变

血栓闭塞性脉管炎病变血管病理改变，有许多方面符合自身免疫的病理特点。

Gulati 等报道用直接免疫荧光方法检测 10 例患者病变血管，全层有抗人体免疫球蛋白 IgG、IgA、IgM 和抗补体 C_3 抗体沉着，而 ASO 和正常人动脉无此变化。国内郑萍等报道，在光镜下发现病变血管的内膜不均匀性增生伴变性坏死，血管壁及其周围和结缔组织中见到大量淋巴细胞、少量大单核细胞和中性白细胞浸润；荧光镜下可见管壁全层均有不同程度病理改变，其中病变累及以内膜为主，观察的 7 例患者中有 5 例有荧光沉积物，此沉积物推测是免疫复合物。

实验证明，血栓闭塞性脉管炎出现与免疫反应有关的病理变化，病变部位呈现以淋巴细胞、浆细胞浸润为主的慢性炎症。其病变血管以内膜增生、坏死为主，并有血管壁及周围的淋巴细胞浸润和抗人体免疫球蛋白的沉着。国内李德明等报道，用免疫学方法成功复制 1 例血栓闭塞性脉管炎动脉模型，并证明通过血清或淋巴细胞能使疾病被动转移，这为证明本病为自身免疫性疾病（AID）提供了又一证据。

另外，有许多学者注意到免疫缺陷及恶性肿瘤患者易伴发自身免疫性疾病，如 1992 年 WatainsKV 报告 1 例脉管炎病人伴发AIDS。AID 病程一般较长，除少数有自限性外，多为发作与缓解反复交替出现；而脉管炎患者病程呈慢性迁延，反复发作，甚至可终生带病。AID 有性别特征，而脉管炎病人多为青壮年男性，女性病人极少。大多数 AID 是自发性或特发性的，外因可有一定影响；而脉管炎病人与吸烟、营养不良、寒温刺激、细菌感染、外伤因素等有关。据崔炎、郭炎州等报告，他们发现脉管炎病人乙肝病毒感染率较高，而病毒因子在许多 AID 发病机制中有很重要的作用。

综合看来，大量研究资料证明，血栓闭塞性脉管炎基本具备自身免疫疾病的特性，极有可能为自身免疫性疾病。

2）血液流变学及相关性研究

① 血液流变学改变

血栓闭塞性脉管炎是中小动脉阻塞性疾病，主要侵犯四肢。本病临床表现为肢体缺血、疼痛、行走困难，严重时肢端溃烂、坏疽。早年 Inada 对 206 例患者的观察发现：本病的血栓形成与血液黏滞性增高有关。国内李建明等对 100 例本病患者进行血液流变学研究，结果表明：本病主要是全血黏度、血浆黏度、红细胞电泳时间及血小板聚集增加。他们认为红细胞和血小板聚集增加可能是病人血管中血栓形成的基础和原因。他们还发现脉管炎病人的血液黏度增加程度与病人的病期早晚、病情轻重以及疼痛程度之间有密切关系。营养障碍期和组织坏死期的血液黏度明显高于血管痉挛期，表明病人的病情愈重，疼痛愈剧烈，其血黏度增加也愈显著。近年周聪和对本病 58 例患者进行血液流变性测定，发现其全血黏度、血浆黏度、红细胞电泳时间、血球比积均明显高于对照组，而其增加程度也与病情增加程度相一致。

② 肢体血流图改变

肢体血流图可以反映被检查部位的搏动性、血液供给状况、血管舒缩功能状况及血管弹性的变化，可以客观评定肢体血液循环的情况。葛萍等报道，对 63 例血栓闭塞性脉管炎患者采用肢体血流图描记，辅助其临床诊断及疗效观察，结果发现：血流图上主要表现为波幅明显降低，波形为低平波，上升时间相应延长，血液速度减小，重搏波有时可见隐约或消失。而且，病情愈重，各项指标异常愈明显。

③ 前列环素等相关性改变

血栓闭塞性脉管炎作为一种血栓性疾病，中医血瘀机理在其发生发展中占有重要地位。如前所述，微循环障碍、肢体血流图改变、血液流变性异常、血小板功能亢进、血小板聚集性增高等这些病理变化与其血瘀实质有关。而脉管炎患者前列环素水平降低，表明其对抗血小板活化及血管舒张功能减弱，血液呈高凝血低溶的状态，这些变化可能与 VEC 的功能改变有关。

西医学通过免疫荧光、电镜、免疫生化等先进手段，证实了血栓闭塞性脉管炎患者血管壁存在免疫复合物和血清中有抗血管抗体，由此提示脉管炎血瘀的成因与血管内皮免疫性损伤有一定关系。而脂质过氧化反应是细胞损伤的重要机制，此反应的进行与细胞内代谢产生的超氧阴离子有密切关系。因此，有的学者认为，测定体内清除超氧离子（SOD）的活性和脂质过氧化的最终产物（MDA）水平可以用来反映脂质过氧化损伤的程度。

国内江一平报道，其对 47 例脉管炎患者的凝血象多项指标及 56 例患者的氧自由基与血管内皮细胞功能状态的前列环素进行了实验观察，结果发现：脉管炎患者前列环素水平普遍降低，Ery-SODA 亦降低，而且浆血 MDA 含量升高，表明其对抗血小板活化及血管舒张功能减弱，同时氧自由基产生和消除失去平衡，体内存在严重的脂质过氧化损伤情况。该报道还进一步对 Ery-SODA、MDA、6-Keto-PGF$_{1\alpha}$ 水平在各证型间的变化做了对比观察，表明任何证型的患者均存在 VEC 的脂质过氧化损伤，这种损伤在湿热型和热毒型表现尤为严重，但在阴寒型和血瘀型、湿热型与热毒型之间区别并不显著。其原因可能是寒与瘀、热与毒之间并无寒热本质的区别。如把脉管炎分为寒、热两大证型，则 Ery-SODA、MDA、6-Keto-PGF$_{1\alpha}$ 变化在两型中差异十分显著。因此，通过辨证可以推测脉管炎患者体内脂质过氧化反应的严重程度；反之，测定这些物质又可以为脉管炎的辨证提供一定的客观依据。这些研究给临床的提示是：针对血瘀型、阴寒型患者，应以加强抗凝能力为主，故以改善高凝状态，保护内皮细胞为先；而湿热型、热毒型则重在消除血管炎症，纠正 TXA$_2$-PGF$_{1\alpha}$ 失衡，可在清热活血基础上考虑前列腺素治疗。因高凝状态是共同特点，故每型均需使用活血化瘀法。

（2）治法疗效机制的研究

1）免疫学的研究

由于免疫损伤而使血栓闭塞性脉管炎发病这一致病机理日益受到人们的重视，故寻找有效抑制免疫损伤发生、调节机体免疫功能状态的药物逐渐成为研究与探索的重要课题。

国内学者杨博华等采用 OKT 系统抗人 T 细胞单克隆抗体对血栓闭塞性脉管炎病人外周血中的 T$_3$、T$_4$ 及 T$_8$ 进行了定量观察，并对中药"血管Ⅲ号"治疗的脉管炎病人进行了治疗前后的对比研究，结果显示：血栓闭塞性脉管炎病人外周血 OKT$_3^+$、OKT$_4^+$ 和

OKT$_8^+$ 细胞含量较正常组均明显降低，T$_4$/T$_8$ 虽有增高但无显著性差异。经中药治疗后，OKT$_3^+$ 细胞含量明显增加，但未达到正常水平；T$_4$/T$_8$ 比值明显下降，而治疗后 OKT$_4^+$ 和 OKT$_8^+$ 未见明显变化。

一般认为，OKT$_3^+$ 反映外周血总 T 细胞水平，OKT$_4^+$ 代表 T 诱导（Ti）和 T$_H$ 细胞亚群，OKT$_8^+$ 则代表 T 杀伤（Tc）和 Ts 细胞亚群。OKT$_3^+$ 细胞含量显著下降说明血栓闭塞性脉管炎病人总体细胞免疫功能显著低下，OKT$_4^+$ 和 OKT$_8^+$ 的显著降低表明病人的 T 细胞亚群发生了明显的改变。有关学者认为：在血栓闭塞性脉管炎病人 T 细胞亚群的变化中，T$_S$ 的缺损可能起着关键的作用。T$_S$ 减少而使 T$_H$ 活性相对增强，从而促进了 B 细胞的活化，使体液免疫功能亢进，通过Ⅲ型变态反应参与血栓闭塞性脉管炎的致病过程。该报道中，T$_4$/T$_8$ 比值在血栓闭塞性脉管炎组中虽有增高但未显示出差异，而治疗前组中 T$_4$/T$_8$ 显示了明显增高的趋势，说明病人 T 细胞减少，T$_H$ 和 T$_S$ 也相应地下降，故而造成了 T$_4$/T$_8$ 比值在低水平下的失衡，T$_S$ 降低与 T$_H$ 的活性增强也始终存在，从而导致了病人的免疫功能紊乱。同时该报道还表明：中药治疗，对提高外周血 T 细胞数量，纠正 T$_S$ 与 T$_H$ 失衡状态有显著作用。T$_S$ 和 T$_H$ 的失衡得到改善，使 T$_S$ 相对增强，抑制 B 细胞分泌 Ig，从而降低了体液免疫功能的亢进状态而使病人的症状得到缓解。虽然治疗后 OKT$_4^+$ 和 OKT$_8^+$ 未显示出明显改变，但也证实了该中药方对血栓闭塞性脉管炎病人免疫功能紊乱的治疗与调节作用。

李雪梅等对自拟中药方"舒脉宁"治疗血栓闭塞性脉管炎的药理机制做了动物腹腔巨噬细胞吞噬功能、抗疲劳及对循环 Ab 含量的影响等实验，研究表明：该药可明显增强动物腹腔巨噬细胞的吞噬功能，有明显的抗疲劳作用，并能增强机体体液免疫功能，其与相应对照组均有显著性差异。

2）血液流变学的研究

近十余年来，血液流变学疗法开始应用于周围血管病的治疗，并已取得良好的效果。Dormandy 曾对血液黏度与下肢血流量的关系进行过研究，发现血液黏度降低 20% 可引起肢体血流量增加 40%；Gotstein 等进一步证明同一幅度的血液黏度降低在健康人身上只能引起肢体血流量增加 10%，而在周围血管病人身上却可以引起肢体血流量增加 100%。这表明降低血液黏度是治疗周围血管病的有力武器之一。Schimid-Schonbein 等对包括血栓闭塞性脉管炎病人在内的 25 例手足进行性缺血性溃疡的周围动脉栓塞患者进行了放血 500mL，代以静脉滴注等量的低分子右旋糖酐溶液，并将放血的血液经过离心后得到的血浆输回给病人的"等血容量血液稀释疗法"，取得了显著疗效。多数患者经 6~8 周（每周进行这种疗法 1 次）后，溃疡逐渐愈合，经 6~12 个月治疗后溃疡基本痊愈。在治疗过程中，他们用热象图测定，发现患肢、特别是溃疡周围的皮肤温度逐渐升高，这表明患者的血流量有显著增加。另外，还有血浆分离疗法、血浆滤过疗法及蛇毒制剂疗法。前二者的基本原理都是将血浆中过多的高分子蛋白质除去，从而降低血浆黏度、减少红细胞聚集、降低全血黏度，使血液流动性得到改善；蛇毒制剂疗法是用蛇毒制剂降低血浆纤维蛋白原及抗血小板凝聚作用。这些疗法国内外学者都做了大胆的尝试，并且有不少成功病例的报道，为治疗血检闭塞性脉管炎探索出了新的途径。

国内大量的临床及实验研究证明，许多中草药具有不同程度的降低血液黏滞度、增加血流量的作用，所以近年来中草药已成为治疗周围血管病的主要手段。上海医大对 28 例血栓闭塞性脉管炎患者分别经静脉滴注复方丹参或莪术油治疗 2 周，并在治疗前后进行血液流变学指标测定，发现病人随着临床症状和体征的好转，其血液流变学指标也有不同程度的改善。郭永英用大量刺五加注射液（80mL 加入 5% 葡萄糖溶液静脉滴注）治疗 50 例，结果患者除临床症状明显改善外，血液流变学指标也有显著性改变。袁鹤青、吕景明等对 183 例健康人与 71 例脉管炎患者血液流变学五项指标进行了观察，发现其中全血黏度、血浆黏度、血细胞比容、红细胞聚集 4 项指标，患者明显高于健康人（$P<0.01$）。他们对 30 例患者用自拟"抗栓胶囊"为主治疗，并对用药前后血液流变学指标做了对比观察，发现全血黏度、血小板聚集强度等均明显下降。又对 31 例患者及健康人的血液进行体外试验，观察该药对血液流变学的影响，并以生理盐水作对照组，结果发现：药物组全血黏度在 20 秒 $^{-1}$ 条件下平均降低 0.55 厘泊，（$t=4.015$, $P<0.01$），并且发现降低程度与药物的浓度呈正比，而对照组无变化；以肾上腺素作诱导剂研究血小板聚集时强度，对照组最大凝聚强度为 75.6%，而药物组随着浓度的增加可降至 19%；当以 ADP 为诱导剂，药物组由 23.5% 降至 4.0%，而对照组为 30%。通过体内外试验证明该药有明显降低全血黏度和抑制血小板聚集作用，进一步说明其具有防止血栓形成的作用，且该作用与血液流变学变化呈正相关。陈定学、张怀宁用自拟散剂脉炎灵（红参、黄芪、川芎、洋金花、七叶一枝花、白花蛇、麝香

等）治疗血栓闭塞性脉管炎 386 例，并通过对照组对比观察疗效，研究发现该药也能够有效地改善血液循环障碍，对血液黏稠度有不同程度的降低，治疗后患者的血液流变性发生不同程度的改变，全血黏度、血浆黏度、红细胞压积、血小板计数等指标均有不同程度的降低，出凝血时间延长。

李雪梅对自拟中药方"舒脉宁"治疗血栓闭塞性脉管炎的药理机制做了大鼠血浆比黏度、体外血栓形成，以及抗炎、镇痛、脂代谢等相关性实验，结果表明：该药可明显降低血瘀引起的血栓湿重和干重，并有明显的抗炎、镇痛作用，还可显著降低高脂状态下动物的总胆固醇和甘油三酯。这与该方温经散寒、活血止痛的功效相吻合。

此外，刘伯顺等还报道了"舒脉宁"加体外反搏联合应用治疗血栓闭塞性脉管炎 23 例的疗效观察研究。病例选择了脉络寒凝证和脉络血瘀证两型，通过 45 例 30 天治疗观察，发现舒脉宁治疗组（22 例）效果出现较慢，而舒脉宁与体外反搏联合组（23 例）效果出现较快。这可能说明体外反搏对血栓闭塞性脉管炎治疗是有效的，且起效快。体外反搏是机械性的血液循环辅助装置，其治疗机理是通过气袋的充放气，使肢体血管压陷或松张，增加了管内压力差，通过此管的血液的顺反向流速和流量均会增加。又由于气袋的机械挤压按摩作用，冲击闭塞部位血栓，有利于血管的扩张或开通；反搏时，虽然血液顺反向流量均增加，但其代数和仍为顺向，流量增加明显，同时肢体侧支和吻合支开通增加，使肢体远端血液供应增加；另外，反搏时，血液流速的增快，肢体血管内血液切变速度增加，导致血液黏度降低，而血液黏度的降低又促使血流速度增加。所以体外反搏促使肢体血流增加，远较单纯用药效果出现快，这也为血液流变学疗法提供了可靠的佐证。

3）中医药理研究

血栓闭塞性脉管炎是临床上常见的周围动脉慢性闭塞性疾病，运用中医辨证施治治疗的疗效是肯定的，但进一步探讨中医药的用药机理是客观需要的。近年来，不少临床工作者为此做了大量的实验研究，而且取得了可喜的成就。

① 调节免疫功能

中医中药的治疗，通过对机体的调节作用，既可提高已被减弱的免疫稳定功能，又可消除有害的免疫反应。药理实验证明：党参、黄芪、黄精、白术、山药、地黄、旱莲草、五味子、菟丝子等能增加 T 细胞的水平；活血化瘀药物可作为免疫抑制剂，对体液免疫和细胞免疫均有一定抑制作用；鸡血藤、红花、丹参对已沉积的抗原抗体复合物有促进吸收和清除作用；滋阴凉血药如生地黄、丹皮、女贞子、麦冬、玄参、白芍、天冬以及蜈蚣、莪术、徐长卿、三黄汤可抑制免疫功能亢进；益母草、穿山甲、水蛭可抑制抗原抗体免疫反应所致的病理损害；丹参、三七、郁金等能清除血中过剩抗原、防止免疫复合物产生；活血化瘀药和清热解毒药多具抑制机体免疫功能作用，有人认为活血化瘀的祛瘀生新作用类似免疫反应的自身稳定作用，对自身免疫性疾病有普遍的治疗意义；甘草有抑制抗体产生作用，机理是阻断巨噬细胞免疫信息的传递；祛风湿药豨莶草、五加皮、独活、雷公藤和青风藤对机体免疫功能有明显抑制作用；生地黄、丹皮、赤芍、龙胆草能提高 T 细胞数或增强其功能；中药甘露饮可能有提高细胞免疫功能，调节细胞免疫的作用；脾虚与红细胞免疫黏附作用改变密切相关，而红细胞也具有调节机体免疫功能的作用，健脾治疗可改善其功能。

②提高肾上腺皮质受体水平

最近外国学者发现血栓闭塞性脉管炎病人肾上腺皮质受体明显减少。皮质激素对免疫反应的作用是多方面的，既可抑制，又可消除或减轻变态反应所引起的病理损伤。肾上腺皮质激素对血栓闭塞性脉管炎病情的恶化和发展有控制作用。

实验证明，多种中药具有激素样作用，能刺激垂体 – 肾上腺皮质系统而增强其作用：三七可能具有肾上腺皮质激素样作用；小檗碱（黄连、黄芩的成分）能兴奋肾上腺皮质功能；附子、细辛及阳和汤中助阳药有兴奋垂体 – 肾上腺皮质系统的作用；温里药使阳虚时副交感神经 –M 受体 –cGMP 系统功能偏亢得以改善；黄芪有类似肾上腺皮质激素样作用；柴胡皂甙能使血浆中促肾上腺皮质激素（ACTH）增加，进而使皮质甾醇升高；牛黄、穿心莲、金银花能兴奋垂体肾上腺皮质功能，还可抑制血小板聚集；秦艽、五加皮、雷公藤等抗炎作用可能与兴奋垂体 – 肾上腺皮质功能有关；补肾助阳药多能兴奋垂体肾上腺系统功能，可减轻激素的副作用，或协助撤激素、减少依赖性。

③抑制血栓形成

血栓形成是许多因素相互作用的结果，如血管内皮损伤、血小板黏附聚集、血液凝血活性增高、血液黏度增加、血流缓慢等。近年发现某些介质，如血小板活化因子（PAF）、血栓素（TXA_2）、

下篇 各论

185

白三烯（LTB_4、LTD_4）、脂氧素（LXA_2）等能使血管收缩，促进渗漏通透性增加。PAF 与 TXA_2 均为强有力的血小板激活剂，可使血小板聚集。血小板活化因子是一种内源性生物活性甘油磷脂。包括缺氧在内的多种因素均可刺激内皮细胞、白细胞产生和释放这种因子，而 PGI_2 则为抑制剂，可使已聚集的血小板分散。

内源性 ADP、ATP、5-羟色胺、腺嘌呤核苷酸钙、胶原、肾上腺素能诱导血小板凝集，助长凝集反应。而抗血小板药物除少数直接作用于血小板外，大都是有选择地干扰和抑制花生四烯酸（AA）代谢过程，从而使 TXA_2 生成减少，或是增加 PGI_2 的合成，此类药物多有不同程度的扩血管作用。

实验研究表明：海风藤酮为血小板激活因子竞争性拮抗剂；蝮蛇抗栓酶等蛇毒制剂有降低血浆纤维蛋白质和血浆黏度，抗血小板聚集，溶解和预防血栓的作用；川芎嗪、丹参素、原儿茶醛、野菊花能促进 PGI_2 产生；川芎等许多活血化瘀药可抑制 TXA_2 合成酶；丹参、蒲黄、莪术、当归、血竭、葛根、益母草、牛膝、没药、水蛭、乳香、王不留行等活血化瘀药有抑制血小板聚集作用；血栓栓塞性疾病患者纤维蛋白溶解性较正常人低，而丹参、红花、当归、五灵脂、赤芍有增强纤维蛋白溶解作用；赤芍有抗凝血作用，红花对内源性、外源性凝血系统均有抑制作用，益母草、当归、三棱煎剂可使血浆凝血酶原等时间延长；赤芍、丹参、红花、川芎有明显的抑制血栓形成作用；荷叶含枸橼酸，医疗上可用作抗凝剂；独活对血小板聚集的抑制是其抗血栓形成的机能之一；小檗碱可使 ADP、花生四烯酸（AA）、胶原等诱导的血小板聚集率下降，疗效可与潘生丁合并阿司匹林相媲美，且副作用小；紫草有抗菌、抗炎、抗凝血因子等作用；木香分别与黄芪或当归配伍后，其抑制血小板聚集和解聚功能增强，表明配伍后有协同作用。

④ 控制炎症发展

血栓闭塞性脉管炎当处于急性血管炎症期时，表现为患肢游走性血栓性浅静脉炎，患肢缺血明显，坏疽处于发展中，分界不清楚，肢端瘀斑扩展加重。如过多使用活血化瘀药物，可激发血管炎变，加快毒素吸收，使血小板黏附聚集性增高。而促使血液凝固性增高，血流缓慢，可致血栓形成，加重肢体微循环障碍。

绝大多数体液介质，如 TNF_2、PAF、TXA_2、IL、C_{3a}、C_{5a}、氧自由基等均可致血管内皮细胞炎症及血管通透性增加，吸引吞噬细胞，来自巨噬细胞的前凝物质可激化凝血系统。

在炎症区，由于大量白细胞的堆积会明显干扰该区的毛细血管血液循环，黏附嵌塞的白细胞不仅导致患处缺血缺氧，同时还释放自由基溶酶体、酶类及白三烯等有害物质，使组织微循环障碍而进一步坏死。

降低白细胞数量和功能，能缩小实验性缺血梗塞组织的损伤范围。

实验表明：应用清热解毒药为主，佐以活血化瘀药，或服加味四妙勇安汤等，同时合并使用抗生素、激素等，可有效控制血栓闭塞性脉管炎炎症；穿心莲、连翘、野菊花、鱼腥草、大青叶、板蓝根、牛黄、七叶一枝花、金银花、夏枯草、龙胆草、赤芍对实验性急性炎症有抗炎效应；金银花、黄芩、黄连、黄柏、金荞麦、土茯苓、玄参对细菌毒素有解毒作用；黄连、黄芩、北豆根、丹皮、紫草对急性渗出和慢性炎症增生有抑制作用；女贞子、绿茶具有抗氧化和捕获自由基的作用；连翘有明显抗炎、增强非特异性免疫、加强网状内皮系统吞噬功能的作用；牛黄可明显增强巨噬细胞的吞噬功能。

⑤ 其他

注重钙离子阻滞剂：血管平滑肌收缩所需钙离子主要来自细胞外钙的内流，血栓闭塞性脉管炎缺血组织能量代谢的障碍将使钙离子转运功能障碍，大量细胞外钙离子内流致细胞内钙含量增加，进而引起一系列有害作用。如直接损伤细胞，引起血管痉挛、麻痹、激活磷脂酶等。而高血钙则易致血栓性动脉炎。实验表明：中药粉防己碱有阻滞钙通道、解除血管痉挛、扩张血管、抑制血小板聚集作用；川芎嗪、防己碱、延胡索均有钙拮抗剂作用；藿香、乌梅、牛蒡子、前胡、蛇床子、厚朴、青皮具有钙离子拮抗活化；丹皮酚可抑制心肌细胞 Ca^{2+} 内流，初步认为该作用与阻滞增钙通道有关。

抑制弹力蛋白酶：血管内膜弹力蛋白是动脉壁承受负载的等级力量。吸烟等因素将使弹力蛋白酶活性升高 2~3 倍，该酶对弹力蛋白降解，从而影响动脉壁弹力纤维结缔组织的完整性，而血管内膜的缺损易诱发血栓形成。实验证实，连翘对弹力蛋白酶活力有很强的抑制作用。

抗血管紧张素：临床研究认为，局部组织释放的血管紧张素 Ⅱ（AⅡ）可增强心肌、血管平滑肌的收缩，使肾上腺素能神经末梢释放去甲肾上腺素，从而增加交感神经对心血管系统的影响。针对血栓闭塞性脉管炎所施行的腰交感神经节切除术，以及临床治疗高血压所用的血管紧张素转换酶抑制剂的原理，在于减少神经介质的释放，使交感神经对血管的控制减弱，致使血压下降，同时还可以抑制激肽酶，使组织中的缓激肽水解减少、生成增加，加强血管扩张。实验研究证实：独活寄生汤能对抗肾上腺素引起的毛细血管闭合；温里药有明显扩张血管、改善循环、抗缺氧作用，如肉桂水煎剂及其有效成分桂皮油等可使体表血管、内脏血管扩张，循环畅通，使周身产生温热感，对血管栓塞性损害有保护作用；黄芩有抗血管紧张素作用。

综上可见，在中医临床分型的基础上，区别选择中药药理实验所揭示的有效药物，有意识地针对性用药，不失为治疗血栓闭塞性脉管炎的可取思路。

4. 中医电脑诊疗系统

赵尚华等通过大量的病案分析，总结出该病的辨证治疗经验，进行了长期的临床研究，并取得了临床治愈率达 69.8% 的优秀成果。为了使这一诊断与治疗经验能更科学广泛地推广，并力求诊断更客观、治疗更规范，他们与山西大学计算机系潘政教授、太原五中赵振宏老师等合作，正确地构造了数学模型，研制了"血栓闭塞性脉管炎中医电脑诊疗系统"。临证时，可结合患者实际情况，借助计算机进行计量诊断，赋予药方，在临床应用中取得了可喜的成功。

（1）系统环境

本系统可在 IBM、PC、286~586 及其兼容机上运行。打印机为 2.13 系列可驱动的所有打印机，如 AR–3240、TH3070 等。全部由 BASICA 语言编制而成。

（2）系统说明

本系统具有两大功能：诊断定型；治疗方案决策。

1）诊断定型

由赵尚华对血栓闭塞性脉管炎患者的病案进行分析归纳，结合中医理论提炼加工，总结出该病的临床资料、辨证分型，以及各型的治疗方案。

① 临床资料

症状、体征、脉象、舌苔、血流图、动脉造影血管闭塞等共50项。

② 证型

P_1：阳虚寒凝型。

P_2：气滞血瘀型，其中 $P_{2(1)}$ 为气滞血瘀型，$P_{2(2)}$ 为气滞血瘀兼湿热型。

P_3：热毒型。

P_4：气血双虚型。

根据临床经验和中医理论，每一证型都有相应的标准证候群，由潘政教授构造了合理的数学模型，即血栓闭塞性脉管炎相应的各证型的隶属函数式（诊断函数式）。

对于一个具体的患者，将其具体的临床资料（有者取1，无者取0），代入以上各隶属函数式，进行计算，然后根据模糊数学的最大隶属原则给出诊断即：当 $P_K = MAX（P_i）$ 时，则诊断为 P_K 型脉管炎。因而可按 P_K 型的药方施治，此处K=1，2（1），2（2），3，4。当遇到特殊情况，如当 $P_{2(2)}$ 型的各个临床资料也都出现时，$P_{2(1)}$ 型的各个临床资料也都出现了，于是有：$P_{2(1)} = P_{2(2)} = MAIX（P_i）= 1$，根据临床经验，则诊断为 $P_{2(2)}$ 型。以上数字模型在计算机上实现后，经反复与临床大夫校核试验后，进行了合理增删。纳入 80 例患者的临床试验表明符合率达到 98.75%。

2）治疗方案决策

本治疗方案的特点是严格应用了辨证论治的基本原则，将本病辨析为四型五证，在对本病长期临床研究的丰富经验基础上，分别给出了针对五种证候的适当方案。在此基础上又结合患者个体差异，针对出现的不同的兼见症状及血流图检测结果区别对待，随证加减。具体治疗方法有汤药或成药内服、药物外治及手术疗法等多种方法，每种病证均数十种方案供选择。临证时，可结合患者实际情况，通过计算机运算，从而得出最佳方案。

（三）古训今释

我国医学史发展中对中医外科血管病的认识，是一个从初级到高级，由肤浅到深刻，从片面到全面的过程。关于血栓闭塞性脉管炎的认识亦是源远流长，不仅历史悠久，而且内容丰富，至今对研究和防治该病仍有实际意义。

1. 病名溯源

关于血栓闭塞性脉管炎的有关记载，最早见于春秋战国时期的《黄帝内经》。《灵枢·痈疽》曰："发于足指，名曰脱痈。其状赤黑，死不治。不赤黑，不死。不衰，急斩之，不则死矣。"这里所说的"脱痈"即为后人所说的脱疽，或名脱骨疽，包括了现代医学所讲的血栓闭塞性脉管炎。汉代张仲景虽对血痹有精辟的论治，华佗亦创立了治疗"脱疽"的主方——四妙勇安汤，但该病的命名却仍不明确。"脱疽"一名首载于我国第一部外科专著《刘涓子鬼遗方》，书中卷四曰："发于足指，名曰脱疽，其状赤黑，不死；治之不衰，急斩之；治不去，必死矣。"此后"脱疽"之名一直沿用。明·薛己《外科发挥·脱疽》："谓疗生于足趾，或足溃而自脱，故名脱疽。亦有发于手指者，名曰蛀节疗，重者腐去本节，轻者筋挛。"可见此处认为发于足趾为脱疽，而发于手指则称蛀节疗。明·王肯堂亦云："足趾生疗，重者溃而自脱，故名脱疽。"

清·陈士铎《洞天奥旨·手足指疮》："在手足之指上，名曰脱疽。"认为无论发于手指抑或足趾均为脱疽。

清·祁广生《外科大成·足部》曰："惟大指为脱疽，其余足指患之则为敦疽，一名足指发，肿痛赤色，自溃者由元气虚湿毒壅盛也。"而清《医宗金鉴·外科心法要诀》却云："此证多生于足趾之间，手指生者间或有之。"又说："诸方书论脱疽，单发于足大趾，而别趾生者俱是敦疽，此非确论，然脱疽偏生于足阴经之趾者居多。"

清·王洪绪《外科证治全生集·脱骨疽治法》云："凡手足之无名指，患色白而痛者，脱骨疽也。"因此，可以说"脱疽"又称"脱骨疽。"

可见，历代以来此病有脱痈、脱疽、脱骨疽等称谓，然而各著作中关于本病的论述几乎多为血栓闭塞性脉管炎的坏死期，而对于没有发生肢端坏死的脉管炎论述很少，其名称或为"疗"，或为"发"。如前文《外科发挥·脱疽》。"亦有发于手指者，名曰蛀节疗。"《外科大成·足部》："一名足指发。"

2. 病象与证候

《黄帝内经》至清代诸家著作种有关血栓闭塞性脉管炎病象

的论述颇为详尽。他们主要从局部的感觉异常、形态改变、肤色变化、组织丧失等方面对疾病进行描述，同时还有全身症状、舌苔、脉象的记载。但有关证候的论述却较少，不过从处方用药推证的话，可以看出，古人在论治此病时也分寒热、辨虚实、别善恶，对疾病有着相当深入的认识。

（1）病象

《黄帝内经》描述血栓闭塞性脉管炎为"脱痈""发于足指""其状赤黑"。《华佗神医秘传·华佗外科秘传》记载："此症发于手指或足趾之端，先痒而后痛，甲现黑色，久则溃败，节节脱落……"明·薛己在《外科发挥·脱疽》中记载："疔生于足趾，或足溃而自脱，故名脱疽。亦有发于手指者……重者腐去本节，轻者筋挛。"对本病局部肤色的记载各不一样：有的焮痛色赤，有的色黑，有的色紫不痛等。而全身症状也有兼"烦躁大渴、尺脉大而涩"者，有兼"饮食如常"者等。汪机《外科理例·脱疽》在薛己的基础上又记载；"足趾患一疱，麻木色赤，次日指黑，五日连足黑冷，不知疼痛。"还有妇女"修伤次指，成脓不溃，焮痛至手，误敷冷药，以致通溃。"书中首次记载女性患者的病象，并认为本病可能由误治引发。陈实功在《外科正宗·脱疽》中对脱疽征象立专节描述，较前更为系统全面："脱疽看法，起疱不渴，口润舌和，性志寻常，无妄暴急，循礼为吉。初出形如麻子，焮热作痛，一指皆肿，根脚收束者吉。已成头便作腐，肉不紫黑，疼痛有时，脓出肿消者吉。已溃先脓后腐，肉色红活，毒不走散，气不腥秽者吉。未疮先渴，喜冷无度，昏睡舌干，小便频数，阳痿者逆。初起形如粟米，肉便紫色，不肿刺疼，黑气延散者逆。已成疮形枯瘪，肉黑皮焦，痛如刀剜，毒传好指者逆。已溃肉枯筋腐、血水臭汗，疼苦应心，零仃彻骨者逆。"须注意的是其中已包括有糖尿病坏疽等病症，非独血栓闭塞性脉管炎，当详细分别。至清代陈士铎的《洞天奥旨·手足指疮》又有新的发现：观察到了趾甲变化，说："脚趾头忽先发痒，已而作痛，趾甲现黑，第二、三日连脚俱青黑者，黑至脚上，过胫即死。"王洪绪在《外科证治全生·脱骨疽治法》中记载：此病证不仅发于成人，幼孩也可发病，而且治法各异。马培之描述的症状更为准确"始则足趾木冷，继则红紫之色，足跗肿热，足趾仍冷，皮肉筋骨俱死，节缝渐久裂开，污水渗流，筋断肉离而脱，有落数趾而败者，有落至踝骨不败者，视其禀赋之强弱"。

由上可见，历代医家对本病的病象在长期的观察中逐步深入细微，有了较准确的描述。其发病率，男性多于女性；好发部位：手指或足趾之端，且下肢较上肢更为多见；感觉异常有发痒、发麻、作痛，及冷热等不同；形态有肿胀者，有焦枯者，有骨枯筋缩者；颜色有苍白者，有焮红者，有紫赤者，有变黑者；组织丧失主要为：溃疡、坏死（皮肉筋骨俱死）、脱落（筋断肉离而脱）。

（2）证候

《黄帝内经》将本病分为死证与不死证："其状赤黑者，死"，"不赤黑者，不死"。《刘涓子鬼遗方》也有："其色发黑，痛不堪（甚）、未过节者可治。"薛己《外科枢要·脱疽十三》："若色赤作痛自溃者，可治。色黑不溃者，不治。"薛己关于本病还提到虚实辨证，如《外科枢要》中言："色赤作痛者，元气虚而湿毒壅盛也……色黯不痛者，肾气败而虚火盛也。"《外科正宗·脱疽》

对本病采取分阶段辨治，将本病分为"初生"期、"毒势已成"期、"割取之后"期。"已成"期时如见"饮食减少，身体倦怠，便数口干"乃肾阴虚津损证；破后期见"自汗盗汗、恶心干呕、睡卧不宁、日晡发热"，为气血大虚证。《疡医大全·脱疽》认为："脱疽乃肺经受热，发于两手五指头上。"《洞天奥旨·手足指疮》认为脱疽是"气血大亏，不能周到"邪毒聚结。清·许克昌《外科证治全书，膊臂手三部证治》认为："脱疽多生手指节中，无名指上最多，不红不热，肿如蟮腹疼痛，乃少阴痰凝滞。"历代医家对脱疽的不同部位、不同阶段、不同表现的辨证，至今仍有很大启示。

3. 病因病机

（1）病因

病因是指致病的因素，亦即发病的原因。导致脱疽发生的原因很多，中医学文献中有许多相关论述。如《外科正宗·脱疽》云："夫脱疽者，外腐而内坏也。此因平素厚味膏粱，熏蒸脏腑，丹石补药消烁肾水，房劳过度，气竭精伤。"《洞天奥旨·手足指疮》（卷七）曰："此症多得之膏粱之客，而又用丹石房术之药，或噙舌下，或纳脐中，或涂阴户，或搽阳器，淫火猖狂，烁干骨髓，日积月累，乃发此症，夫脚乃四余之末，宜毒之所不至，谁知毒所不到之处，而毒聚不散，出于指甲之间，其毒更凶，较寻常之处，尤甚十倍也。"《医宗金鉴·外科心法要诀》载：此证"由膏粱药酒，乃房术丹石热药，以及阳精煸惑，淫火猖狂，蕴于脏腑、消烁阴液。"《外科发挥·脱疽》（卷四）谓："不慎房劳，肾水枯竭，或服丹石补药。"《外科理例·脱疽》（卷六）指出："修伤次指，成脓不溃"，"冻伤两足，至春发溃，指俱坏。"清代马培之认为："古书讲丹石温补，膏粱厚味太过，脏腑燥热，毒聚骨髓，则生脱疽，盖富贵之疾也。然农夫童稚间或有之，岂亦得于丹石温补，膏粱厚味乎？有温热为患者，有感瘟疫毒疠之气而成者……又感严寒涉水，气血冰凝，积久寒化为热，始则足趾木冷，继则红紫之色，跗肿热，足趾仍冷……"综上可见，脱疽的病因大致可以分为四类：一为饮食不宜，膏粱厚味，房术丹石热药，辛热炙煿之品消烁阴液，肉失所养，大热致肉腐为脓，亦即《素问·生气通天论》所谓"膏粱厚味，足生大丁"；二为房事不节，耗伤肾精，导致肾之阴阳亏虚，肾阳虚则不足以温煦，肾阴虚则肢体得不到阴液濡养，故肢体发凉麻木不仁；三为寒凉刺激，如冻伤致血脉"涩而不行"；四为外伤所致，跌仆损伤可直接伤及筋肉血脉，而发生肉溃筋伤骨枯之证。

另外《冯氏锦囊秘录·外科》一书中提及："郁思则伤肝伤脾，气血难达，易致筋溃骨脱。"可见情志内伤也为本病发生的一大主因。

（2）病机

古人对血栓闭塞性脉管炎的病机认识，是以脏象学说、经络学说为依据，分析症状表现后推断所得。大致有火毒灼热，腐肉坏骨；肾虚骨空；郁虑伤肝，气血难达；寒则血凝，经脉闭阻；跌仆外伤，血脉受损而不通；少阴痰凝等。

明代许多外科医生深入细致的观察病例、积累病案。从一例一例病例中他们认识了这种病变的病机。如《外科正宗·脱疽》记："一商客右足次指生一紫疱，痒痛异常，次日，指甲俱紫欲黑，视之乃肝、肾二经之毒。彼曰：何别也？予曰：甲乃肝之余气，甲紫则肝受毒也；骨乃肾之余，肾伤则骨黑，此理甚明。彼又曰：何以致之？予曰：凡人劳疲筋力伤于肝，误服热药伤于肾。傍者曰：情实有此，因彼久居客旅，交结私妓，情怀最密，极力承奉。旦夜并服兴阳细丸……此劳力，热药伤肾、伤筋之实也。"又："一男仆，冬月严寒，主使赤脚，覆地不敢移，随后血冰麻木，次日十指俱紫；又数日，全变黑色，麻木不痛……用辛热散寒，活血益血等药。"显然，此证为寒凝血脉之证。外伤血脉者亦有："一侍女年十二岁，容貌颇通，新主嫌其脚大，用脚布任意缠紧，以线密缝其脚，胀痛不堪，诉主不听；至半月后流出臭水方解视之，其双足前半段尽皆黑腐，请视之，骨肉已死。"古代医家在认识到"血脉瘀滞"这一关键病机的同时，亦注意到"正虚"为本病的病理基础。《洞天奥旨·手足指疮》曰：人身气血，周流于上下，则毒气断不聚结于一处，火毒聚于一处者，亦乘气血之亏也。脱疽之生，正四余之末气血不能周到也，非虚而何？大补气血，益之泻毒之品，往往奏功如响。《诸病源候论·四肢逆冷候》载"经脉所引，皆起于手足，虚劳则气血衰损，不能温其四肢，故四肢逆冷也"。这些都充分说明素体气血虚，阳气不足，寒凝脉络，四末失于温养是本病形成的机理。关于寒痰凝滞一说，始于王洪绪，他力主用阳和汤、小金丹等治疗。诠解者许克昌在《外科证治全书·膊臂手证治》（卷三）说："脱疽多生手指节中，无名指上最多，不红不热，肿如蟳腹疼痛，乃少阴痰气凝滞。"也可能阻塞血脉，引发指趾冷疼麻木，甚而趾死骨坏，逐节脱落。关于郁怒伤肝而致者可见于《冯氏锦囊秘录·脱疽》："脱疽多因房术，亏损肾水，郁怒有伤肝脾，地位偏僻，药力罕到，气血难达，易致筋溃骨脱。"此乃肝郁则气滞，气滞则血涩之理。

4. 治则治法

关于本病的治疗，从历代医家的记载看不外乎手术和非手术两类。远在两千多年前的《灵枢·痈疽》中即有记载："发于足指，名曰脱痈，其状赤黑……不赤黑不死，不衰，急斩之，不则死矣。"这不仅准确的描述了脱疽后期的症状特点以及预后判断，而且提出了手术切除（急斩）坏死指（趾）的治疗方法，这一行之有效的治法一直指导着后世的临床治疗。

汉代华佗最早总结治疗这一疾病的经验，提出以大剂量解毒活血的当归、玄参、金银花、甘草水煎服治疗，这四味药的组方后世誉谓"四妙勇安汤"，至今一直是治疗"脱疽"的主方。

南北朝时期的外科专著《刘涓子鬼遗方》沿用了《黄帝内经》的"急斩之"的治疗方法。隋唐时期的《外台秘要·脱疽》对"脱疽"的治疗又较《黄帝内经》《刘涓子鬼遗方》有了进步，如："发于足指者，名曰脱疽，其状赤黑，死不疗，不赤黑可疗，疗不衰，急斩去之得活，不去者死。"说明对脱疽"不赤黑者"有了治疗方法，只有在治疗不效的情况下才行截趾术，而且手术治疗后，可以治愈。遗憾的是此处未能明述治疗的具体方法。唐·孙思邈在《千金翼方·黄父相痈疽论第一》提出了"毒在肉则割，毒在骨则切"的手术原则，目前，对血栓闭塞性脉管炎坏疽创面的蚕食式清创，也基本上采取了这个原则。

明清时期，随着中医外科学的蓬勃发展，对于"脱疽"病的治疗方法也愈加合理有效，达到比较成熟的阶段。

（1）内治法

明清时期已有清热解毒法、理气活血法、托里消毒法、滋阴降火法、温阳散寒法、化痰散结法、化痰祛湿法、活血化瘀法、大补气血法等。

① 清热解毒，理气活血法：《外科理例》对足趾色赤焮痛，饮食如故，动息自宁，为疮善证者治以连翘败毒散，再以金银花、瓜蒌、甘草节，更以川芎、当归、生黄芪、连翘、金银花、白芷等治而愈。

② 托里消毒法：《外科理例·脱疽》治足趾患脱疽大痛，色赤而肿，隔蒜灸之痛止，以托里消毒法，方用人参败毒散去桔梗，加金银花、白芷、大黄而溃，更以仙方活命饮而痊。

③ 滋阴降火法：《外科正宗》阴阳二气丹，治脱疽久服丹石补药，致亏肾水，多成口燥咽干，至饮冰雪不知其冷，此孤阳独旺，宜服此解。天门冬（捣膏）、麦门冬（捣膏）、五味子（炒研）、黄柏、人中白（生用研）、玄参各一两，青黛、甘草、枯矾、辰砂（为衣）、泽泻各三钱，冰片一钱。各为细末，同玄参二冬膏子加炼蜜少许，再捣千余下，软硬得中，丸如桐子大，每服 60 丸，童便，乳汁各一盏，空心送下。

④ 温阳散寒，化痰散结法：《外科证治全书·膊臂手三部证治》提到：脱疽多生手指节中，无名指上最多。不红不热，肿如蟾腹疼痛。乃少阴痰气凝滞。治宜阳和汤。熟地黄一两，鹿角胶三钱，白芥子二钱，肉桂一钱，甘草一钱，姜炭五分，麻黄五分。上酒、水各半煎去渣，入鹿角胶溶化和服。王洪绪用此方治疗骨槽风、脱疽、贴骨疽及漫肿无头，平塌白陷，一切阴凝等证。并

说："麻黄得熟地黄不发表，熟地黄得麻黄不凝滞，神用在此。"

⑤ 化痰祛湿，活血化瘀法：《外科证治全生集·脱骨疽治法》曰：幼孩患脱骨疽者以小金丹治之。小金丹以白胶香、草乌、五灵脂、地龙、木鳖各挈末一两五钱，没药、归身、乳香各净末八钱，麝香三钱，墨炭二钱，用糯米粉一两二钱，为厚糊和入诸末，捣千锤，为丸如芡实大。临用用酒浸软打碎热酒送服，睡盖取汗。幼孩不能服煎剂及丸子者，服之甚妙（墨炭系陈年锭子、墨略烧存性研用。）

⑥ 大补气血法：《外科正宗·脱疽》曰："破后气血受伤，脾胃虚弱……俱宜大补气血。"常用方有十全大补汤加山萸肉、五味子、麦冬等药，有参术膏、人参养荣汤、补中益气汤等。

⑦ 补气养阴，活血解毒法：《洞天奥旨·手足指疮》顾步汤治脱疽，用牛膝一两，金钗石斛一两，金银花三两，人参三钱，黄芪一两，当归一两。水数碗，煎服。

当然，还有除湿攻毒法、托里消毒法、犀黄丸法等，总之在明清之际对脱疽内治大法针对各种证型均已有具体治疗方法，为现在的治疗奠定了扎实基础。

（2）手术疗法

明清时期，外科医家创造了诸多更具体、更科学的方法。汪机亲自手术数例，在《外科理例·脱疽》（卷六）中总结出："微赤而痛，治之不愈者，急斩去之，庶可保，否则不治。色紫黑，或发于足背亦不治。或先渴而后发，或先发而后渴，色紫赤不痛，此精气已绝，决不可治。"这是手术适应证选择的原则，也无疑是实践经验的宝贵总结。其后陈实功在《外科正宗·脱疽论第十八》记录了更为合理的手术方法："治之得早，乘其未及延散时，用头发十余根缠患指本节尽处，绕扎十余转，渐渐紧之，毋得毒气攻延良肉。随用蟾酥饼，放原起粟米头上，加艾灸之肉枯疮死为度。次日本指尽黑，方用利刀寻至本节缝中，将患指徐顺取下。血流不住，用金刀如圣散止之。余肿以妙贴散敷之。"这里一一指明了术前准备、术后护理、手术指征、手术方法等，而这种手术方法基本代表了古代中医手术治疗脱疽的最佳方案。

（3）外治法

历代外科重视外治之法，到明清之际，更趋合理而有效。主要有：①灸法：汪机主张脱疽焮痛者用隔蒜灸、灸至不痛，不痛者宜明灸之；薛己用桑枝条法治疗（《外科枢要》）；陈实功又创用"神灯照法"治疗脱疽术后色紫肿痛者；《医宗金鉴》更用"雌雄霹雳火"灸法治初起不痛者。显然灸法有温经散寒、活血止痛之功，对本病有确切的疗效。②针法：陈实功治脱疽初期，待大痛稍止时，则"肿上用披针击刺七、八处，发泄毒血，用蟾酥锭磨浓涂之"。③外敷药法：王肯堂对脱疽"初发结毒，焮赤肿痛者以五神散（即紫河车、金钱钓葫芦、金鸡舌、金脑香等）捣烂敷及以汁涂敷，又以万病解毒丹磨缓涂之"；陈实功治脱疽用真君妙贴散外敷，解毒消肿，保护患肢；《医宗金鉴·外科心法要诀》治脱疽初期"外用大麦米煮饭，拌芙蓉叶，菊花叶各五钱，贴之止痛"；赵学敏治脱疽发黑者，以"土蜂窝研细，用陈醋调搽"，往往有效。④熏洗疗法：陈实功常用猪蹄汤、葱汤或生甘草汤煎汤淋洗，取其温通血脉、解毒止痛之功。

5. 方药归类

（1）寒湿证类方药

① 当归四逆汤（《伤寒论》）

组成：当归，桂枝，芍药，细辛，通草，炙甘草，大枣。

功效：温经散寒，养血通脉。

② 驱毒保脱汤（《重订通俗伤寒论》）

组成：当归，煅羊胫骨，桂心，生甘草，黑炮姜，麻黄，明乳香，净没药。

功效：活血和营，驱解阴毒。

③ 大防风汤（《重订通俗伤寒论》）

组成：防风，当归，熟地黄，生黄芪，川杜仲，党参，白术，羌活，川芎，怀牛膝，生赤芍，淡附片，官桂，炙甘草。

功效：养血祛风，益气通络。

④ 桂附汤（《疮疡证治秘录》）

组成：当归，附子，肉桂，炮姜，牛膝，红花，桃仁，地龙，丹参，甘草。

功效：温经散寒，活血化瘀。

⑤ 阳和通脉汤（《中医入门指要》）

组成：炮附子，桂枝，麻黄，丹参，鸡血藤，川牛膝，红花，地龙，当归，赤芍，炮甲珠，甘草。

功效：温阳散寒，活血通脉。

（2）血瘀证类方药

① 当归活血汤（《疮疡证治秘录》）

组成：当归，丹参，桃仁，红花，鸡血藤，牛膝，地龙，米壳，甘草，川芎。

功效：活血化瘀，通经活络。

②活血丸（《疮疡证治秘录》）

组成：当归，红花，桃仁，牛膝，金银花，乳香，没药，甘草。

用法：共研细末，炼蜜为丸。

功用：舒经活血，解毒止痛。

③通脉饮（《疮疡证治秘录》）

组成：当归，丹参，赤芍，桃仁，牛膝，红花，鸡血藤，地龙，米壳，川芎，生牡蛎，甘草。

功效：活血化瘀，通经活络。

④散瘀丸（《疮疡证治秘录》）

组成：当归，地龙，大黄，红花，五加皮，续断，独活，香附，炙没药，炙乳香，鸡血藤，炙骨碎补。

功效：舒筋活血，散瘀止痛。

⑤活血通脉饮（《实用中医外科学》）

组成：丹参，金银花，赤芍，土茯苓，当归，川芎。

功效：活血化瘀。

（3）热毒证类方药

①清神散（《外科正宗》）

组成：生甘草节，真豆粉，大朱砂，冰片，牛黄。

用法：上为细面，淡竹叶，灯心汤调服。

功效：清热解毒，开窍护心。

②解毒济生汤（《外科正宗》）

组成：川芎，当归，黄柏，知母，天花粉，金银花，麦门冬，远志，柴胡，黄芩，犀角，茯神，甘草，红花。

用法：临服入童便，随病上下服。

功效：清热，解毒，活血。

③解毒通脉汤（《中医入门指要》）

组成：金银花，连翘，熟地黄，当归，赤芍，川牛膝，丹参，红花，玄参，石斛，甘草。

功效：清热解毒，养血通脉。

④四妙勇安汤（《验方新编》）

组成：金银花，玄参，当归，甘草。

功效：清热解毒，活血止痛。

（4）气血两虚证类方药

①阴阳二气丹（《外科正宗》）

组成：天门冬（捣膏），麦门冬（捣膏），五味子（炒研），黄柏，人中白（小儿尿者，生用研），玄参（汤泡，去粗皮捣膏），青黛（色娇嫩者）甘草，枯矾，朱砂（为衣），泽泻，冰片。

用法：各为细末，同玄参二冬膏子加炼蜜少许，再捣千余下，软硬适中，丸如桐子大，每服六十丸，童便、乳汁，空腹送下。

功效：养阴清热，解毒祛瘀。

②补气通脉汤（《肘后积余集》）

组成：黄芪，当归，穿山甲，䗪虫，水蛭，红藤，金银花，玄参，皂刺，乳香，没药，党参，虻虫，牛膝。

功效：补气养血，流通血脉。

③顾步汤（《医林纂要》）

组成：黄芪，当归（酒洗），黄柏（盐、酒炒），知母（酒炒），熟地黄，肉桂，干姜，牛膝，虎骨（酥炙），金银花。

功效：温肾益气，活血解毒。

④顾步复脉汤（《中医入门指要》）

组成：党参，生黄芪，焦白术，当归，熟地黄，赤芍，川芎，石斛，川牛膝，金银花。

功效：补气养血，活血通络。

摘自《今日中医外科》（王永炎、王沛主编，人民卫生出版社，2000年）

研究5

案例1：脱疽医案。

一客商右足次指生一紫疱，痒痛异常。次日，指甲俱紫欲黑。视之乃肝、肾二经之毒，彼曰：何别也？予曰：甲乃肝之余气，甲紫则肝受毒也；骨乃肾之余，肾伤则骨黑，此理甚明。彼又曰：何以致之？予曰：凡人劳疲筋力伤于肝，误服热药伤于肾。傍者曰：情实有此，因彼久居客旅，结交私妓，情怀最密，极力承奉，且夜并服兴阳细丸，期许常至，立交戏谑，有此二年矣。前言正中其病，此劳力、热药伤肾、伤筋之实也。其病尤险，欲辞不治，彼哀告客途欲得生，再三求治，予与斟酌，先取妓者顶发十余根，捻线缠扎患指尽处，遂将艾炷安于所扎上面紫色处，排匀三处，每灸七壮，各放蟾酥饼膏盖。次后胀痛相忍不舍，解去扎发，过夜一指皆黑，相量筋骨皮肉俱死，仍用利刀顺节取脱患指，乃冰冷恶物；预煎甘草汤浸洗良久，候瘀血稍尽，以止血散掺之，次日灸上紫色不退，恐其上延，又以神灯照法照之，候血散皮皱,旋合蟾酥丸料多加海羊研烂敷之,早晚二次,肿不复作,紫色变红,红色溃脓;外用生肌止痛、活血收敛之药。又熬参术地黄膏朝服接补真元;午服健脾药以回胃气;晚用金液丹以解药毒。如此调理三月而愈。(《外科正宗》)

按: 本案例中,患者房事不节,损伤肾阳之气,导致肾虚,髓海不足,脉络空虚,阴寒湿邪,乘虚侵入,寒湿痰浊,凝滞于经脉之中,造成经脉痹阻,气血郁滞,阳气不能下达,以致经脉不通而发病。病邪滞久而化热,热甚肉腐,甚至五趾相继坏死。故治疗以温阳散寒,活血通脉为主。

案例 2: 薛雪医案。

一男子足指患之,色紫不痛,隔蒜灸五十余壮,尚不知痛。又明灸百壮,始痛,更投仙方活命饮四剂,乃以托里药,溃脓而愈。

一男子足指患之,色黑不痛,令明灸三十余壮而痛,喜饮食如常。余谓:"急割去之,速服补剂。"彼不信。果延之,遂致不救。(《薛氏医案·外科发挥》)

按: 本病多因禀赋不足或素体阳虚,外感寒湿滞邪等,致使气血凝滞,经脉受阻,寒凝脉络,阳气不达四肢,气血不能濡养筋脉,致肢端缺血坏死脱落等。治宜温经络,活血止痛为主。本案例采用艾灸温阳通络,配合方药以活血祛瘀、消肿散结。

案例 3: 赵尚华医案。

刘某,男,27 岁,河北人,工人。1979 年 6 月 20 日因右腿间歇性跛行 4 年,住院治疗。

病史:1975 年 1 月出车受冻,引起右脚肿胀、冰冷、紫赤疼痛。当时经几家医院诊断为:血栓闭塞性脉管炎。多方治疗,用扩张血管药等西药和中药 200 余剂，坚持治疗 4 年，病情虽未严重发展，但未治愈。遂来我院治疗。

患者右足冰冷、青紫，汗毛稀疏，五趾甲苍白、破碎，间歇性跛行，腓肠肌轻度萎缩，足趾、趾尖裂口，趺阳脉搏动消失，食欲尚佳，二便调，舌红苔白，脉缓涩。1978 年血流图示：右下肢血管紧张度增高，弹性差，两侧波幅差 72%。证属气滞血瘀，兼虚寒。治宜活血通脉为主，辅以补益温阳。

处方：①丹参 30g，鸡血藤 30g，红花 10g，党参 10g，黄芪 30g，白术 10g，当归 30g，赤芍 15g，白芍 15g，桂枝 10g，炮甲珠 10g，甘草 30g。水煎服。②椒艾洗药，水煎熏洗患处。

上方加减服 9 剂后，患者自觉走路增多，患肢轻松，服 21 剂后，患者病情显著好转，肤色由紫赤转为红润，走路轻快，疼痛消失，患脚冷减轻，原来趾甲破碎的现象好转，有好甲新生。（《中医外科心得集》）

按：本案为山西中医学院附属医院赵尚华验案。患者病属脉管炎中期，中医诊断为脱疽。患者因受冻引起，致使气血凝滞，经脉受阻，寒凝脉络，阳气不达四末，故肢体发凉；患病日久，气机失调，经络不通，不通则痛，故见疼痛加重，局部皮色青紫；气血不行，血不濡养筋脉，故见汗毛稀疏，五趾甲苍白，破碎，肌肉萎缩等。故本病辨证为气滞血瘀，兼虚寒。治疗以丹参、鸡血藤、红花、当归、赤芍等药养血活血为主；以党参、白术、黄芪等药益气补虚为臣；用桂枝、白芍温经散寒止痛为佐药；炮甲珠活血通脉为佐药；甘草温润调和诸药为使药。

案例 4：陈淑长医案。

张某，男，37岁，1992年7月27日初诊。主诉右足间歇性疼痛3年。患者3年前右足第2趾疼痛后破溃，服用通塞脉片逐渐愈合。为防止复发，连续服该药3年。半个月前，疼痛加重，行走200米后小腿至足僵硬、沉重、胀痛、麻木，患肢发凉，夜间无明显疼痛。吸烟16年，15支/日。查体：右足皮色苍白，皮温低于左足，汗毛脱落，趾甲增厚。右足背动脉搏动消失。舌淡紫，舌边有齿痕，脉沉细。阻抗式血流图检查：右小腿及足背动脉重搏波消失，单波波幅各 0.008Ω 和 0.009Ω。

临床诊断：①西医诊断：血栓闭塞性脉管炎（组织缺血期）；②中医诊断：脱疽（脉络寒凝证）。

治法：温经散寒，活血通络。

处方：川乌10g，桂枝15g，生黄芪30g，炮姜10g，熟地黄15g，白芍15g，当归15g，川牛膝15g，川芎10g，茯苓30g，泽泻40g，白术10g，甘草10g。水煎服。

服上方1个月，症状改善明显。小腿寒冷消失，跛行距离400米，疼痛减轻，胀麻消失，仍有沉重感。舌淡黯，脉沉细。血流图右小腿及足背动脉波形改善，已有重搏波，波幅各为 0.021Ω 和 0.026Ω。（《周围血管病效方验案》）

按：本案患者病属脉管炎早期，中医诊断为脱疽。其因多为吸烟过度，烟毒损伤血脉，气血郁滞，脉络闭塞，阳气不达，寒湿内生。寒湿均为阴邪，易伤阳气，合而为邪，阻滞气血，故患者肢体寒冷、僵硬、疼痛。陈淑长认为烟毒寒凉之品对本期患者不利，可加重寒凝，故本病辨证为脉络寒凝兼湿。治疗以川乌、桂枝、炮姜温经散寒为主药；当归、熟地黄、川芎、白芍养血活血为臣；茯苓、泽泻、白术健脾利湿为佐药。川牛膝引药下行且活血，生黄芪益气走表，甘草温润调和诸药为使药。

摘自《今日中医外科》（王沛、张耀圣、王军主编，人民卫生出版社，2011 年）

研究 6

血栓闭塞性脉管炎是一种在劳动人民中常见的慢性血管疾病，是动脉和静脉周期性、节段性炎症病变。它危害性大，治疗困难，属于中医"脱疽"范畴。

（一）病因病机

中医学认为，本病的病因有二：第一，肾虚之体，髓海不足，脉络空虚，阴寒湿邪，乘虚侵袭，寒湿痰浊，凝滞于经脉之中，造成经脉痹阻，气血瘀滞，阳气不能下达，以致经脉不通而发病。病邪滞久而化热，热甚肉腐，甚至五趾相继坏死。第二，火蕴脏腑，寒湿外侵而成。多因过食膏粱厚味，辛辣炙煿，火毒内生，或用丹石房术之药，淫火猖狂烁于骨髓，寒湿外侵，如此内热外寒，经脉阻塞，气血瘀滞，乃发此证。

毒邪为什么会聚于趾指呢？中医理论认为：人身气血周流于上下，则毒气不会聚于一处。毒邪聚结，气血凝滞，乃乘气血不足之故。脉管炎生于四肢末梢，气血不能充达之处，正说明气血本虚，是本病重要原因之一。

现代医学认为：血栓闭塞性脉管炎是一种全身性疾病。在寒冷、潮湿、毒素、外伤及精神因素等刺激作用下，中枢神经系统的调节障碍，引起植物神经系统机能失调和内分泌活动异常，以致血管痉挛。长期血管痉挛，引起血管壁营养障碍，进而引起血管壁内膜增厚，血栓形成，血管闭塞，甚者形成肢端坏疽。本病虽说是全身性疾病，但主要发生在下肢的中小动脉（如胫前动脉、胫后动脉等），上肢血管发生者较少，内脏血管（肠、脑、心等）发生者则更少。

（二）辨证论治

由上述两种原因导致的血栓闭塞性脉管炎初期症状不同，但破溃后的表现则基本一致。临床上一般可分如下四型辨证论治。

1. 阳虚寒凝型

发病较缓，面色微黄，患肢麻木酸困，时有抽痛，久则间歇跛行，甚则肌肉逐渐萎缩，汗毛稀疏脱落，局部肤色苍白，粗糙不泽，患处冰冷，疼痛，趾甲增厚色暗，趺阳脉、太溪脉搏动减弱或消失，甚至全身可伴有腰酸遗精、阳痿、耳鸣等症状，舌淡，苔白，脉沉细。相当于现代医学缺血缺氧期。证属脾肾阳虚，寒湿凝聚经络，治宜补阳活血，温经通络。方用阳和汤，及当归四逆汤加减。

处方：制附子10g，桂枝10g，麻黄6g，丹参30g，鸡血藤30g，川牛膝12g，红花10g，地龙10g，当归15g，赤芍15g，炮甲珠10g，水煎服。

若寒重者，加鹿角霜、肉桂、细辛；肌肉萎缩者，加党参、怀山药、苍术。

2. 气滞血瘀型

主要症状有面黄色暗，患处紫赤、沉重疼痛，行走站立加重，夜间更甚，肌肉萎缩，间歇跛行增重，有明显的络脉郁滞现象，患肢抬高色白，下垂青紫，跌阳脉和太溪脉搏动消失，舌质紫暗，或有瘀斑、瘀点，苔薄白，脉沉弦。相当于西医营养障碍期。证属气滞血瘀、络脉阻遏、寒将化热，治宜活血化瘀，痛经活络。方用通脉四逆汤合血府逐瘀汤加减。

处方：当归 15g，赤芍 15g，白芍 15g，川牛膝 12g，红花 10g，丹参 30g，鸡血藤 30g，炮甲珠 10g，川芎 10g，金银花 30g，甘草 15g。水煎服。

瘀滞重者，加虻虫、水蛭、地龙；肿胀疼痛甚者，加生薏苡仁、防己、木瓜；疼痛不止者，加延胡索、乳香、没药；伴有游走性静脉炎者，重用金银花，再加玄参、蒲公英、紫花地丁等清热解毒药。

配合功能锻炼法抬高患肢 2~3 分钟，再将患肢垂于床沿 3~5 分钟，再平卧 2~3 分钟。每日锻炼 3 次，每次重复 5~6 遍。

3. 热毒型

主要症状有面色晦暗和苍白，饮食减少，发病较急，患肢剧痛，如汤泼火灼，昼轻夜重不能安眠，甚者坏死焦黑，或溃烂成脓，周围紫赤肿胀，久则趾节脱落，味臭难闻，全身可伴有烦躁不恶寒，大便秘结，小便短赤，舌红绛，苔黄燥，脉洪数或洪大。本型相当于现代医学的坏死期。此为火毒炽盛，治宜泻火解毒、活血通络。方用四妙勇安汤合顾步汤加减。

处方：金银花 30g，当归 30g，石斛 21g，连翘 15g，赤芍 15g，紫花地丁 30g，牛膝 12g，野菊花 12g，丹参 30g，红花 10g，甘草 15g，蒲公英 30g，玄参 15g。水煎服。

大便秘结者，加大黄、火麻仁；气虚者，加黄芪、党参。

4. 气血双虚型

主要症状有面容憔悴，苍白无泽，神疲身羸，肢体枯细，疮口久久不愈，舌淡少苔，脉细无力。此为久病致虚，气血不足。治宜培补气血，方用十全大补汤、顾步汤、人参养荣汤等加减。

处方：党参 10g，生黄芪 30g，焦白术 10g，当归 30g，熟地黄 12g，白芍 15g，川芎 10g，柏子仁 10g，丹参 30g，茯苓 10g，玄参 12g，川牛膝 12g。水煎服。

外治：①初期未破溃前，用椒艾洗药熏洗。先熏后洗，每次 30 分钟，每日 1~2 次。②破溃后用 0.5% 高锰酸钾溶液浸洗疮面，然后清洁换药，最好暴露疮面。③坏死组织分界线清楚时先截趾，必要时截肢。

（三）医案举例

案例 1：徐某，女，43 岁，山东人，工人。1978 年 2 月 12 日住院治疗。住院号 8701。病史：1977 年 4 月 24 日左脚背被金属砸伤，肿胀疼痛不显著，但长期不愈。经多家医院诊治，皆诊断为外伤性脉管炎，但治疗效果不明显。在我院门诊治疗 4 个月有好转，但现在右下肢仍冰冷，肢色苍白，干燥无汗，阵发性疼痛，小腿胀疼，间歇跛行严重（仅能走约 30 米），大踇趾趾甲变黑，增厚粗糙，二趾甲亦有半部变黑，腓肠肌压痛，足掌部压痛，右脚背动脉搏动消失，诊为外伤性血栓闭塞性脉管炎。据上述症状，结合舌淡、舌边红、苔薄白、脉沉缓，证属阳虚不能下达、寒邪凝滞脉络，治宜温通活血为主。

处方：炮附子 10g，当归 15g，木通 6g，赤芍 15g，丹参 30g，桂枝 6g，熟地黄 15g，白芥子 10g，鸡血藤 30g，炮甲珠 10g，川牛膝 12g。水煎服，每日 1 剂。

外用：椒艾洗药加减，煎水熏洗患肢。

服药 9 剂后，患足开始有发汗现象，疼痛减轻。服药 24 剂后，患者症状明显好转，疼痛继续减轻，走路时患足能放平，有汗出，不怕冷，足背动脉开始搏动，但较弱。之后又用上方加减巩固治疗 2 月余，于 5 月 27 日痊愈出院，至 1979 年 5 月随访，患者身体很好，一直坚持工作。

案例 2：刘某，男，27 岁，河北人，工人。1979 年 6 月 20 日因右腿间歇跛行 4 年，住院治疗。住院号 9673。病史：1975 年元旦出车受冻，引起右脚肿胀、冰冷、紫赤疼痛。当时经多家医院诊为血栓闭塞性脉管炎，在全国多方医治，用扩张血管药等西药及中药两百余剂，坚持治疗 4 年，病情虽未进展，但未治愈。遂来我院治疗。

患者右足冰冷、青紫，汗毛稀疏，五趾趾甲苍白、破碎，间歇跛行，腓肠肌轻度萎缩，足趾、趾尖裂口，趺阳脉消失，食欲尚佳，二便调，脉缓涩，舌红苔白。1978 年 12 月血流图提示：右侧血管紧张度增高，弹性差，两侧波幅差 72%。证属气滞血瘀，兼虚寒。治宜活血通脉为主，辅以补益温阳。

处方：①丹参 30g，鸡血藤 30g，红花 10g，党参 10g，黄芪 30g，白术 10g，当归 30g，赤芍 15g，白芍 15g，桂枝 10g，炮甲珠 10g，甘草 30g。水煎服。②艾洗药水煎熏洗患处。

上方加减服 9 剂后，患者自觉走路增多，患肢轻松，服 21 剂后，患者病情显著好转，肤色由紫赤转为红润，走路轻快，疼痛消失，患脚冷减轻，原来趾甲破碎的现象好转，有好甲新生。于 7 月 22

日病情显著好转而出院。

附：历代文献

《灵枢·痈疽》："发于足指，名曰脱痈，其状赤黑，死不治，不赤黑不死。不衰，急斩之，不则死矣。"（《针灸甲乙经》第一次将"脱痈"改为"脱疽"）

《刘涓子鬼遗方》："发于足趾，名曰脱疽，其状赤黑不死，治之不衰，急斩去之，治不去，必死矣。"

《外科正宗》："夫脱疽者，外腐而内坏也。此因平昔厚味膏粱熏蒸脏腑……疮之初生，形如粟米，头便一点黄疱，其皮犹如煮熟红枣，黑气侵漫，相传五指，传遍上至脚面，其疼如汤泼火燃，其形则骨枯筋练。"（此似为动脉硬化性坏疽）

《外科证治全生集》："凡手足无名指，患色白而痛者，脱骨疽也。诸书载云，急剪去指，可保其命，迟则肿延手足之背，救无术矣。殊不知此疽也，大人以阳和汤，小孩以小金丹，最狠者以犀黄丸皆可以消之。"（从证治看，此约为血栓闭塞性脉管炎）

摘自《中医外科心得集》（学苑出版社，2010 年）

研究 7

从脉管炎的辨证谈起

中医学的辨证论治是中医认识疾病、防治疾病的重要方法，古代医家运用此法创建了辉煌的成就，现代医家仍能凭借此法有效地防治绝大多数的疾病，今后还将能发挥其优势及时地防治新的病种，为人类的健康事业做出更大的贡献。中医学的发展是多方位、多层次的发展，比如病因学的发展、病机学的发展、诊断学的发展、中药学的发展、方剂学的发展、治疗学的发展等，然而能够带动中医全面发展、有重大突破、重大历史意义的发展是辨证论治的发展。如在春秋战国之前以《黄帝内经》为代表的中医学，提出了辨证的原则性的理论，在临床上也可见到辨证论治的初萌现象；到汉代《伤寒论》的六经辨证，使中医学得到第一次突破性的进展，理法方药各方面都有可圈可点的明显进步；宋元时期，八纲辨证、脏腑辨证逐步为医家在杂病中充分运用，促进了中医理论的学术争鸣，各种学术流派得以形成；明清时代卫气营血辨证、三焦辨证的创立，在瘟病的认识和防治方面取得了又一次突破性的发展，使中医辨证论治基本上更全面、更系统地落实到临床各科的防治体系中，形成古代基本完整的中医学学术体系，中医学发展到昌盛阶段。那么今后中医学将如何发展？

我们试从脉管炎辨证的发展情况来略做分析，进行初步探讨。从《黄帝内经》（春秋战国）时期到晋代《刘涓子鬼遗方》时，只能从直观的患足颜色变化辨出"可治"与"不治"证。《灵枢·痈疽》："发于足，名曰脱痈。其状赤黑，死不治，不赤黑，不死。"《刘涓子鬼遗方·卷四》："发于足趾，名曰脱疽，其状赤黑，不死；治之不衰，急斩之；治不去，必死矣。"两本著作的成书年代相隔千余年。从文字叙述来看，两本书中所记载的辨别"可治症"与"不可治症"是一致的，但具体"可治"的内容与"不可治"的内容已经有了明显进步。《黄帝内经》中"其状赤黑"便是"不治"

之证的依据。到《刘涓子鬼遗方》"其状赤黑",是可治证的指标,治而不效的才是"不可治症"。这说明治疗的方法多了,效果提高了,经验更趋成熟了。

从唐宋至明清,脉管炎辨证有了较大的进展。开始辨虚实、别寒热,如薛己《外科枢要·脱疽十三》:"色赤作痛者,元气虚而湿毒蕴盛也……色黯不痛者,肾气败而虚火盛也。"《洞天奥旨·手足指疮》认为脱疽是"气血大亏,不能周到"。《疡医大全·脱疽》认为"脱疽乃肺经受热,发于两手五指头上"。王洪绪所著《外科证治全生集·上部治法》说:"凡手足之无名指,患色白而痛甚者,脱骨疽也……大人以阳和汤。"所提及证型为寒证无疑。

诸代医家对脉管炎的不同观点都是在辨证论治的思维方式指导下,从临床实践中总结出来的。由于受到历史条件、地理位置、病例来源等的限制,不同的医家所治疗病例的临床特点各一,如治疗患者局部表现常为色红者,则认为本病多热证;若常为色白者,则认为本病多寒证;若常为色赤肿痛者,则认为本病多湿毒蕴盛等。虽然受到诸多条件限制,导致诸家对本病的看法各有偏颇,但真实的临床记录,切实的病因病机解说十分可贵。

陈实功在前人研究的基础上,结合自己的临床经验,创立了脉管炎阶段性辨证,并对疾病进行逆顺论述,如《外科正宗·脱疽论》提到,"初出形如麻子……根脚收束者吉,初起形如粟米,肉便紫色,不肿刺痛,黑气延散者逆","已成,头便作腐……脓出肿消者吉","已成,疮形枯瘪……毒传好指者逆";"已溃,先脓后腐,肉色红活,毒不走散,气不腥秽者吉","已溃肉枯筋腐,血水臭汗,疼苦应心,零仃彻骨者逆"。综合看来,陈实功对脉管炎的辨证有了较为全面、系统的认识，为脉管炎辨证论治理论的发展做出了重大贡献。

新中国成立后，脉管炎的辨证有了质的飞跃。根据脉管炎的脉症变化，中医专家有的将其分为5证：即虚寒证、血瘀证、热毒证、气血两虚证、肾虚证（阴虚、阳虚两种）；有的分为4证：即虚寒证、血瘀证、热毒证、气血两虚证；有的分为6证：即脉络寒凝证、脉络寒湿证、脉络瘀热证、脉络热毒证、脉络血瘀证、气血亏虚证。依据脉管炎病程发展及病理变化，西医将其分为3期：局部缺血期、营养障碍期、坏死期，而中医则相应的辨证为3型：阳虚寒凝型、血瘀郁热型、阴虚湿毒型。中医外科学会血管病专业委员会集各家之长，经充分讨论、反复研究，最后基于脉管炎病理变化的本质，按照其发展规律，制订了《血栓闭塞性脉管炎的中医诊断及疗效评定标准》，将脉管炎的临床辨证分为5个证型：脉络寒凝证、脉络血瘀证、脉络瘀热证、脉络热毒证、气血两虚证。按照这一标准辨证施治，只要用药得当，则脉管炎的病情基本可以得到控制，治愈率可达到50%~60%，有效率可以保证在90%以上。

在认识疾病的基础上，如何才能紧跟时代步伐，促进中医学的发展，我认为：

1. 提高临床疗效是基础

中医的价值在于治疗疾病，而提高疗效是最基本的工作。凡是血管病的有效的病例，其治疗方法都要认真收集，不管是一个病例，还是系统的一组病例；不管是单方，还是复方；不管是偶然的疗效，还是计划设计以后而取得的疗效，只要是有效的治疗方法都要收集。普通病种，通过大约 100 例病人的观察研究，便可以基本了解这个病种的概况。

2. 科学分析是根本

我们应充分利用中医外科学会的优势，集全国学者之智慧，运用中医学的思维规律，结合西医对该病的病因、病理、病程的研究结果，通过全面系统的讨论，对所研究的具体病种得出一个客观、全面的证候体系，筛选出最佳的治法方药。并在此基础上，制订出可靠的诊断及疗效标准。如果可以扎扎实实展开研究，通过 10~20 年的努力，我们周围血管病的疗效将会充分得到提高。

摘自《周围血管病的研究进展与中医治疗经验》（陈淑长、葛芃主编，学苑出版社，2002 年）

研究 8

赵尚华治疗糖尿病足临床经验介绍

糖尿病足坏疽是糖尿病患者特有的临床表现，作为糖尿病后期血管、神经严重发症之一，也是糖尿病病人致残致死的重要原因。多发生于年龄较大、病程长而病情控制不佳的患者。

"糖尿病足"并非限于足部，也可发生在头颈部、背部、胸部、臀部，但绝大多数发生在下肢末端，当下肢血管发生动脉硬化后，会引起管腔狭窄造成下肢缺血、缺氧，一旦损伤，则不易愈合，易继发感染和形成溃疡而导致坏疽；或因神经病变使足部皮肤干裂、感觉迟钝，造成外伤、伤口久不愈合，导致皮肤感染、溃烂、坏死，故称"糖尿病足"。构成糖尿病足的三大因素是神经病变、血管病变及感染。合并感染是加重坏疽病情发展的始动因素，而在迅速有效地控制感染、降低截肢率、提高治愈率等方面，中医起着积极有效的作用。

糖尿病足坏疽多发生于中老年人。男多于女，男女之比为3：2。糖尿病病程平均约10年。坏疽部位下肢多见，占92.5%，上肢少见。单侧发病约占80%，双侧同时发病约占20%。足趾和足底同时坏疽的多见，占77.5%。足趾和小腿同时坏疽占5%，仅小腿坏疽占5%。足趾或手指发病占12.5%。

（一）辨证论治

赵老在临床上将糖尿病足坏疽分为寒凝血瘀、湿热下注、气阴两虚三种常见证候。

1. 寒凝血瘀证

临床表现：肢端坏疽，颜色发黑，创面渗出物较少，肢体发凉怕冷为主症，疼痛麻木，感觉迟钝，皮肤苍白，舌苔薄白，舌暗红，脉沉细弱。

辨证分析：本病为寒凝血瘀，脉络阻滞。由于瘀血痹阻脉络，肢端缺血，肢端坏疽，颜色紫暗，肢体发凉怕冷，疼痛麻木，感觉迟钝，皮肤苍白，舌苔薄白，舌暗红，脉沉细弱。方用阳和通脉汤加减。

常用药物：制附子，桂枝，麻黄，丹参，鸡血藤，川牛膝，红花，地龙，当归，赤芍，炮甲珠。

若寒重者，加鹿角霜、肉桂、细辛；肌肉萎缩者，加怀山药、苍术。血糖控制欠佳的加生黄芪、麦冬、五味子、五倍子等。

2. 湿热下注证

临床表现：肢端坏疽，溃烂肉腐，颜色紫红，疮面渗出物较多，肢体肿胀，疼痛剧烈为主症，皮肤发红，小便黄赤，舌暗红，苔黄腻，脉濡数。

辨证分析：本证病机为湿热下注，瘀血内阻。由于湿热血瘀，脉络不通，局部失养，肢端坏疽，溃烂肉腐，颜色紫红，疮面渗出物较多；湿热下注，故患者肢体肿胀，疼痛剧烈，皮肤发红，小便黄赤，舌暗红，苔黄腻，脉濡数。方用清利通络汤加减。

常用药物：金银花，紫花地丁，丹参，鸡血藤，炮甲珠，车前子，生薏苡仁，茯苓，白花蛇舌草等。

若肿胀明显又皮肤光亮者，加土茯苓；痛甚者加乳香，没药；气虚者加生黄芪；阴虚加麦冬、山萸肉、五味子。

3. 气阴两虚证

临床表现：肢端溃烂，新肉不生，愈合迟缓，患者皮肤干燥，肌肉萎缩为主症，或头晕，乏力，口干，目涩，舌暗淡，脉细弱或细涩。

辨证分析：本证为坏疽后期，气阴两伤，津伤血瘀证。由于气阴两虚，瘀血内阻，肢端溃烂；正气大衰，精血不足，故新血不生，新肉不长，愈合迟缓，皮肤干燥，肌肉萎缩；气血两虚，故头晕，乏力，口干，目涩；正虚血瘀，气阴两伤，故舌暗淡，脉细弱或细涩。方用益气养阴汤加减。

常用药物有：生黄芪，麦冬，五味子，茯苓，生龙骨，丹参，鸡血藤，生薏苡仁，车前子。

赵老认为糖尿病足，无论何种证型都存在一个共同的问题，那就是都有气阴两虚证象。在治疗过程中既要注意临床表现，又要以益气养阴为本，长期稳定血糖水平，才能使病情稳定，逐渐康复，避免反复不愈。

（二）病案举例

刘某，男，75岁，2006年12月12日初诊。

主诉：两足趾溃破，肿胀两年。

病史：患有糖尿病数十年，而且足溃破十余年。自1993年始，左踇趾下方、右踇趾下方开始溃破成口，现加重已2年，两足肿，患者自觉系食羊肉诱发加重。尿糖（++）~（+），时好时坏；但饮食控制较好，血压120/80mmHg，足背（++）。同时患者伴有口干，口苦，喜饮水，尿量多等。舌质红，苔白，脉细滑。患者自诉曾用柿子叶治愈溃疡。

诊断：糖尿病足。

中医辨证：气阴两虚证。

治法：益气养阴，活血通络。

处方：生黄芪30g，麦冬10g，丹参30g，川牛膝10g，地龙10g，炮甲珠10g，当归10g，金银花30g，鸡血藤30g，五味子10g，生龙骨30g，云苓10g，车前子10g。

2007年1月3日，上方15剂，患者来电自诉双脚肿消，已有一个创面愈合，又电话索方，恐其有变，故约其亲诊。

二诊：2007年1月7日。患者来诊，服药15剂，其腿肿已消，右踇趾溃口愈合，现仍有口干、苦，饮水多，尿多，尿糖（+），舌红，苔白，脉滑大。效佳改上方生黄芪45g，生薏苡仁15g。继服15剂。

三诊：2007年2月22日。患者左脚溃口将愈，右脚口已愈，但右小腿肿胀严重，有皮肤紫斑、粗糙，尿糖（++），心电图示轻度供血不足，舌红，苔薄白，脉滑。

处方：生黄芪 36g，麦冬 10g，山萸肉 10g，五味 10g，川牛膝 10g，鸡血藤 30g，丹参 30g，车前子 10g，土茯苓 30g，云苓 10g，地龙 10g，桂枝 10g，甘草 6g。水煎服，共 15 剂。

后电话随访，溃足痊愈。

摘自"中华中医药学会周围血管病分会 2011 年学术大会"

临床研究

研究 1

血栓闭塞性脉管炎属中医"脱疽"范畴，是严重危害人民健康的常见病。我们从 1982~1989 年应用中医辨证论治方法，拟定一证一方研究治疗本病 222 例，并结合肢体血流图观察疗效，现将研究情况报告如下。

（一）临床资料

1. 一般情况

本组 222 例中，男 209 例，女 13 例；20~50 岁 193 例，51~62 岁 29 例（均是患病 10~20 年的再次发病者），青壮年占绝大多数；病程最短 2 个月，最长 30 年，以 1~5 年最多。

2. 临床表现

下肢受累 208 例，其中双下肢受累 182 例，四肢受累 5 例；上肢受累 14 例。局部破溃 91 例。

3. 病证分期

局部缺血期 70 例（31.5%）；营养障碍期 57 例（25.7%）；坏死期 91 例（41.0%），其中 Ⅰ 级坏死 67 例，Ⅱ 级坏死 16 例，Ⅲ 级坏死 8 例；恢复期 4 例（1.8%）。

4. 治疗时间

住院治疗 174 例，门诊治疗 48 例。按住院时间统计，30 天以内 7 例，30~60 天 51 例，60~120 天者 69 例；120~180 天者 32 例；180 天以上者 15 例。疗程最短者 23 天，平均住院日期 98 天。

（二）治疗方法

1. 辨证治疗

根据本病的症状和病理变化，分四种证型，一证一方进行治疗。

（1）虚寒证（相当于局部缺血期）

面色萎黄，肢冷恶寒，患肢皮色苍白、粗糙不泽，触之冰凉，麻木酸困，间歇性跛行，趾（指）甲增厚、色暗。跗阳脉、太溪脉搏动减弱或消失。舌质淡，苔白，脉沉细。证属阳虚寒凝。治以壮阳散寒，温经通络。方用阳和通脉汤（药物组成：炮附子，桂枝，麻黄，鸡血藤，川牛膝，红花，地龙，丹参等），每日 1 剂，水煎服。肌肉萎缩者加党参、山药、苍术。外用椒艾洗药（药物组成：川椒，艾叶，桂枝，防风，苏木，透骨草，当归，槐枝等），煎汤熏洗患处，每次 30 分钟，每日 1~2 次。

（2）气滞血瘀证（相当于营养障碍期）

面黄色暗，患处赤紫肿胀，沉重疼痛，行走站立加重，夜间更甚，或有患肢肌肉萎缩，间歇性跛行增重。若抬高患肢则颜色苍白，下垂则青紫，有的伴有小腿或足部反复发作的浅静脉炎。跗阳脉、太溪脉消失。舌质黯紫，或有瘀斑、瘀点，苔白，脉沉弦。证属气滞血瘀，络脉阻遏，寒将化热。治以活血化瘀，通经活络。方用逐瘀通脉汤（药物组成：当归，赤白芍，川牛膝，红花，丹参，鸡血藤，炮甲珠，枳壳等），水煎服，每日1剂。患肢肿胀疼痛者，加生薏苡仁、木瓜、防己；伴有游走性静脉炎者，加蒲公英、紫花地丁、生薏苡仁等。

（3）热毒证（相当于坏死期）

面色灰暗或苍白，食欲减少，患处剧疼，如汤泼火灼，昼轻夜重，夜不能眠，喜凉怕热，局部红肿，灼热或溃烂坏疽，脓多恶臭。全身发热，恶寒，或伴有大便秘结，小便短赤。舌质红绛，苔黄燥，脉滑数或洪大。证属火毒炽盛，阴分受伤，腐肉成脓。治以泻火解毒，育阴通络。方用解毒通脉汤（药物组成：金银花，紫花地丁，蒲公英，连翘，当归，赤芍，玄参等），水煎服，每日1剂。大便秘结者加大黄、火麻仁；若坏死组织与正常组织分界线清楚时，可以截除坏死的趾（指）。

（4）气血两虚证（相当于恢复期）

面容憔悴，苍白不泽，神疲身羸，肢体枯细，皮肤干燥脱屑，趾甲松厚，创面久不愈合。舌淡少苔，脉细无力。证属气血两虚。治以培补气血。方用顾步复脉汤（药物组成：党参，生黄芪，焦白术，当归，熟地黄，赤芍，石斛，丹参等），水煎服，每日1剂。

以上各证均可配合服用活血化瘀止痛的通脉胶丸（药物组成：炮甲珠，全虫，蜈蚣，地龙等），每次 3~4 丸（每丸 6g），1日 2 次。

2. 其他治疗

（1）破溃后外敷象皮生肌膏或用高锰酸钾溶液清洗，常规清洁换药。

（2）坏死组织与正常组织分界线清楚后截除坏死的趾（指），平时可用"蚕食"方法清除创面的坏死组织。

（3）对于合并感染者，适当应用抗生素。

（三）治疗结果

1. 疗效标准

参照 1983 年 11 月《最新国内外疾病诊断标准》（初稿）中血栓闭塞性脉管炎诊断及疗效标准。

（1）临床治愈

患者疼痛，红肿或发绀消失，创面完全愈合，患肢侧支循环已建立，血循环无明显障碍，肢体活动功能恢复，能进行一般工作或恢复原工作。肢体血流图波幅恢复正常或明显增强。

（2）显效

患者疼痛、红肿或紫绀显著减轻，皮色、温度明显恢复，创面接近愈合，局部血循环明显改善，肢体活动功能基本恢复，能做轻工作。肢体血流图波幅增强。

（3）好转

患者疼痛、红肿或紫绀减轻，皮色、温度较前明显好转，创面缩小，局部血循环有所改善。

（4）无效

临床症状未见减轻，创面没有好转或继续恶化，而使患者致残。

2. 疗效分析

（1）近期疗效

本组近期疗效（见下表）：222 例中，总有效例数 212 例，总有效率为 95.5%；临床治愈 155 例，临床治愈率为 69.8%；无效 10 例中有 6 例施行小腿截肢术（占 2.7%），4 例转院。

近期疗效

组别	总例数	临床治愈例数（%）	显效例数（%）	好转例数（%）	无效例数（%）
本治疗组	222	155（69.8）	43（19.4）	14（6.3）	10（4.5）

91 例坏死期患者治疗情况：本组 222 例中，共有 91 例属坏死期患者，其中临床治愈 66 例，占 72.5%；显效 10 例，占 11%；好转 5 例，占 5.5%；无效 10 例，占 11%。

治疗前后肢体血流图检验结果分析：我们以肢体血流图观察疗效，治疗前后肢体血流图的单波波幅（Ω）为统计数据，选用 t 检验进行两两比较分析疗效。本组 222 例中，统计 98 例（其余例数因未作治疗前后对照未能进行统计）。其中 I 期 24 例，II 期 19 例，III 期 55 例。治疗波幅均有不同程度的增强，其中波幅显著增强者 73 例，波幅增强者 25 例。98 例中，有 50 例治疗后 2~6 年双下肢血流图观察疗效。用单波波幅（单位 Ω）值作为定量标准，用自身对照方法，做统计学处理（见下表）。

50例患者肢体血流图治疗前后对照（单位 Ω×±SD）

部位	治疗前	治疗后	
左小腿	0.0347±0.0174	0.0626±0.0238	#
右小腿	0.0361±0.0203	0.0663±0.0190	#
左足背	0.0456±0.0253	0.0787±0.0248	#
右足背	0.0509±0.0367	0.0839±0.0416	#

注：统计学处理，#$P<0.001$（ t 值分别为 14.96，16.36，13.76，9.88 ）

检查结果表示，患者经治疗后肢体血流图幅值明显增高，说明患肢血流量较治疗前明显增加。

（2）远期疗效

①优例：治疗后未复发，无明显的临床症状，肢体血循环恢复正常，能坚持一般工作或恢复原工作。②良例：治疗后未复发，有轻微的临床症状如患肢困倦、发凉等，肢体血循环尚好，能坚持一般工作。③差例：治疗后曾又复发，再次进行治疗，有明显的临床症状，肢体血循环差，不能坚持工作。本治疗组 60 例治疗后随访 2~6 年，优良 55 例，优良率 91.6%（见下表）。

远期疗效两组比较

组别	总例数	优例数 （%）	良例数 （%）	差例数 （%）	截肢例数 （%）
本治疗组	60	47（78.3）	8（13.3）	4（6.7）	1（1.7）

（四）讨论

脉管炎的病理变化主要是血瘀，全身中小血管节段性的瘀阻闭塞。但其病因较多，有寒、热、湿、瘀等。其病理变化更为繁杂，或寒热转化，或虚实相兼等。治病求本，活血化瘀是本病的基本治疗法则。但临床治病还必须严格遵从辨证施治的原则，才能取得既准确又迅速的疗效。我们在长期的临床中体会到，本病的急性进展阶段应以祛邪为主，化瘀为辅，用药宜分清寒热，如辨证选用阳和通脉汤、解毒通脉汤；在好转、稳定阶段，要以化瘀为主，以治其本，祛邪为辅，控制病情转化，如逐瘀通脉汤；在恢复阶段，以补虚为主，活血为辅，促进气血复元，创面愈合，如顾步复脉汤。

我们认为治疗本病应辨证论治，因本病的发展及演变不同，治则和方药也应不同，本疗法具有增加肢体血流量、改善血循环的作用。辨证论治，一证一方的近远期疗效优于单方单药的疗效。

本组住院病例疗程较长，平均住院日期98天。客观分析，本组坏死期较多，治疗难度大；主观来看，这正是需要我们不断改进治疗方法之所在。

附：脉管炎病例三则

案例1：黄某，男，22岁，农民。山西省原平县人。住院号9259。1982年11月21日入院。左脚疼痛4月余。患者于当年8月发现左脚蹬趾疼痛、青紫，遇冷苍白。11月疼痛加剧，昼夜不眠，纳呆，行路困难，并见蹬趾红肿、破溃。既往双脚发凉怕冷半年多。

查体：面色萎黄，形体消瘦。左足触之冰凉，皮肤色暗，粗糙，汗毛脱落，趾甲增厚，小腿肌肉萎缩蹬趾尖焦黑，干枯，脓稠、量少，稍有臭味，间歇性跛行10米。肢体位置试验阳性，左足背动脉、胫后动脉搏动消失，右足背动脉、胫后动脉搏动微弱。下肢血流图显示"双下肢波幅低平，以左侧更甚"。心电图正常，血糖正常，尿糖(－)。舌质红，苔焦黄，脉滑数。诊为血栓闭塞性脉管炎（脱疽）。

证属火毒炽盛，阴伤骨焦。治以泻火解毒，活血通脉。方用解毒通脉汤去熟地黄加大黄 10g。上方服 9 剂后疼痛减轻。局部坏死组织界线清楚，给施行左足踇趾截趾术。术后继续服上方，创面外敷象皮生肌膏。又服 30 剂，疼痛缓解，夜能入睡，伤口愈合。但双下肢困倦，双足发凉，只能行走 100 米，左足背动脉搏动未恢复，改服益气活血之方，方用顾步复脉汤调理 1 个月后诸症状消失，行走 1000~1500 米无小腿困倦。双足背动脉搏动恢复，但左侧较右侧弱。下肢血流图显示，右侧波幅基本恢复正常（波幅为 0.088Ω），左侧波幅增高（波幅为 0.042Ω）。住院 72 天痊愈出院。

案例 2：王某，男，28 岁。太原市人。住院号 15094。1984 年 4 月 16 日入院。双脚发凉疼痛，伴间歇性跛行 3 余年，加重 2 个月。患者于当年 2 月份因受凉，左脚踇趾肿胀、发红，疼痛加剧，行路困难。

查体：双脚发凉，皮肤粗糙、色暗，趾甲增厚，小腿肌肉萎缩。左脚踇趾青紫、肿胀。左足背动脉、胫后动脉搏动消失，右足背动脉、胫后动脉搏动减弱。肢体位置试验阳性，间歇跛行 20 米。心电图正常，血脂化验正常，血糖正常，尿糖（－）。肢体血流图显示：右侧低平，左侧基线波动。舌质紫黯，苔白，脉沉细。诊断为血栓闭塞性脉管炎（脱疽）。证属气滞血瘀，络脉阻遏，寒将化热。治以活血化瘀，通经活络。方用逐瘀通脉汤加生薏苡仁 30g。上方服 20 剂后疼痛大减，能入睡。左足踇趾肿胀见消。但内侧皮肤约有 0.5cm×0.5cm 的破溃面，脓稠有臭味，改服解毒通脉汤 20 剂，伤口外用象皮生肌膏，伤口接近愈合，双腿皮肤青紫见减，疼痛缓解。又见足跟疼痛，皮肤发凉，改用益气活血方法，方用顾步复脉汤加制附子 10g,调理 10 剂,诸症状消失,伤口愈合,能行走 500~1000 米而无症状。查血流图显示:右小腿波幅增高(为 0.052Ω),左小腿波幅由原来基线搏动变为低平小波,供血改善。于 6 月 5 日痊愈出院。共住院 50 天。

案例3:王某,男,37 岁,干部。山西阳泉市人。住院号:19775。1989 年 3 月 5 日入院。左足疼痛 2 月余。患者于当年 1 月份发现左足抽痛,小趾肿胀、发冷,遂后渐间歇跛行。2 月 25 日左小趾尖部破溃、流脓,周围青紫肿胀。

查体:患者左足冰冷,皮肤色暗粗糙。汗毛脱落,趾甲增厚,左小趾尖溃面 1cm×1cm,脓稠、量少,有臭味。间歇跛行 20 米。肢体位置试验阳性,左足背动脉、胫后动脉搏动微弱,右足背动脉、胫后动脉搏动尚可。心电图正常,血脂化验正常,血糖正常,尿糖(-)。下肢血流图显示:左下肢小腿波幅低平,右侧正常。舌质紫黯,苔黄,脉沉弦。诊为血栓闭塞性脉管炎(脱疽)。证属热毒炽盛,腐肉成脓。治以清热解毒,活血通脉。方用解毒通脉汤加益母草 60g、生薏苡仁 30g,去熟地黄、石斛。至 3 月 24 日加减服用上方 15 剂,患者自觉疼痛减轻,入睡好,伤口变浅,脓汁分泌减少,但患足发冷加重,加制附子 10g,麻黄 10g,减金银花、蒲公英。4 月初患者偶染风寒,咽痛,流涕,稍加疏风清热之品,感冒遂愈,病情稳定。4 月 14 日,上方加减又服 15 剂后,疼痛减轻,肿胀已消,伤口缩小,脓液少,患足皮肤温度好转,改用益气活血为治,方用顾步复脉汤加制附子 10g、炮甲珠 10g、丹参 30g,减石斛、金银花。5 月 29 日,上方服用 30 剂,精神好,纳谷香,入睡快,伤口愈合,间歇跛行缓解,但行走 1000~1500 米后小腿困倦。继以顾步复脉汤加减调理善后。至6月10日患者诸症消失，能行走1500米无不适感。下肢血流图显示：左小腿波幅恢复正常，为0.086Ω。痊愈出院。

摘自《血管疾病的血瘀与化瘀治疗》(陈淑长主编，人民卫生出版社，1994年)

研究2

多年来我们通过大量的病案分析，总结出该病的辨证治疗经验，并进行了长期的临床研究，取得了临床治愈率达69.8%的优秀成果。该项研究已由山西省科委、卫生厅组织专家鉴定，并于1994年授予省科技进步奖。

为了使这一诊断与治疗经验能更科学广泛地推广，并力求诊断更客观、治疗更规范，我们和山西大学计算机系潘政教授、太原五中赵振宏老师等合作，正确地构造了数学模型，研制了"血栓闭塞性脉管炎中医电脑诊疗系统"。临证时，可结合患者实际情况，借助计算机进行计量诊断，赋予药方，在临床应用中取得了可喜的成功。

（一）系统环境

本系统全部由 BASICA 语言编制而成，可在 IBM、PC、286-586 及其兼容机上运行。

（二）系统说明

本系统具有两大功能：诊断定型；治疗方案决策。

1. 诊断定型

数学模型的确定：由赵尚华教授对血栓闭塞性脉管炎患者的

病案进行分析归纳，结合中医理论提炼加工，总结出该病的临床资料、辨证分型，以及各型的治疗方案。

（1）临床资料

症状、体征、脉象、舌苔、血流图、动脉造影血管闭塞等共 50 项。

（2）证型

P1：阳虚寒凝型。

P2：气滞血瘀型。其中，P2（1）为气滞血瘀型，P2（2）为气滞血瘀兼湿热型。

P3：热毒型。

P4：气血双虚型。

根据临床经验和中医理论，每一证型都有相应的标准证候群，由潘政教授构造了合理的数学模型，即血栓闭塞型脉管炎相应的各证型的隶属函数式（诊断函数式）（略）。

对于一个具体的患者，将其具体的临床资料（有者取 1，无者取 0），代入以上各隶属函数式，进行计算，然后根据模糊数学的最大隶属原则：

当 PK=MAX（P1）时，则诊断为 PK 型脉管炎。因而可按 PK 型的药方施治，此处 K=1，2（1），2（2），3，4。

特殊情况：当 P2（2）型的各个临床资料也都出现时，很明显 P2（1）型的各个临床资料也都出现了，于是有：P2（1）=P2（2）=MAIX（P1）=1，根据临床经验，则诊断为 P2（2）型。

以上数字模型在计算机上实现后，经反复与临床大夫校核试验，进行了合理增删，纳入 80 例患者的临床试验表明符合率达到 98.75%。

2. 治疗方案决策

本治疗方案的特点是严格应用了辨证论治的基本原则，将本病辨析为四型五证，在对本病长期临床研究的丰富经验基础上，分别给出了针对五种证候的适当方案。在此基础上又结合患者个体差异，针对出现的不同兼见症状、血流图检测结果区别对待，随证加减。具体治疗方法有汤药或成药内服、药物外治及手术疗法等多种方法，共有数十种方案供选择。临证时，可结合患者实际情况，通过计算机运算，从而得出最佳方案。

（三）系统的实用性和优越性

本系统利用计算机的记忆、快速、准确、逻辑判断功能强等优势，综合分析血栓闭塞性脉管炎的诸多因素后，实现了正确的诊断及治疗方案的选择。结果显示出，它的实现过程与临床大夫对病人的诊治思维过程完全吻合。同时，本系统有很好的用户界面，所有信息的输入及反馈都采用人机对话的方式，通过屏幕提示，可将系统决策所需的信息全部输入。操作极为方便，即使不懂计算机的用户，也可很容易地使用本系统。本系统经临床医生使用，及我们进行的 80 例临床试验，表明本系统有良好的实用性。它具有准确、快速、个体化的优点，从而对提高临床疗效有显著的作用。

1. 本系统需对输入的各种信息进行处理，实现诊断与治疗方案的正确选择，完成一次运算只需 5 分钟左右，即在很短的时间，就可做出正确的诊断和确定治疗方案。

2. 血栓闭塞性脉管炎决策系统，能如实地再现临床专家的一套辨证施治的医学思想。此外，电子计算机具有逻辑判断功能和准确高速的处理能力。因此，此系统可使临床老专家的医学经验为更多的患者服务，能给青年医师提供一种快速、科学的选择治疗方案以指导，从而大大提高诊疗效率，减少了老专家的大量重复性指导工作。

3. 中医诊治疾病的临床经验，历来因诊断欠客观化、定量化、辨证思路多样化，而出现继承难度大、重复疗效难的困境。本系统的研制成功，为中医对疾病诊断的客观化、定量化，治疗规范化找到了一条可喜的途径。

4. 本系统所采用的模糊数学模型与中医的辨证论治的思维方法十分接近。如模糊综合评判中的模糊子集与中医证候中的证候群极类似，权系数的轻重与中医的抓主要症状的思路完全一致，最大隶属度就是用数字判断证候的方法等。模糊数学使用推理模型的层次清晰、结构明朗，与中医的辨证思维十分接近，相对来说简化了逻辑推理过程，所以本系统的准确率高达 98% 以上。

摘自《世界名医文献库》(香港医药出版社，1998 年)

研究 3

阳和通脉汤方议

血栓闭塞性脉管炎又称血栓闭塞性血管炎，简称脉管炎。属中医"脱疽"范畴，是一种主要由于阳气本虚，外受寒湿，致使经脉收引，气血凝滞所引起的初起患趾（指）苍白、怕冷、发凉、麻木、步履不便；继则疼痛剧烈，夜间尤甚；日久趾（指）色如煮熟红枣，渐色黑腐烂，溃烂蔓延，五趾（指）相传，最终导致肢端脱落的慢性疾病。是中医外科疑难重病之一。

西医认为血栓闭塞性脉管炎是一种累及血管的炎症性、节段性和周期发作的慢性闭塞性疾病。主要侵袭四肢中小动静脉，尤其是下肢血管。好发于男性青壮年。

中医学史上最早提及的是《灵枢·痈疽》："发于足指，名曰脱痈，其状赤黑，死不治；不赤黑，不死。不衰，急斩之，不则死矣。"之后华佗的《神医秘传》载："此症发生于手指或足趾之端，先痒而后痛，甲现黑色，久则溃败，节节脱落，宜用生甘草研成细末，麻油调敷……内服药用金银花三两，玄参三两，当归二两，甘草一两，水煎服。"这就是后世的四妙勇安汤。中医学认为，本病的病因主要有：内因，主要是情志太过和房劳损伤；外因，主要是感受寒湿之邪及特殊之烟毒，或与外伤有关。西医认为病因尚未明确，但也可分为外来因素和内在因素。外来因素主要有吸烟、寒冷与潮湿的生活环境，以及慢性损伤和感染，其中主动或被动吸烟是参与本病发生和发展的重要环节。内在因素有自身免疫功能紊乱、性激素和前列腺素失调以及遗传因素。

临床表现：本病起病隐匿，进展缓慢，常呈周期性发作，经过较长时间后，症状逐渐明显和加重。主要临床表现：①患肢怕冷，皮肤温度降低。②皮肤色泽苍白，或发绀。③感觉异常。④患肢疼痛，早期起因于血管壁炎症及邻近的末梢神经受到刺激，以后因动脉阻塞造成缺血性疼痛，即间歇性跛行或静息痛。⑤长期慢性缺血导致组织营养障碍改变。⑥患肢的远侧动脉搏动减弱或消失。⑦患肢在发病前或发病过程中出现反复发生的游走性浅静脉炎。⑧患肢末端严重缺血，产生干性坏疽，脱落后形成经久不愈的溃疡。

（一）治疗方法

赵老总结前人经验，针对该病提出分期分型辨证、内治外治结合的处疗方法。

1. 内治法

阳虚寒凝证：属脾肾阳虚，寒湿凝聚经络。治宜补阳活血，温经通络。方用阳和通脉汤加减。

气滞血瘀证：属气滞血瘀，络脉阻遏，寒将化热。治宜活血化瘀，通经活络。方用逐瘀通脉汤加减。

热毒瘀滞证：属火毒炽盛，瘀阻脉中。治宜泻火解毒，活血通络。方用解毒通脉汤加减。

气血双虚证：属久病致虚，气血不足。治宜培补气血。方用顾步复脉汤加减。

2. 外治法

初期：未溃者，用椒艾洗药熏洗，先熏后洗，每次 30 分钟，每日 1~2 次。

处方：川椒 15g，艾叶 15g，当归 30g，防风 15g，透骨草 30g，槐枝 15g，苏木 10g，桂枝 15g，红花 10g，桑枝 15g，生川乌 15g，蒜瓣 1 条，煎水熏洗患肢。

（二）阳和通脉汤

阳虚寒凝型在早期常见，赵老方用阳和通脉汤加减。

处方：制附子 10g，桂枝 10g，麻黄 6g，丹参 30g，鸡血藤 30g，川牛膝 12g，红花 10g，地龙 10g，当归 15g，赤芍 15g，炮甲珠 10g。水煎服，每日 2 次，早、晚分服。

若寒重者，加鹿角霜、肉桂、细辛；肌肉萎缩者，加党参、怀山药、苍术。

分析：因患者阳气不足，营血亏虚，寒邪乘虚入里，寒性收引，津液凝滞，寒痰凝滞痹阻于肌肉、血脉、筋骨、关节而生诸症。局部因受寒邪侵袭而无热证，故皮色不变，或呈灰白色；寒性属阴，易伤阳气，可见全身虚寒证候，舌淡苔白，脉沉细或迟细。

根据《素问·至真要大论》"寒者热之""虚则补之""结者散之"的原则，治宜温阳补血、散寒通滞，所以要用阳和通脉汤主治。

（三）方议

1. 君：制附子、桂枝

制附子辛甘大热，回阳救逆，补火助阳，逐风除湿散寒，可内温脏腑骨髓，外暖筋肉肌肤，上益心脾阳气，下补命门真火，既能追复散失之亡阳，又能峻补不足之元阳。

桂枝味辛性热，既可温经通脉，又能散寒祛邪，从而解散寒凝，共为君药。

2. 臣：丹参、鸡血藤、川牛膝、红花、当归

丹参性平，活血补血，可降而行血，善入血分，能通血脉，化瘀滞，又行而不破，功同四物。

鸡血藤行血补血，舒筋活络，其走守兼备，能化阴生血，温通经脉，活血通络，推陈出新，润而不燥，补而不滞，行而不破。

川牛膝活血祛瘀，补肝强肾，其甘酸微苦，性善下行，能通血脉，消瘀血，破癥瘕，散恶血，益虚损，强筋骨。

红花活血通经，祛瘀润燥，其性辛散温通，善入血分，能散

瘀血，活死血，有破血，行血，活血，调血之妙。

当归性温，补血止痛，其气轻味浓，能走能守，入心肝能化阳生阴，养血活血，走脾经，行滞气，共为臣。

3. 佐：赤芍、麻黄

赤芍性苦微寒，祛瘀止痛，能凉血热，散恶血，消痈肿，并佐附子桂枝热伤津血。

麻黄辛温微苦，开腠达卫，以驱散在表之寒邪，其性轻扬上达，可透毛窍，配君臣药布阳而不损精血，补精血不碍阳运，为佐。

4. 使：地龙、炮甲珠

地龙咸寒，通络止痛，性寒可防附桂过热而伤阴，通络行血而利关节。

甲珠活血通经，消肿排脓，可防后期溃烂，治未病，其性走窜，无所不达，引附桂达周身而祛寒，又可加强活血通络之力。同时甲珠地龙为血肉之品，咸入肝肾，填精补髓，强壮筋骨。共为使。

寒重者，加鹿角霜、肉桂、细辛进一步温阳补肾。鹿角霜温肾助阳，填精补髓，强壮筋骨之功尤著；肉桂味辛性热，既可温经通脉，又可散寒祛邪；细辛祛风散寒，通窍止痛。

诸药合用，化阴凝，布阳和，则阴疽诸症自除。

配伍特点有二：一为补阴药与温阳药合用，温补营血之不足；一为辛散药与温通之品相伍，以解散阴寒之凝滞，两者相辅相成，温而不燥，散不伤正，使阴破阳振，寒消痰化。

施老（施汉章）曾提及此方，认为此方燥烈，阳刚有余，阴柔不足，建议加入熟地黄白芍之类。

阳和者，是指春天的暖气。《史记·秦始皇本纪》："二九年，始皇东游……登之，刻石，其辞曰：维二十九年，时在中春，阳气方和起。"中春，即仲春，意思是说，到了仲春二月，阳和之气，方始升起。唐·柳宗元在《诏追赴都二月至灞亭上》有诗云："诏书许逐阳至，驿路开花处处新。"其功效犹如仲春和煦之气，普照大地，驱散阴霾，而布阳和，故以"阳和"名之。

阳和通脉汤共十一味药，阳和汤共七味药。二方相同之处仅有麻黄一味。不同之处：阳和汤用白芥子、炮姜、鹿胶、肉桂、甘草、熟地黄六味药，而阳和通脉汤则未用。阳和通脉汤有制附子、桂枝、丹参、鸡血藤、川牛膝、红花、地龙、当归、赤芍、炮甲珠十味药，而阳和汤则无。

（四）典型病例

王某，男，31岁，山西大同人，现为厨师。2009年3月15日初诊。

主诉：右足间歇性跛行3年。

现病史：患者3年前右足第二趾疼痛，点滴红花注射液，口服用药物（不明）后缓解。半月前疼痛增加，行走10分钟左右小腿疼痛至足，且麻木、发凉，夜间可痛醒，抱足而坐，用力搓揉后缓解。有遗精史，家族史。自小怕冷。患者吸烟但不甚，每日10支左右。饮食一般，亦不喜食油腻，大便经常稀薄不成形。在某医院服中药效差而来。查体：右膝下皮色苍白，皮温低于左下肢，右足颜色较深。右足背动脉搏动消失。舌淡紫苔白，有齿痕。脉沉弦细。血管造影提示：右胫后动脉，腓动脉前端闭塞，右胫前动脉近端闭塞。

中医诊断：脱疽（脉络寒凝证）。

西医诊断：血栓闭塞性脉管炎。

治法：补阳活血，温经通络。

处方：阳和通脉汤加减。

组成：制附子10g，桂枝10g，丹参30g，鸡血藤30g，川牛膝12g，红花10g，地龙10g，炮甲珠10g，当归15g，赤芍15g，麻黄6g，黄芪30g。水煎，早饭后40分温服，晚睡前服用。其中地龙和炮甲珠笔者研磨装胶囊让其服用。

外洗：川椒15g，艾叶15g，当归30g，防风15g，透骨草30g，槐枝15g，苏木10g，桂枝15g，红花10g，桑枝15g，生川乌15g。

7剂中患者有1日痛甚，但后3日未痛，之后每日偶尔疼痛，14剂后，患者已不疼痛，诸症缓解。制附子先期每剂先煎，服药半月后，与其他药一同煎服，共服汤药1个月，之后服散剂半年巩固。后又随他人就诊问及已愈。

（五）讨论

本病在初期，其症属寒，秉性阳虚，先天不足，再加后天失养而致。故用阳和通脉汤温阳而愈。患者3年前患病时口服之药虽不明但也是活血化瘀之类：跌打丸、云南白药等。说明此病初始期用活血通络之成药就能缓解，但成药势单力薄，在其加重时已不能控制病情的发展。在别处就诊之方，量大方大。患者云，用脸盆煎药尚觉其小，每日服汤药达1200mL，后闻及药味就有呕吐之意，遂转诊于此。再参他方也有水蛭等虫类之品，但为煎剂，遂用阳和通脉汤加减。主要原因在于：

1. 该方组织严密，力专效宏。①制附子、桂枝，对血液循环有明显的作用，使中枢和外周血管扩张，使心、脑等的血流量明显增高。②丹参、鸡血藤、川牛膝、红花、当归之类可抑制血小板的凝聚，有抗凝的作用。③赤芍清热活血之品，可降低血液黏度，改善血液的高凝状态，延长血栓形成时间。④麻黄对寒冷所致的免疫力下降有明显的对抗作用。⑤地龙、甲珠可抗血栓，抗凝血增强纤维蛋白的溶解作用，可明显改变血液流变学指标。⑥临症加入黄芪增强心脏收缩能力，使气血互生。

2. 中药乃汤剂，量大必然用水则多，为节省费用患者自己煎药，无法浓缩，再者胃肠先天不足，药效吸收随之也下降，无法长时大量服用。本方药量适中，患者能长期服用。虫类为蛋白之品，但放入煎剂，高温可使其破坏，不如另包胶囊服用，而且换做胶囊既可保药效，又可避其异味，同时又便于服用，又降低药价。

3. 制附子本有大毒，先煎可去其毒性，但服用日久，赵老认为患者可能有耐药之嫌，一分毒有一分效，故让其同煎，或可加大药效，但临床上应观察患者反应，避免中毒。

据患者回忆，其父亦患此病，而且已溃烂脱趾，后每日服药大约2年，至今未复发。兄弟四人，其中三人曾患此病，其最小亦发病最早。患者一直认为此病为其父遗传。笔者也查阅书籍，提到遗传者有，但非常少，报道亦少。其父今已过古稀，四十生子，发病时已五十有余。曾虑周围环境对其的影响，但其母、妻及周邻未有此症。故思此病与先天禀赋有很大关系，其父四十生子，而累及其子，家族共有四人患病，恐与基因有关。

赵尚华治疗血栓闭塞性脉管炎的初探

赵尚华教授，主任医师，中华中医药学会外科学会副主任委员，中华中医药学会中医外治学会副主任委员，《中医外治杂志》主编。第四批全国老中医药专家学术经验继承工作指导老师之一。从事中医外科学的临床、教学与科研工作40余年，博览医书，勤于钻研，积累了丰富的临床经验，特别对周围血管病、乳腺病、泌尿系疾病和部分肿瘤的中医治疗有独到经验。其创研"四方辨证（阳和通脉汤、解毒通脉汤、逐瘀通脉汤、顾步复脉汤）"治疗血栓闭塞性脉管炎的治法，为诸多医集所转录。

在从事数十年中医外科临床与教学的工作与实践中，赵老认为相较于中医内科而言，中医外科疾病有其自身独有特点及诊治规律，并对因、机、证、治四个方面对中医外科总论作了较为完善的补充。以血栓闭塞性脉管炎为例，在治疗此种疾病的过程中，赵老突出了分期辨证及治病求本的重要性。

1. 强调分期辨证

"任何疾病都有一个发生发展和转变传化的过程。中医外科疾病多有局部症状，因此更易直观地划分出不同的阶段。比如化脓性疾病多有初期、成脓、溃后三个明显不同的阶段；周围血管病、男性前阴病以及外伤性疾病等都有明显的阶段性，均提示人们要重视分期辨证。"早在1989年赵老在《中医入门指要》一书中就强调了分期辨证治疗血栓闭塞性脉管炎的重要性，并提出了四方辨证治疗原则。

赵老认为："血栓闭塞性脉管炎的病理变化主要是血瘀——

全身的中小血管节段性的瘀阻闭塞，但其病因颇为复杂，寒、热、湿、瘀、虚等互相转化。"活血化瘀并不能包治本病，临床医生治病尚须遵从标本缓急的原则，才能取得既准确又迅捷的疗效。血栓闭塞性脉管炎治疗的重点是要辨清病在何期，证属何型。应突出体现外科分期辨证的特性。赵老自拟阳和通脉汤、解毒通脉汤、逐瘀通脉汤、顾步复脉汤等四方，针对该病的不同阶段给予辨证施治。疾病的急性进展阶段应以祛邪为主，化瘀为辅，可用阳和通脉汤、解毒通脉汤；在好转阶段以化瘀为主，治其本，祛邪为辅，控制病情转化，可用逐瘀通脉汤；在恢复阶段，以补虚为主，活血为辅，促进气血复元，创面愈合，可用顾步复脉汤。

2. 重视补益原则

在突出分期辨证重要性的基础上，赵老认为临床医生在治疗血栓闭塞性脉管炎的过程中，往往过分重视驱邪，而忽视了补益。此种认识殊为不妥，原因有二：①清·陈士铎在《洞天奥旨》一书中述："人身气血，周流于上下，则毒气断不聚结于一处，火毒聚于一处者，亦乘气血之亏也。脱疽之生，正四余之末气血不能周到也，非虚而何？"②清·陈士铎所编的《辨证录》卷十三曰："夫经络而火毒恶邪，乃固结于骨结之际，脚疽之生，正气血之亏，不能周到之故，然则岂可单泄毒以重伤其气血乎！治法必须大补气血，而加之泄毒之味，则全胜之道也。顾步汤主之。"又提到："此方用金银花以解毒。非用牛膝、石斛则不能直达于足趾，非用人参、归、芪亦不能气血流通以散毒也。"血栓闭塞性脉管炎的病理变化主要是血瘀：全身的中小血管节段性的瘀阻闭塞。肢体的局部坏死与疼痛仅是表象，而非本质。治疗的基本原则是防止病变进展，促进侧支循环形成，改善肢体的缺血状态。

赵老继承先贤陈氏经验，结合现代医学研究，在顾步汤的基础上进一步化裁创制出顾步复脉汤。

表一：

	顾步汤		顾步复脉汤	
	药名	剂量	药名	剂量
君	黄芪	30g	黄芪	30g
	当归	30g	当归	30g
臣	金银花	30g	赤芍	10g
	金钗石斛	30g	川芎	10g
			党参	10g
			焦白术	10g
			熟地黄	12g
			石斛	15g
佐	人参	9g	金银花	15g
使	牛膝	30g	川牛膝	12g
	金钗石斛	30g	石斛	15g

表二：

	顾步汤	顾步复脉汤
主治	气血双虚型	
功效	补益气血，清热解毒	补益气血，活血

沈仲圭先生在《临床使用中医方剂学》中述："因古人之制方剂，或别具巧思，或别绕经验，其方皆有专长，但未必所载录之方，方方尽善也，我当就其专长者咏读之研究之。"笔者认为：顾

步复脉汤的研制思路正是传承与发扬的必然结果，古代先哲认识到气血虚是脱疽的病理基础，现代人发现中小血管节段性的瘀阻闭塞是其病理变化。这就决定了顾步复脉汤以补益气血、活血解毒为治疗大法，方中党参、炒白术、熟地黄加强了补益气血之力，且白术燥湿健脾之功佐制了全方滋腻之嫌；以赤芍、川芎为臣，有促进侧支循环形成，改善肢体缺血状态之寓意；且气血周流上下，则毒气断不聚结于一处，因此金银花可适当减半使用。

3. 正确认识瘀血

瘀血是导致血栓闭塞性脉管炎的重要致病因素，这一观点是业者的共识。但是，从另一个角度而言，瘀血既是致病因素，同时又是病理结果，正如《中医基础理论》中述："瘀血是人体受某种致病因素作用后在疾病过程中所形成的病理产物。这些病理产物形成之后，又能直接或间接作用于人体某一脏腑组织，发生多种疾病，故又属致病因素之一。"笔者认为此种致病因素与病理产物共同致病的特性，在血栓闭塞性脉管炎的疾病过程中尤其明显。单纯注重活血化瘀治疗有悖于治病求因原则，用赵老的话说："活血化瘀并不能包治本病。"

《中医诊断学》中述："引起瘀血的常见因素有：寒凝、气滞、气虚、外伤等。"在血栓闭塞性脉管炎的发病过程中，可以导致瘀血的各种因素几乎均被囊括，这一特性更突显分期辨证或分型辨证的重要性。因此，可根据疾病的不同分期、不同证型，或益阳活血，或行气活血，或益气活血，或利湿活血，或清热活血，非独活血化瘀药物可消散血瘀。

从西医病理学角度而言，血栓形成涉及心血管内皮、血流状态和凝血反应三方面的改变。而中医所说的寒凝、气滞、气虚或热毒等不同性质的致病因素，为何均可致病，可能与不同致病因素的作用方面或疾病阶段不同有关，或作用于血管内皮，或改变血流状态，或作用于凝血机制，笔者认为此点有待进一步探究。

中医药治疗血栓闭塞性脉管炎体会

血栓闭塞性脉管炎（以下简称脉管炎），属中医学脱疽、脱痈、敦疽、瘭疽、脱栓、脱疔等范畴，又名特发性坏疽、闭塞性动脉内膜炎、自发性或早老性坏疽等。本病多发于 20~40 岁男性，女性少见，是全身性动静脉同时受病的慢性病变，主要侵犯末梢血管，有时对称性发于四肢，尤其是下肢，其次是上肢，偶见于全身血管及冠状动脉。证候特点为先木、痒、麻而后冷热痛，夜间尤甚，如汤泼火燃，不堪忍受，皮肤苍白或如煮熟红枣，发于上肢则寸口脉弱或消失，发于下肢则跌阳脉、太冲脉、太溪脉沉细或消失，久则溃败，节节脱落，终生致残。

（一）病因病机与辨证分型

《灵枢·痈疽》载："发于足指，名脱痈，其状赤黑，死不治，不赤黑不死，不衰急斩之，不则死矣。"巢氏论："燎疽之状肉生小点，点小者如粟豆，大者如梅李，或赤或黑，乍青乍白。疽者，五脏不调所生也。"《外科真诠》云："脱疽之止生于四余之末，气血不能周到，非虚为何。"陈实功曰："夫脱疽者……皆因平昔厚味膏粱，熏蒸脏腑，消阴烁脏。丹石补药，消烁肾水，房事过度，气竭精伤，多致阳精煳惑，淫火猖狂，其毒积于骨髓者，终成疽毒阴疮……多难治。"以上论述，虽系简言概语，但已形象地描述了各类脉管炎的特征，细研各家之所探、究其所索，不越四端。目前多认为其形成多与寒湿外伤等原因导致局部气血凝滞，脉络闭阻，血行不畅，郁久化热，热盛肉腐损骨有关。其病理机制主要是气血凝滞、血脉阻塞。临床上多分为以下证型：脉络寒凝证、脉络血瘀证、脉络瘀热证、脉络热毒证、气血两虚证等。

（二）临床治疗方案

1. 治病求因，重在补肾

唐汉钧教授根据自己多年临床经验结合现代流行病学的调查结果，提出本病的病因为"寒湿为标，其本在肾"。其据有三：其一，本病多为男性患者，女性极为少见，依据中医理论，"男子以肾为本"；其二：本病好发年龄为 20~45 岁，此年龄段性生活较为频繁，而且患者多伴面色㿠白、畏寒肢冷、阳痿、早泄等肾阳不足的表现，并随病情进展而加重；其三：现代医学研究证实，疾病的发生同性激素失调有着密切的关系，而性激素的变化基本上同中医学的肾气盛衰相吻合。肾阳为一身阳气之根本，主温煦气血，使气血得以正常运行；肾阳虚衰，温煦失职，必致血行不畅，兼以外感寒湿之邪，客于血脉，而发为本病。故治以温补肾阳，散寒除湿。处方：附子、肉桂、鹿角胶、淫羊藿、肉苁蓉、熟地黄等，随证加减，临床上每可获佳效。因此本病的治疗原则可归纳为：治病求因，重在补肾。

2. 活血祛瘀为治其本，清热解毒、清热利湿治其标

《外科正宗》则有"血死心败、筋死肝败、肉死脾败、皮死肺败、

骨死肾败"的五败之说。中医学认为该病多因气血亏虚,脉络涸涩,复感寒湿,凝滞脉络;或房事不节,膏粱之变,伤阴生热,火毒蕴结,经脉阻塞而发本病。又如《疡医大全》所说:"足疽之生,乃气血之亏,不能周致之故。"故本病是本虚标实证,根据气行则血行、祛瘀止血和通则不痛的原理,赵老在临床中用人参、黄芪、当归补益气血,使其气血旺盛,抗病能力增强,以治其本;用丹参、乳香、没药、牛膝、赤芍、鸡血藤活血祛瘀通络,使瘀血去、新血生、络脉通、痛自止,以治其标,往往可取得满意的疗效。

(三)个人体会

血栓闭塞性脉管炎发病缓慢,病情缠绵,因此临床上应做到早期诊断、及时治疗。患者只要具备足趾发凉、麻木疼痛,局部苍白或青紫,趺阳脉、太溪脉搏动减弱或消失等表现即可确诊为本病。病程越短,治愈率越高;反之疗效较差。但也有病程长达20余年的患者,经临床治疗后获愈。由此可见,只要辨证施治得当,坚持治疗,同样可以取得满意的效果。但本病治疗时不能收到速效,因此除医务人员要积极治疗外,还应充分调动病人的积极性,树立战胜疾病的信心,坚持服药,同时注意调护以加快本病的痊愈和防止复发。

(四)病例

王某,男性,46岁,山西省临汾市霍州人。2003年4月25日入院。

主诉:左下肢发凉、麻木、怕冷、疼痛5年,加重1月余。

现病史:患者5年前无明显诱因出现左侧肢体较右侧怕冷,未在意,渐渐出现左足发凉、怕冷,左下肢麻木,在当地医院做血流图示：血流速度变慢，波幅降低，每分钟波幅减少。诊断为"血栓闭塞性脉管炎"。给予对症治疗，症状略缓解，1个月前，患者因工作需要受潮、冻，上述症状加重，为求根治，遂求中医治疗。目前患者左足颜色苍白，大踇指色暗红，汗毛脱落，趾甲增厚，皮肤粗糙，因疼痛影响睡眠，食欲欠佳，精神尚可，舌苔白，跗阳脉搏动消失，太溪脉减弱，脉沉涩。

治法：活血化瘀，通络止痛。

处方：逐瘀通脉汤加减。

组成：当归30g，赤芍药15g，川牛膝15g，红花10g，丹参30g，鸡血藤30g，枳壳10g，川芎10g，金银花30g，熟地黄10g，黄芪30g，益母草30g。水煎服，每日1剂。

配合西药治疗1个月后，症状明显改善，大踇趾颜色恢复正常，疼痛消失。

摘自"中华中医药学会周围血管病分会2010年学术大会"

研究 4

脱疽是以肢端缺血性坏死、趾节脱落为特征的慢性血管疾病。本病又称"脱痈""脱骨疽""脱骨疔"。相当于西医的闭塞性动脉硬化症、血栓闭塞性脉管炎。是动脉和静脉周期性、节段性炎症病变。本病绝大多数发生于男性，下肢多于上肢。山西中医学院赵尚华教授从事中医教学、临床和科研工作近40年，临床处方用药颇具独到见解，2010年1月至2011年8月，我们采用赵老拟创的阳和通脉汤治疗脱疽（血栓闭塞性脉管炎）脉络寒凝证患者 32 例，取得了较满意的疗效。

1. 临床资料

（1）一般资料

所有病例来自山西中医学院第二中医院及山西中医学院中西医结合医院门诊就诊的患者。其中男性 28 例，女性 4 例；最大年龄 48 岁，最小年龄 26 岁；病程最长 11 年，最短 7 个月；有吸烟史 28 人，其中超过 10 年者 17 人。

（2）诊断标准

参照中华中医药学会周围血管病分会血栓闭塞性脉管炎的中医诊断标准制定了"脉络寒凝证"患者诊断标准。

2. 治疗方法

全部病例均以温经散寒，活血通络为主，治以阳和通脉汤加减：炮附子 10g，桂枝 10g，麻黄 3g，丹参 30g，鸡血藤 30g，川牛膝 10g，红花 10g，地龙 10g，当归 10g，赤芍 10g，炮甲珠 10g，甘草 6g。上方水煎服，每日 1 剂，早、晚各 1 次，空腹温服。

3. 疗效观察

（1）疗效标准

根据全国脉管炎会议汇编《脉管炎防治手册》中规定的疗效标准拟定。治愈：症状消失，肢体功能恢复正常；显效：症状基本消失，肢体末梢循环明显改善，肢体功能基本恢复正常；有效：症状减轻，肢体末梢循环有改善，肢体感染被控制；无效：症状无改善或加重。

（2）治疗结果

32 例患者中，治愈 14 例，占 43.75%；显效 8 例，占 25.00%；

有效 7 例，占 21.88%；无效 3 例，占 9.38%；总有效率 90.63%。

4. 典型病例

张某，男，26 岁，2011 年 3 月 16 日初诊。双下肢怕冷憋胀不适 5 年余。患者自觉双下肢喜暖怕冷，冬季加重，走路不足 200 米后则出现双小腿憋胀不适，伴有腰困。双足趾甲生长缓慢，增厚粗糙，双脚干燥无汗，色白。二便调，纳眠可。无发热恶寒，静息痛等。舌淡紫，苔白质，脉缓，趺阳脉减弱。中医诊断为脱疽，辨证为脉络寒凝证。西医诊断为血栓闭塞性脉管炎。治以温经散寒，活血通络之法。

处方：阳和通脉汤加减。制附子 10g，桂枝 10g，当归 10g，赤芍 10g，川牛膝 10g，丹参 30g，鸡血藤 30g，地龙 10g，水蛭 6g，甘草 6g。每日 1 剂，水煎服。嘱患者严格戒烟，穿衣注意宽松保暖。

二诊：服药 1 个月，患者自觉走路轻快，小腿憋胀不适明显减轻，能连续步行 1000 米左右，足底有发热感。双足趾有好甲新生，双脚干燥明显减轻，脱屑明显减少，腰困好转。口干欲饮，易出汗。舌淡紫，苔白，脉沉细。原方去水蛭，加玄参 15g、麦冬 12g、红花 10g。每日 1 剂，水煎服。

三诊：服药 1 个月，双足皮肤基本已恢复正常，患者无明显不适主诉。舌淡，苔白，脉缓有力。原方加玄参 15g、川芎 10g，嘱患者再服 15 剂，巩固疗效。

5. 讨论

脱疽一病最早见于《灵枢·痈疽》："发于足指，名曰脱痈，其状赤黑，死不治。不赤黑，不死。不衰，急斩之，不则死矣。"陈淑长教授认为本病是因为情志、房事等因素，使脏腑功能失调，引起肝脾心肾虚损，而致气血失和，阴阳失衡。加之寒湿等外邪侵袭，导致气滞血瘀、脉络阻塞而生本病，治疗多以当归四逆汤合补阳还五汤等。赵尚华教授认为本病病位在血脉，病理机制主要是肾虚寒凝、脉络阻塞。主要是因为严寒涉水、步履冰雪，或久居湿地，寒湿外受，以致寒凝络痹，血脉凝滞，阳气不达四末，肢体失于温煦濡养，遂致本病。亦可见于肾虚火旺、情志内伤、饮食失节、素体虚弱等患者。治法当以温经散寒，活血通络为主。赵老以拟创的阳和通汤治疗脱疽。方中炮附子大辛大热，峻补元阳，内逐寒湿，外散风寒，温通止痛；桂枝辛甘温，助阴散寒，流畅血脉；川牛膝下行活血，三药合用为君。麻黄辛温，散寒而温通；丹参、鸡血藤、地龙、红花活血化瘀，共辅君药温通经络。炮甲珠通经散结，直达病所；当归、芍药既通血脉，又养血柔筋，以制附子之燥烈，并为佐药。甘草解毒，调和诸药是为使药。全方共奏温元阳，破痼冷，通血脉，祛冷痛之功。由于近年来炮甲珠药源稀缺价格较高，为减轻患者经济负担，如非必要，常以水蛭代之。

摘自《山西中医学院学报》（2011 年第 12 卷第 6 期）

研究 5

糖尿病周围血管病患者因肢体大、中、小动脉粥样硬化和微血管病变并伴有周围神经病变，发生肢体缺血、缺氧，甚至坏疽、感染等病变，而失去正常的活动能力。糖尿病周围血管病是糖尿病最常见的慢性并发症之一，也是糖尿病患者非外伤致残的主要原因之一，对人类健康危害极大。

糖尿病周围血管病一般分三四个证型，但无论何种证型都存在一个共同的问题，那就是后期病久都有气阴两虚证象。在治疗过程中根据辨证的结果选择既治表象，又要以益气养阴为本，这样才是最佳的治疗。用益气养阴法治疗糖尿病周围血管病变已经成为常用的治法之一，医家也有益气养阴活血的提法，但益气养阴活血祛痰四法共用的提法报道鲜见，我在临床常偶加祛痰之药，发现效果比以前明显满意，现就个人观点略述：

（一）方药

自拟方：生黄芪，刺五加，生白芍，胆陈皮，麦冬，毛冬青，鸡血藤，五味子，茯苓。

方议：①君：生黄芪。生黄芪补气升阳、固表生肌，一般用量应在30g左右。②臣：刺五加，生白芍，胆陈皮，麦冬，毛冬青，鸡血藤。刺五加益气健脾、补心安神，用量在10g左右，不超过15g。古人有"宁要五加皮一把，不要金银满车"的说法。本品与人参有异曲同工之妙，价格又较人参低廉，适合气虚人常服，先期用量不宜超过10g。曾有患者第一次用到15g而出现燥热的现象，故待患者适应后再缓慢加量。生白芍养血敛阴，柔肝止痛，一般用量10g，如果患者身体疼痛时大量可用30g或60g。胆陈皮清热化痰、行气健脾，一般用量10g。制法：陈皮制粉，加牛胆汁最好，没有也可用猪或羊的胆汁，以粉湿透为度，之后压条或者压块，消毒晾干备用。猪牛羊胆汁本身就有清热化痰的功效，与陈皮加工后会有更好的祛痰功效。临床没有胆陈皮时可以用胆南星代替，但用量一般在6g左右，不超过10g。麦冬养阴润肺、清热养心，用量10g左右。毛冬青活血化瘀、清热解毒，用量在10g至30g左右。鸡血藤补血活血、舒经活络，用量当在30g以上。③佐：五味子，茯苓。五味子补肺肾敛气、止渴生津，用量7g，不超过10g。茯苓利水渗湿、健脾和中，一般10g，有水肿时可用至30g。

（二）典型病例

案例1：赵某，女，64岁，无业，初诊2010年7月23日。

主诉：患糖尿病8年，左足疼半年。

病史：患者于2002年因夜尿黏而就诊，发现血糖增高，被确诊为2型糖尿病。之后一直口服降糖药及蜂胶，但血糖忽高忽低，不能满意控制。半年前发现左下肢瘙痒、麻木、发凉，经针灸治疗后未能缓解，后又出现足部疼痛、身体疲劳、间歇性跛行等，经某医院确诊为糖尿病足。刻诊饮食一般，有口干，体胖。小便频数，色黄等症状。

查体：下肢颜色发暗，左足较甚。同时下肢温度也较低，手触感觉迟钝。足背动脉和胫后动脉消失。舌暗苔白，脉沉细。

中医辨证：气阴两虚、脉络痹阻证。

治法：益气养阴活血通络。

处方：生黄芪30g，刺五加10g，生白芍15g，麦冬10g，毛冬青30g，鸡血藤30g，五味子7g，茯苓10g，怀牛膝10g。7剂，水煎服。

另配水蛭合土元胶囊，每胶囊含生药0.5g，每次两粒，每日两次，汤药送服。

患者服用1周后自觉有效，疼痛次数减少，程度也减轻。守方治疗1个月，症状好转，但每日依然有时疼痛。又治疗一月效果依旧。患者虽然高兴，但症状还有，未能如愿。吾思之再三，又虑其体胖，问知平时血脂也高，于是在其方中加入胆南星6g，

7剂服用。两日后患者来电报喜说其近日一直未痛。

汤药共服用3个月，患者满意。

嘱咐坚持服药，但每日熬药患者无法配合，故将上方制糊丸药一剂，一日3次，一次50粒。丸药按量服用3个月，后又减量服用。前后患者坚持近1年，电话追访，效果一直很好。

案例2：高某，男，66岁，退休工人。初诊2011年9月18日。

主诉：右足趾外伤溃破两个月不愈。

病史：患者有糖尿病10年，口服降糖药，但血糖控制不很理想。2011年7月，患者不慎将足大趾碰伤，当时仅做简单消毒处理，由于天气炎热，也未包扎。后出现小腿肿胀灼热。伴口干，尿黄，而且大便黏臭，便后肛门有灼热感。在某门诊输液后热感减轻，但破损处依然不愈，随到我处治疗。刻诊时患者饮食尚佳，小便味重，大便不畅并伴有不尽感，患肢局部温度增高，舌红苔黄，脉细数。

西医诊断：糖尿病足。

中医辨证：湿热瘀阻。

治法：清热解毒 除湿化瘀。

处方：①汤药：生黄芪10g，刺五加10g，生白芍60g，胆南星6g，麦冬20g，毛冬青30g，鸡血藤30g，五味子3g，茯苓30g，金银花20g，玄参20g，甘草10g。7剂，水煎服。②胶囊：水蛭合土元胶囊，每胶囊含生药0.5g，每次两粒，每日两次，汤药送服。③针灸：复方当归注射液2mL加丹参滴注液8mL，共10mL穴位注射。足三里和曲池各2.5mL，每日1次。④外用：红灵酒涂擦下肢（溃破处不用）。碘伏擦洗伤口。

二诊：1周后，患者伤口明显好转，上方去金银花、玄参，加半枝莲 30g，白花蛇舌草 30g，蒲公英 15g，7 剂。

三诊：2011 年 10 月 2 日。患处已经结痂，稍有泌液。原方去半枝莲，白花蛇舌草，蒲公英，加千里光 30g，苦参 10g，7 剂。胶囊不变。穴位注射改为隔日 1 次。

四诊：患处已无分泌物，外皮形成，热证已不明显。方剂调整：生黄芪 30g，刺五加 10g，生白芍 15g，胆陈皮 10g，麦冬 10g，毛冬青 30g，鸡血藤 30g，五味子 3g，茯苓 10g。7 剂。胶囊针灸不变。

之后患者上方加减调整服用 3 个月，伤口愈合，只是肤色较其他处发暗。后又服用丸剂巩固 3 个月。

（三）心得体会

《素问·至真要大论》认为治疗疾病的最主要手段就是"疏其气血，令其条达，而致和平"。《素问·阴阳应象大论》中有"定其血气，各守其乡，血实者宜决之，气虚者宜掣引之"的论述，论述了益气与活血的治则。

糖尿病在中医称之为消渴。病久必然会伤及周围血管。《临证指南医案·三消》指出："三消一证，虽有上、中、下之分，其实不越阴亏阳亢，津涸热淫而已。"饮食不节、劳欲过度、禀赋不足、情志失调等各种因素影响，均可导致气机郁结，郁久积热，伤阴化燥，而成消渴；日久阴伤气耗，使气阴两伤，经脉失于濡养，阴阳气血失调。阴虚以肾阴亏虚为主，兼及肺肝，气虚则以脾气虚多见。《血证论》记载："……瘀血在里，则口渴，所以然者，血与气本不相离，内有瘀血，故气不得通，不能载水津上升，是以发渴，名曰血渴，瘀血去则不渴矣。"消渴日久，气阴两虚，气虚失于摄血，血不行或血溢脉外，形成瘀血；阴虚生内热，煎熬津液，炼津为痰，虚火灼津。《医贯·郁病论》指出："气郁而湿滞，湿滞而成热，热郁而成痰。痰滞而血不行……相因为病者也。"明代戴元礼《证治要诀·三消》谓："三消得之，气之实，血之虚也，久久不治，气尽虚。"

糖尿病周围血管病发生是在消渴病气阴两虚的基础上发展而来，消渴病以阴虚为本，燥热为标，然久病多阴虚及气，形成气阴两虚之证，而燥热渐减，气虚运血无力，阴虚血行艰涩，血液运行不畅而瘀阻经脉，形成气虚血瘀证候。

肥胖中医认为胖人多痰湿，痰瘀多同病。糖尿病患者往往都皆肥胖，血脂、血液黏稠度都比常人要高，虽然患者有时身体不会表现出有痰的指征，但糖尿病周围血管病患者还会有痰阻经络的存在。故气虚是其病理基础，痰浊瘀血是其病理产物。糖尿病周围血管病必然痰瘀在内，气虚血瘀痰阻贯穿于疾病始终。

总之，糖尿病周围血管病的病机关键在于气虚血瘀，"气虚""阴虚"是本，"血瘀""痰阻"是标，本虚标实，故气阴两虚是本病的根本病机，痰瘀阻络则是糖尿病周围血管病的病理核心。

"谨守病机，各司其属"（《素问·阴阳应象大论》），治病必求其本，益气养阴活血祛痰则为其治疗的根本大法。

糖尿病足的治疗本是漫长的过程，时间如果太短恐难收效，所以治疗前应告知患者坚持服用。一般患者每日煎服汤药，3 个月尚可，再长都有困难。煎药机虽然可代煎，但一般的都是高温高压的机器，药物的有效成分在高温高压下似有破坏，故最好是常温煎服，再者服用超过 3 个月，很多患者闻药都会有恶心。见效后，我会在第四个月换成丸剂，制成梧桐子大小，这种丸剂服用也方便，患者会有不用再服汤剂之喜，心情愉悦，觉得胜利在望，对疾病的康复会有辅助作用。但还要告知患者"汤者荡也，丸者缓也"的道理，依然让其坚持服用。例 1 在守方治疗停滞不前时，想起"痰瘀互结"，本在情理之中，却收到意外之喜。例 2 患者本为热证，无需用补，用之恐有闭门留寇之嫌，但虑其糖尿病已有十年，所以生黄芪、刺五加依然使用，白芍加至 60g，茯苓加至 30g，同时又有金银花 20g，玄参 20g，可以牵制补气药的热性，再加上甘草调和所以未有事变。二诊去金银花、玄参，患者之所以延误病情是经济有所困难，金银花价高，虽然效果好但也面有难色，故换用半枝莲和白花蛇舌草与蒲公英，效果还算可以，未觉不同。三诊加千里光和苦参，千里光本为"外科圣药"，与苦参代换白花蛇舌草和半枝莲与蒲公英。四诊用胆陈皮代替胆南星。陈皮有祛痰的功效，胆汁的清热作用，加工在一起与胆南星相比无胆南星之燥毒，而与其他药并用又可痰瘀共除。缺点是必须自己炮制，市面没有成品，是根据我们自己的思路炮制而成的。用量可大可小，不必顾虑天南星的毒性，尤其适合病久体虚的老人。土元和水蛭胶囊是考虑本为动物蛋白，煎煮会破坏药性，等量装胶囊既可以起到药效，又为患者节省药费。复方当归注射液是当归、川芎和红花制成的 2mL 的注射液，加上丹参滴注液 8mL，起到补血活血化瘀的功效。穴位注射足三里和曲池，足三里针灸可以强身健体，是扶助正气的要穴，曲池有泻大肠火毒的功效，患者大便黏臭为湿热火毒，穴位注射起到事半功倍的作用。

摘自"中华中医药学会周围血管病分会 2013 年学术大会"

血栓性静脉炎

经验简述

　　赵老将恶脉（即现代医学所指血栓性浅静脉炎）和股肿（即现代医学所指下肢深静脉血栓形成）统称为血栓性静脉炎，是静脉管腔内的炎症并伴有血栓形成的疾病。赵老认为该病的病因病机主要是外伤、久劳、久病等原因导致人体正气受损，气伤则运行不畅，气不畅则不能正常推动血脉运行，故血行缓慢，加之血脉局部受损，致使脉络闭塞不通。所以在病机上则表现为气虚血瘀，络脉闭阻。血脉不通日久，水津外溢，聚而为湿。因此，血栓性静脉炎临床上可见到气虚、血瘀、湿热相互夹杂、相互转化等证。赵老认为急性浅静脉炎一般多以湿热互结，脉络瘀滞，热重于湿为主；深静脉炎以脾虚湿盛，脉络瘀滞，湿重于热为主。其共同的特点是湿热蕴结。

　　血栓性静脉炎的治疗，赵老多采用内治外治相结合的原则。血栓性浅静脉炎以清热利湿，活血通络为主；深静脉炎以健脾利湿，活血通络为主。赵老总结多年临床经验，拟创了清利通络汤、浅静脉炎洗剂、健脾通络汤、深静脉炎洗剂，分别用于深浅静脉炎的口服和内治，屡用屡效。

赵老特别重视血栓性静脉炎的预防调护。在治疗过程中强调要穿好医用弹力袜，促使静脉回流，防止静脉瘀血而引起复发。另外要积极治疗脚癣，适当进行下肢运动，避免外伤。

理论研究

研究 1

血栓性静脉炎是指静脉内腔的炎症，同时伴有血栓形成的疾病。临床上分浅静脉炎和深静脉炎两种。浅静脉炎的临床特点是：患处可触及索条状肿物，焮红疼痛，深静脉炎的临床特点是：患肢肿胀增粗，按之凹陷，大腿内侧沿静脉走向压痛，或腓肠肌压痛，行走劳累后，肢体沉重，肿胀增加。本病内因是久病气虚，多见于下肢外伤、妊娠生育、手术创伤、静脉曲张者或因其他病长期卧床的患者，久劳伤气，久病致虚；外因是湿热之邪外侵或者血管局部受损，如外伤损害，药物刺激等，致使脉络闭塞不通而成。

（一）湿热蕴阻，血络瘀滞证

症状：多见于下肢，局部红肿疼痛，状如索条或成块成片，触痛拒按，肢体活动不利。重者沿静脉走向有多处肿块并起，或此消彼起，全身伴有恶寒发热，心烦失眠；若湿盛者，患肢迅速肿胀，皮肤光亮，行动困难，或有瘀斑，舌质暗，舌苔白腻，脉弦数或紧数。

治法：清热利湿，活血通络。

处方：金银花 30g，蒲公英 30g，紫花地丁 30g，丹参 30g，鸡血藤 30g，炮甲珠 10g，车前子 10g，生薏苡仁 24g，茯苓 10g，白花蛇舌草 30g。水煎服。

若肿胀明显者，加土茯苓 30g；发于上肢者，加片姜黄 10g，川芎 10g；发于下肢者，加川牛膝 10g，木瓜 10g。

外治法：浅静脉炎洗剂，煎汤熏洗患处。

附：

1. 中成药

（1）三妙丸，每次 9g，1 日 2 次。

（2）除湿丸，每次 6g，日服 2 次。

（3）毛冬青片，每次 5 片，1 日 2 次。

2. 单偏验方

（1）侧柏叶 60g，大黄 60g，黄柏 30g，泽兰 30g。共研细末，水蜜调匀，外敷患处。

（2）萆薢 10g，生薏苡仁 30g，黄柏 10g，茯苓 10g，川牛膝 10g，炮甲珠 10g，车前子 10g，虎杖 10g。水煎服。

（二）脾虚湿盛，经络瘀阻证

症状：久病体虚，身倦乏力，患肢肿胀，沉重疼痛，行走困难，久行久立后症状加重。苔薄白或白腻，舌质多暗紫或有紫斑，舌边有齿痕，脉沉细或沉弱。

治法：健脾渗湿，活血化瘀。

处方：生黄芪 30g，党参 10g，鸡血藤 30g，丹参 30g，川牛膝 10g，炮甲珠 10g，生薏苡仁 24g，茯苓皮 10g，车前子 10g，姜皮 10g。水煎服。

外治法：深静脉炎洗剂，煎汤熏洗患处。

附:

1. 中成药

(1)毛冬青片,每次 4 片,犀黄丸,每次 6g,配合使用,1 日 2 次。

(2)五苓散,每次 6g,1 日 2 次。

2. 单偏验方

黄芪 24g,党参 18g,白术 12g,茯苓 15g,鸡血藤 24g,红花 9g,桂枝 9g,炒薏苡仁 30g。水煎服。

(三)气滞血瘀证

症状:常见于胸胁部位,初有索条状肿物,色红或皮色正常,疼痛,胸胁憋胀不适,烦躁,舌苔薄白,脉弦。

治法:疏肝理气,活血化瘀。

处方:柴胡 10g,天花粉 10g,当归 10g,桃仁 10g,红花 10g,炮甲珠 10g,酒军 6g,川楝子 10g。水煎服。

善太息者,加香附 10g、青皮 10g;红肿显著者,加金银花 30g、蒲公英 30g。

附:

1. 中成药

(1)加味左金丸,每次 6g,日服 2 次。

(2)丹栀逍遥丸,每次 9g,1 日 2 次。

2. 单偏验方

丹参 15g,鸡血藤 30g,柴胡 10g,红花 6g,桃仁 6g,酒军 6g,炮甲珠 10g,香附 10g,青皮 10g。水煎服。

摘自《外科必备》(朱进忠主编,中国医药科技出版社,1991 年)

研究2

恶脉是以体表经脉呈条索状突起、色赤、形如蚯蚓，硬而疼痛为特征的疾病。相当西医的"血栓性浅静脉炎"，为静脉内腔炎性改变，伴有血栓形成。本病中医学尚有"赤脉""黄鳅痈""疬症""腨病""青蛇毒""青蛇便""脉痹"等名称。其特点是：多发于青壮年，以四肢为多见，次为胸腹壁，患处可触及条索状肿物，焮红疼痛，偶有久不消散者。是常见病、多发病，发病与季节无关。

恶脉病名，首见于晋·葛洪《肘后备急方》，其卷五中载："恶脉病，身中忽有赤络脉起，如蚯蚓。"并说："此由春冬恶风入络脉之中，其血瘀所作。"这很像是躯体部的浅静脉炎。同卷首次记载腨病曰："皮肉卒肿起，狭长赤痛名腨。"到隋代《诸病源候论·卷三十一》中描述更具体："恶脉者，身里或有赤络，脉起龑縱，聚如死蚯蚓状，看如似有水在脉中，长短皆逐其脉络所生是也。"形象地描述了躯干部的浅静脉炎的症状。同书《卷三十三·腨病候》曰："其状赤脉，起如编绳，急痛壮热。其发于脚者，喜从鼠蹊起，至踝，赤如编绳，故谓腨病也。发于臂者，喜腋下起，至手也。"此更像四肢的浅静脉炎。发于小腿的血栓性浅静脉炎，在《证治准绳·疡医·卷四》中称"青蛇便"，《外科大成》和《医宗金鉴·外科心法要诀》均称"青蛇毒"，以《医宗金鉴·外科心法要诀·青蛇毒》叙述较详："此证又名青蛇便，生于小腿肚之下，形长二三寸，结肿，紫块，僵硬……"该著论述"黄鳅痈"时指出："此证生于小腿肚里侧，疼痛硬肿，长有数寸，形如泥鳅，其色微红，由肝、脾二经湿热凝结而成。"并对本病的内外治法皆有具体记载，可作临床参考。

近年来运用中医辨证论治原则，用清热解毒、活血化瘀、软坚散结等法基本可以临床治愈此病，为今后进一步的提高疗效，打下了良好的基础。

（一）病因病理

1. 湿热之邪外侵，以致气血瘀滞，脉络阻塞不通而成本病。

2. 郁怒伤肝，肝木失调，肝气郁滞，肺气不宣，气滞血瘀，郁而化热致成本病。

3. 跌仆、损伤、静脉滴注各种刺激性药液，直接损伤脉络，以致血脉瘀塞而成本病。

（二）辨病

生于四肢者，多发生在大隐静脉或小隐静脉的属支，特别是曲张的静脉内。发生在上肢的较少。也可发生在胸腹壁静脉。一般有急性、慢性之分。

1. 急性期

局部静脉疼痛及肿胀，沿静脉走向可摸到一条硬索条状物，压痛明显，有的周围皮肤出现红斑，有时可伴有水肿。可持续1~3周，然后逐渐消退，伴有发热，全身不适等症状。

2. 慢性期

遗留条索状肿物可长期不消，如多次复发，病变静脉周围皮肤有色素沉着。有隐痛坠胀感。

（三）辨证

1. 脉络湿热证

患处红肿疼痛，按之疼痛加剧，有索条状肿物，肢体活动欠利。舌苔黄腻，脉濡数或弦数。

2. 脉络瘀结证

局部皮色紫暗，皮下有硬条索状肿物，久久不散，触痛不明显。舌苔薄白，脉濡涩。

3. 气滞血瘀证

胸腹壁一侧皮下出现硬条索状肿物，长5~30cm，轻度刺痛、压痛、牵扯痛。肿物可与皮肤粘连。一般无全身症状，有的伴胸胁憋闷。舌苔薄白，脉弦。

（四）鉴别诊断

红丝疗起病急，伴有高热，患肢的条索状物红热疼痛更为明显，大多在病变附近有原发病灶或皮肤破损史，消退较快，不会转成慢性。应与浅静脉炎急性期时作鉴别。

（五）治疗

1. 内治法

（1）辨证论治

脉络湿热证：宜清热利湿，活血通络。方用清利通络汤加减。

脉络瘀结证：宜活血化瘀，通络软坚。方用桃红四物汤加减。硬坚者，加炮甲珠、三棱、莪术。

气滞血瘀证：宜理气化瘀，止痛消肿。方用复元活血汤加减。胸胁憋闷者，加川楝子、香附。

治疗恶脉时，活血化瘀法占有重要地位，它应用的目的在于消溶血栓。局部热象明显者加用清热解毒药，但大苦大寒者并不适宜，以免寒性致凝不易消栓；局部有肿胀者加用去湿之药以清利；对遗有硬结者，则重在通经散结。但近期也有学者认为血栓不宜消散，以避免血栓流注他处造成严重后果，而应该采用咸寒软坚之品施治，亦取得了较好的临床疗效。

（2）单方验方

① 西黄醒消丸（中成药），每次1粒，每日1~2次，化服。

② 四虫丸（山东中医学院附属医院）：蜈蚣、全虫、土元、地龙各等分。共研为细末，水泛为丸，如绿豆大，晾干备用。每次1~2g，每日2~3次。功用：解毒镇痉、活血化瘀、通络止痛。用于本病瘀结证。

2. 外治法

（1）药物疗法

湿热证可用金黄膏或玉露膏外敷，病变范围大者，可用浅静脉炎洗剂，煎汤熏洗。

瘀结证可用红灵酒外搽。

（2）封闭疗法

红花注射液适量，在无菌操作下，行硬结周围封闭浸润。适用于慢性脉络瘀结证。

（六）预防与护理

1. 避免久立或久坐，鼓励病人穿弹力袜行走。

2. 卧位时抬高患肢，超过心脏水平。

3. 避免跌仆、损伤，保护血管。

摘自《中医外科学·脉管病》（王沛主编，中医古籍出版社，1994年）

研究3

股肿是指深部经脉痹阻瘀滞不通而形成的以下肢浮肿为主

要表现的疾病。相当于西医髂股以下深部静脉血栓形成及血栓性静脉炎。其特点是：下肢突然发作的重度肿胀、疼痛，行动困难，甚至可能因为肺栓塞而伴发死亡。其发病部位多数在下肢和骨盆内静脉，上腔及下腔静脉也可发生，但较少见，上肢静脉最少见。因中医文献中无特别适宜的名称，目前常以"水肿""脉痹"命名。水肿病名无外科特征，又每与病机不符，故不采用。脉痹命名，所指范围太广，且多包括动脉病证在内，故亦欠妥。因而本书选用股肿命名，虽有不贴切之处，但比较接近。

股肿泛属水肿范围，文献论述可参阅内科水肿篇，外科文献较少涉及。该病虽以下肢浮肿为主要表现，但其本在脉痹不通，单纯利湿逐水之法施治乃治标之法。

（一）病因病理

股肿多由外伤、妇女生产、手术创伤，或妊娠、静脉曲张，或其他病长期卧床者等导致，久病致虚，久劳伤气。气伤则运行不畅，气帅血行，气不畅则血行缓慢，加之血脉损伤（外伤、感染毒侵、肿瘤压迫等），以致瘀血阻于络道，脉络阻塞不通，不通则痛；络道阻塞，营血回流受阻，水津外溢，聚而为湿，停滞肌肤则肿；血瘀脉络，日久瘀而化热，则患肢温度升高；气虚不能统摄脉络，瘀血结聚，则表浅络脉显露。总之，气虚血滞、经脉瘀阻是本病病机的关键。

（二）辨病

1. 症状与体征

深静脉血栓形成，多发生于髂股静脉，而以左侧髂股静脉血栓形成最为常见。

深静脉炎病人的主要症状是肢体疼痛，行走时加剧，并可伴有发热等。主要体征有患肢肿胀，静脉血栓部位常有压痛；将患侧足向背侧屈曲时，可引起小腿肌肉深部疼痛（Homans 征），以及患肢温度改变。

患肢肿胀疼痛等局部症状与血栓的部位有关。若小腿肌肉静脉丛血栓形成，则小腿有轻微的肿胀、压痛，因而易被忽略和误诊。若小腿深静脉血栓形成，则踝部肿胀，小腿部和腘窝部疼痛、肿胀、压痛。若腘静脉血栓形成，则足部，踝部和小腿下部肿胀，Homans 征常为阳性。若股静脉血栓形成，则大腿下部和小腿肿胀，沿静脉走向压痛明显，Homans 征多为阳性。若髂股静脉血栓形成，则整个下肢广泛肿胀，疼痛，皮肤温度升高，浅静脉扩张，沿静脉走向压痛，并可发热（一般不超过 38.5℃），朝轻暮重。若下腔静脉血栓形成，则两下肢广泛性肿胀，腹股沟、臀部、腰部和下腹壁肿胀，并可见下腹壁浅静脉曲张和毛细血管怒张。若锁骨下和腋静脉血栓形成，则患肢肿胀、胀痛，腋窝部常可扪及变成条状硬索的静脉，并有压痛。

在病变急性期，可因动脉发生反射性痉挛致足背动脉搏动减弱，皮肤颜色发白，温度降低，但一般不超过 12 小时，随后肢体皮肤温度即升高。

下肢发绀和皮肤色素沉着也较常见，严重时小腿呈暗褐色，有时可出现浅静脉曲张、湿疹或小腿溃疡。

下肢深静脉炎在发病的 4 周内，血栓容易脱落，有可能并发肺栓塞，应时刻警惕。

2. 辅助检查

血白细胞计数，重症急性期可增加。可用超声波测定或深静脉造影来确定血栓部位。深静脉造影以经骨髓注入造影剂的效果较经静脉为佳。多普勒检查更为理想。

（三）辨证

1. 脉络湿热证

患肢突然肿胀、疼痛，皮色暗红，皮肤温度升高，小腿累累青筋，或全身出现畏寒发热。患肢小腿肚压痛，沿静脉走向压痛。舌质淡紫或有瘀点、瘀斑，苔黄腻，舌胖，脉滑数或弦数。

2. 脉络湿瘀证

发热消退，或无全身寒热，患肢肿胀、胀痛，皮色苍白或正常，皮肤温度不高，小腿累累青筋，小腿肚压痛，沿静脉走向压痛。舌质淡紫，或有瘀点、瘀斑，舌胖有齿痕，苔白腻，脉沉紧或濡。

3. 脾虚湿阻证

久病体虚，身疲乏力，患肢肿胀，朝轻暮重，沉重胀痛，皮肤温度不高或仅有微热，肤色正常或色暗，或伴有静脉曲张，或伴有小腿色素沉着、瘀积性皮炎，或起湿疹，或成溃疡。舌质淡红，苔白腻，舌胖，边有齿痕，脉濡或缓。

（四）鉴别诊断

1. 下肢静脉曲张

多见于中年男性，持久站立工作者。下肢静脉弯曲、隆起，站立时更为明显，可有患肢沉重、疲劳感，少有胀痛，活动后出现小腿、踝部肿胀，休息后可自行消失。部分深静脉炎后期也可出现静脉曲张，应区别。

2. 淋巴水肿

发病缓慢，往往有几年以上病史，多发生于青年人的足部，开始轻度水肿，逐渐加重，可累及小腿，随着病情进展，皮肤变得肥厚粗糙，呈硬韧性，溃疡少见，淋巴管造影可确诊。

3. 妊娠下肢水肿

一侧或双侧下肢肿胀，休息后好转，随妊娠月份增大，肿胀加重。分娩后肿胀消失，很少形成溃疡。

4. 下肢动脉血栓

常由于风湿性心脏病、心房纤颤、动脉粥样硬化性心脏病等引起。突然发生肢体剧烈疼痛，以肢端为重，患肢厥冷、苍白、麻木、感觉丧失，肢体皱缩，浅静脉萎陷，栓塞平面以下动脉搏动减弱或消失，可发生广泛肢体坏疽。

（五）治疗

1. 内治法

（1）辨证论治

脉络湿热证：宜清热利湿，活血通络。方用清利通络汤加减。若肿胀明显、皮肤光亮者，加土茯苓；疼痛剧烈者，加乳香、没药；病久气虚者，加党参、黄芪。

脉络湿瘀证：宜活血化瘀，利湿通络。方用活血通脉饮加减。若痛甚者，加炮甲珠、乳香、没药；若素体阳虚、肢寒畏冷者，去金银花，加桂枝、细辛、附子；气虚者，加党参、黄芪、白术。

脾虚湿阻证：宜健脾渗湿，活血化瘀。方用健脾通络汤加减。若食欲不振、消化迟钝者，加砂仁、神曲；患肢发冷、肤色紫暗者，加附子、桂枝；患肢发热、肤色潮红者，加金银花，紫花地丁；体质素壮者，加三棱、莪术；腰酸膝软者，加菟丝子、川续断。

（2）单方验方

①大黄䗪虫丸（《金匮要略》），每服1丸，日服2次。

②毛冬青片（中成药），每次4片，1日3次。

③西黄醒消丸（中成药），每次1粒化服，日服2次。

④陈淑长治验（《北京中医学院学报》1980年第4期）：黄芪、当归、赤芍各230g，川芎、苏木、地龙、郁金各150g，制乳香、没药、红花各90g，络石藤450g。共研为细末，水泛为丸，每次服10g，每日2次。适用于脉络湿瘀证。

2. 外治法

（1）药物疗法

脉络湿热证用浅静脉炎洗剂，加水3000mL，煎汤，先熏后洗患肢，每日1~2次，每次30分钟。

脾虚湿阻证用深静脉炎洗剂，加水3000mL，煎汤，先熏后洗患处，每日1~2次，每次30分钟。

（2）手术疗法

对发病比较急骤，血栓形成后5天内，整个下肢肿胀者，可紧急外科手术，施行静脉血栓切除术。

（3）针灸疗法

丹参注射液穴位注射。主穴：足三里、三阳交。配穴：地机、丰隆、阳陵泉等。用法：取丹参注射液4mL，每次注2个穴位，每日1次，各穴位交替轮流应用，注射时应在"得气后"注入药液。15~30次为1个疗程。

（4）静脉滴注法

复方丹参注射液取 16~20mL，加入 5% 葡萄糖溶液 500mL 中，静脉滴注，每日 1 次，15 日为 1 个疗程，间歇 5 日可再行第二个疗程。

蝮蛇抗栓酶注射液 4mL（0.5mg），加入 10% 葡萄糖溶液 500mL 中，静脉滴注，每日 1 次，10 天为 1 个疗程。

（六）预防与护理

1. 卧床 1~2 周，并抬高患肢超过心脏水平，以减轻疼痛，并有利于下肢静脉回流。

2. 保持大便通畅，避免用力排便，以防血栓脱落造成肺栓塞。

3. 待症状稍好转后，可逐渐下床活动，应穿弹力袜或用弹力绷带，可增加血液回流，阻止下肢水肿的发展。

4. 对一些长期卧床患者，可进行下肢保健按摩，或穿用弹力长筒袜，尽可能早期下床活动，预防静脉血栓形成。

5. 避免手术后在小腿下垫枕，以影响小腿静脉回流。

6. 手术后嘱病人多作深呼吸及咳嗽动作，鼓励病人多作下肢活动。

摘自《中医外科学·脉管病》（王沛主编，中医古籍出版社，1994 年）

研究 4

血栓性静脉炎是指静脉内腔的炎症，同时伴有血栓形成。发生于浅层静脉者，临床上称为浅静脉炎；发生于深层静脉者，称为深静脉炎。浅静脉炎的临床特点是：患处可触及条索状肿物，焮红疼痛。深静脉炎的临床特点是患肢增粗肿胀，按之凹陷，大腿内侧沿静脉走向压痛，或腓肠肌有明显压痛，如将患足背曲时，小腿肌肉胀痛加重，行走劳累后，肢体沉重，肿胀增加。浅静脉炎，基本相当于中医的"腘病"。晋代葛洪《肘后备急方》第一次记载本病，云："皮肉猝肿起，狭长赤痛，名腘。"唐代孙思邈《备急千金要方》记有："凡腘病，喜发四肢，其状赤脉，起如编绳，急痛壮热。其发于脚，喜从腘起至踝，亦如编绳，故云腘病也。"而深静脉炎，多相当于中医的湿热下注或脾虚湿盛的下肢肿胀。

（一）病因病机

关于本病的原因，孙思邈认为是"皆久劳，热气盛，为湿凉所折，气结筋中"，这种认识基本反映了本病的主要病因病机。由于下肢外伤、妇女生产、手术创伤，或因妊娠、静脉曲张，或其他长期卧床患者，或反复静脉注射与静脉点滴药物者，都能使人体正气受伤（久劳伤气，久病致虚），以及血管局部受损（外伤损害，药物刺激）。气伤则运行不畅，气为血帅，气不畅则不能推动血脉运行，故血行缓慢，加之血脉局部受损，更易致使脉络闭塞不通。所以在病机上则表现为气血凝滞，络脉闭阻。临床症状表现为"热气盛，为湿凉所折"的湿热相搏的特点：如下肢红肿疼痛或下肢肿胀劳累后加重。急性浅静脉炎一般多以热重于湿为主；深静脉炎以湿重于热为主，或者是久病脾气虚损，运化水湿功能减退，造成肢体肿胀。其共同的特点是湿热蕴结。由于湿为阴邪，其性黏腻重浊，湿不去则热难清，热不退则湿难渗，因此本病往往缠绵不愈病程较长，甚或有此消彼起、反复发作等情况。现代医学认为，血栓形成的主要因素有三：血流缓慢；血液凝固性增高；静脉壁内膜的损害。

（二）辨证论治

西医对本病的治疗方法，主要有手术疗法和溶解血栓法。但患者在治疗后，患肢常留有不同程度的静脉机能不全现象的后遗症。而溶血疗法又对有出血性疾病、溃疡病、高血压病或新产后者不适用。因此，进一步探索总结中医治疗本病的规律，在临床上推广应用中医药疗法十分重要。

根据本病的临床表现可分为湿热型、脾虚湿盛型、气滞血瘀型。

1. 湿热型

多见于下肢或上肢，局部红肿疼痛，状如索条或成块成片，触痛拒按，肢体活动不利，重者沿静脉走向有多处肿块并起，或此消彼起，全身伴有恶寒发热，心烦不眠。若湿盛者，患肢迅速肿胀，皮肤光亮，行动困难，舌质暗，或有瘀斑，舌苔白腻，脉弦数或紧数。本型相当于四肢急性浅静脉炎和深静脉炎急性发作期。证属湿热相搏，血瘀络阻。治宜清热利湿，活血通络。

处方：金银花、蒲公英、紫花地丁、丹参、鸡血藤、炮甲珠、车前子、生薏苡仁、茯苓等。若肿胀明显、皮肤光亮者，加土茯苓、泽泻；发于上肢者，加姜黄、川芎；发于下肢者，加川牛膝、木瓜；疼痛明显者，加乳香、没药；病久气虚者，加党参、黄芪。

外用：浅静脉炎洗剂，煎水熏洗患处。

案例 1： 患者，男，28 岁，灵石县工人，住院号 8081。1976 年 11 月石头砸伤左大腿，本厂医生当时用跌打丸酒化后揉擦患部，随即痛止。而患处发紫，并向上向下出现红色的血管延伸，翌日患肢红肿疼痛，经本县医院诊为血栓性静脉炎，予内服消炎药、外用硫酸镁湿敷治疗后，肿痛遂消，但条状肿块走散延伸，未能控制，于1977年4月19日住我院治疗。患者体温、脉搏、血压、血象、肝功能均大致正常，神清合作，心肺肝脾未见异常，左下肢沿大隐静脉走向红赤压痛，可触及索条状硬结，上自腘窝，下至胫骨上端之内侧。在膝盖上方内侧，有约4cm×4cm两块红肿酸痛，膝下胫骨内侧有约3cm×3cm肿块。诊为左下肢血栓性静脉炎。

据下肢红赤、微肿、酸痛，行走不便，苔黄，脉弦滑，证属气血瘀滞、湿热蕴积，治以活血化瘀、清热利湿。

处方：鸡血藤30g，红花10g，丹参30g，川牛膝30g，金银花30g，赤芍15g，紫花地丁30g，生薏苡仁30g，车前子6g，紫草15g。水煎服。

外用：桑枝、黄柏、归尾、红花、苏木、乳香、没药，水煎熏洗患处。

二诊（5月6日）：上方加减服用11剂。原有的三处肿块已基本上消散，行走方便，患肢大隐静脉仍有僵硬感。但于5月5日发现：左小腿内侧原有肿块下方，沿静脉走向有红色索条状肿物，向下延伸，苔黄，脉洪数。上方赤芍改为21g，继服。又服15剂后，下肢静脉炎临床痊愈，只留有色素沉着。之后以健脾理气巩固治疗，痊愈出院，半年后随访，未见复发。

2. 脾虚湿盛型

久病体虚，身倦乏力，患肢肿胀，按之不留指痕，沉重疼痛，行走困难，久行久立后症状加重。重者日久可见患肢发凉、麻木，皮肤紫暗僵硬。沿大腿内侧压痛显著，腓肠肌压痛明显。苔薄白或白腻，舌质多暗紫或有紫斑，舌边多有齿痕。脉沉细或沉弱。本型相当于深静脉炎。证属脾虚湿盛，经络瘀阻。治宜健脾渗湿，活血化瘀。

处方：生黄芪、党参、黄精、鸡血藤、丹参、川牛膝、炮甲珠、生薏苡仁、滑石、车前子、土茯苓等。一般服14剂左右，肿胀开始消退，40~60剂可达到临床治愈。如食欲不良、消化迟钝者，加砂仁、神曲；患肢发冷、肤色紫暗者，加桂枝、附子；患肢发热、肤色潮红者，加金银花、紫花地丁；体质壮实者，加水蛭、三棱。

外用：深静脉炎洗剂，煎水熏洗患肢。每日1~2次，每次30分钟。

案例2：患者，男，39岁，山西运城人，工人，住院号7902。1976年12月22日，无明显原因，突然发现左侧腘窝部疼痛，活动时加重，继则左小腿肿胀，活动受限，食欲减退。1977年1月10日在我院门诊诊断为左下肢静脉炎，在我院住院治疗后，患肢红肿消散。3月1日于上街走路稍多后，当晚出现患肢大腿肿胀，行动困难。3月2日开始用血管舒缓素、青霉素、链霉素及低分子右旋糖酐等药物治疗，病情未见明显好转。于1977年5月19日由我治疗，左腿肿胀严重，大腿比健侧肿3cm，小腿中部比健侧肿4cm，小腿下部比健侧肿2cm，行动不便，患肢麻木、疼痛，晚上抽筋，下午胃口憋胀，出气困难，饮食减少，疲困乏力，睡眠尚可，二便调，苔白，脉大。据脉证分析，病属脾虚湿盛、气滞血瘀、经脉不通，治宜健脾益气、活血散瘀、理气化湿。

处方：党参15g，黄芪24g，黄精24g，薏苡仁30g，土茯苓

30g，炮甲珠 10g，王不留行 15g，双花 30g，当归 15g，牛膝 15g，赤芍 24g，丹参 30g，红花 10g，木香 10g，莱菔子 15g。水煎服，每日 1 剂。

二诊（6月7日）：上方连续服用 12 剂，患肢肿胀减轻，活动量增加，每天可行走 4 小时，能连续活动 1~2 小时，下午全身疲困乏力，肿胀增加。上方继服，至 7 月 1 日，患大腿肿胀消失，小腿略肿，已能坚持日常生活和一般活动，临床痊愈，7 月 5 日出院。1 年后随访未复发。

3. 气滞血瘀型

本型常见于胸胁部位，临床上较少见，多发生在外伤或乳癌根治切除术后。初有索条状肿物，色红或皮色正常，疼痛，胸胁憋胀不适，烦躁，舌苔薄白，脉弦。本型相当于锁骨下或胸壁静脉的血栓形成。证属气滞血瘀，治宜疏肝理气、活血化瘀。方用复元活血汤加减。

处方：柴胡、桃仁、红花、归尾、炮甲珠、丹参等。胸胁憋胀、常欲太息者，加香附、青皮；红肿显著者，加金银花、蒲公英。另外由于静脉注射和静脉点滴刺激性药物而引起的静脉炎，近年来有明显增多趋势，炎症经一般处理容易控制，但后多留有索条状硬结，久久不消，亦属气滞血瘀型。我们采用红花注射液或当归注射液，在患处封闭浸润，疗效亦佳。据报道用紫草提取物治疗本型病，有效率可达 100%，也可参考。

案例3：靳某，女，成年，门诊病人。1978 年 9 月 2 日初诊。左胸壁乳房外侧有长约 10 厘米之索条状肿物，色微红，疼痛，已有半月余，没有手术史，没有明显外伤史。经山西医学院附属医院诊为左胸壁静脉炎，经一般西药消炎治疗后，疗效不明显，于是来我院治疗。患者平素性情急躁，胸痛憋胀，常欲太息。

据上述见证，参合苔白、脉弦细，证属肝气不舒、经络阻滞。治宜疏肝理气、活血通络，方用复元活血汤加减。

处方：丹参15g，鸡血藤30g，柴胡10g，红花6g，桃仁6g，酒军6g，炮甲珠10g，香附10g，青皮10g，甘草6g。水煎服。

二诊（9月16日）：服上药6剂，症状显著减轻，红肿之索条状物已软化消散，局部只留轻度压痛，上方减量，继服2剂，以巩固疗效。

上述分型治疗，据我们的临床观察，疗效满意。但由于经验的局限性和疾病的复杂性，即使同一个病在病的不同阶段，反映的症状也不同，因此治法亦各异。故在临证时，还须灵活应用，才能提高疗效。

（三）关于血栓性静脉炎治则和预后的几点看法

关于本病的活动问题，如果按照西医的治疗原则，在急性期应当卧床休息、抬高患肢。但根据我们临床经验来看，卧床时间应尽量缩短。虽然卧床休息有利于肿胀消退，但肿胀容易反复，卧床及抬高下肢不能预防这种反复的过程。因此当患肢急性炎症稍有消退，疼痛轻微时，即可适当活动，而运动量需循序渐进。这样，虽然单次疗程稍长，但病情反复的情况发生较少，从长期疗效来看，是缩短了总疗程。

关于本病的复发问题，通过对住院病人的观察，我们发现：患者中有因吃鱼肉而复发，有因喝酒而复发，有因过劳而复发，还有少数病人提及每次感冒均引起复发。然而这些外界刺激与病情变化仅是偶然的巧合，还是存在某种必然的规律，依然有待进一步的研究说明。但这些提示我们：对中医传统的食物禁忌尚须注意研究。

关于深静脉炎的后遗症：静脉回流机能不全，患肢残留轻度壅肿，且久站久行后加重，经中医中药治疗者，多数亦不能完全消除。但治疗后，患者基本可以胜任一般的工作劳动。总之，采用中西医结合治疗血栓性静脉炎，如能正确地应用辨证施治的原则，则可以提高临床疗效，减轻或避免后遗症的发生。目前的治疗方案还存在疗程长、无法治愈等缺点，仍有待继续探讨解决。

附：历代文献

《肘后备急方》："皮肉猝肿起，狭长赤痛，名䏴。"（此为䏴病的最早记载）

《巢氏病源》："䏴病者，由劳役，肢体热盛，自取风冷，而为凉湿所折，入于肌肉筋脉，结聚所成也。其状赤脉，起如编绳，急痛壮热，其发于脚者，患从鼠鼷起，至踝，亦如编绳，故谓䏴病也。"（对病因、症状描述较具体）

《备急千金要方》："凡䏴病喜发四肢，其状赤脉，起如编绳，急痛壮热。其发于脚，喜从䏴起至踝，亦如编绳，故云䏴病也。发于臂喜着腋下。皆由久劳，热气盛为湿凉所折，气结筋中，成此病也。"（此对病机认识较准确，症状亦更具体）

摘自《中医外科心得集》（学苑出版社，2010 年）

临床研究

研究 1

血栓性静脉炎是指静脉内腔的炎症，同时伴有血栓形成。临床上分为浅静脉炎和深静脉炎两大类。浅静脉炎相当于中医的"腘病"，深静脉炎相当于中医的湿热下注型或脾虚湿盛型下肢肿胀。血栓性静脉炎往往缠绵难愈，或反复发作，甚者引起患肢坏死。临床上，应用中医辨证论治的方法治疗往往可以收获良好疗效。如果在总结该病的诊断分型和治疗经验基础上，借助电脑进行计量鉴别诊断与赋予药方，可能将进一步提高疗效。而这一工作的关键是建立血栓性静脉炎辨证分型的数学模型。

我们首先根据中医的辨证论治思想，对大量的病案进行分析与归纳，并结合中医理论加以提炼加工，总结出血栓性静脉炎的临床资料、辨证分型，以及各型的治疗主方。这样就为建立数学模型提供了医学模型的框架。

临床资料共 27 项：

$\alpha1$——患肢生索条状或结块状肿物；

$\alpha2$——肿物疼痛、压痛；

$\alpha3$——患肢迅速肿胀；

$\alpha4$——患肢肿胀；

$\alpha5$——患肢沉重疼痛；

$\alpha6$——患肢发冷（凉）；

α7——患肢麻木；

α8——患肢皮色紫暗；

α9——患处色红；

α10——沿大隐静脉走向压痛；

α11——腓肠肌压痛；

α12——足趾背曲疼痛加重；

α13——肢体活动不利；

α14——卧床难起；

α15——肿物硬结而不痛；

α16——久病身倦；

α17——胸腹部索条状肿物；

α18——胸胁憋胀不适；

α19——心烦；

α20——太息；

α21——全身寒热；

α22——舌质红；

α23——舌质红暗紫或有瘀斑；

α24——舌边齿痕；

α25——苔白；

α26——脉数；

α27——脉弦或缓。

证型可分两类 6 型：

P1——浅静脉炎四肢湿热型以热为主（急）；

P2——浅静脉炎四肢硬结型；

P3——浅静脉炎胸腹气滞血瘀型；

P4——深静脉炎急性湿热型以湿为主；

P5——深静脉炎慢性脾虚湿盛型；

P6——深静脉炎慢性脾虚湿盛兼阳虚型。

施治用药分内服和外治。根据血栓性静脉炎两类 6 型的特征，确定了各型的内服汤药主方，同时给出外用药物。开处方时，可按患者的性别、体质、患病部位等具体情况，对主方进行加减化裁，并给出相应的用量以及医嘱事项等。

建立中医诊断的数学模型，实质上是对中医辨证思维过程进行数学描述，在此种思维过程中所用的语言和概念，如索条状、结块状、疼痛、肿胀、发冷、麻木、色红、活动不利、卧床难起、身倦、憋胀、心烦、舌质红、脉数、脉弦等，均具有很大的模糊性（即概念的外延不明确），所以传统的数学是担负不了这一任务的。目前，模糊数学是中医诊断计量化的最适宜的工具，因为模糊数学的方法，在一定程度上更接近于人类思维中的信息处理过程，病人众多的带有模糊性的临床资料，正是中医诊断的"信息"依据。

从模糊数学角度来看，中医辨证论治的思维过程，是由临床资料集合到处方集合的一种模糊映射。这种思维过程又常常表现为两个明显的阶段：辨证分型和立法处方，因此这种映射可看成为从临床资料到证型和从证型到处方两个模糊映射的复合。若以：

$X=\{x_1, x_2, \cdots x_n\}$ 表示全部临床资料的集合。

$Y=\{y_1, y_2, \cdots y_m\}$ 表示全体证型的集合。

$Z=\{z_1, z_2, \cdots z_l\}$ 表示全体药名的集合。

那么，

$y_i = F(\underset{\sim}{A}) \cdots$ ⓐ（式中 $\underset{\sim}{A}$ 为 X 的模糊子集；$y_i \in Y$）可表示辨证分型。

$\underset{\sim}{B} = G(y_i) \cdots$ ⓑ（式中 $\underset{\sim}{B}$ 为 Z 的模糊子集）可表示立法处方。

将ⓐⓑ二式复合得到的 $\underset{\sim}{B} = G(y_i) = G[F(\underset{\sim}{A})] = (GOF)(\underset{\sim}{A}) \cdots$ ⓒ则为中医辨证论治思维过程的整体反映。

下面具体给出映射ⓐ的数学描述；至于映射ⓑ可在电脑的程序设计中利用"模糊推理句"进行单独处理。

根据中医理论和临床经验，每一证型都有相应的标准证候群，及其对应的临床资料。这些不同的临床资料对决定病人属于某型病所起的作用是不同的，同一临床资料在决定不同型病所起的作用也是不同的。这种所起的作用程度大小的量，称为权系数。

对于一个具体的患者，将其具体的临床资料（有者取 1，无者取 0），代入以上各隶属函数式，进行计算：

当 $P_K = MAX\{P_j\}$ 时，则诊断为 P_K 型静脉炎。因而可按 P_K 型的药方施治，（此处 K=1，2，…6）。

特殊情况：当 P_6 型的各个临床资料也都出现时，很明显 P_5 型的各个临床资料也都出现了，于是有：$P_5 = P_6 = MAX\{P_j\} = 1$，（$1 \leqslant j \leqslant 6$），根据临床经验，则诊断为 P_6 型。

其余所有可能出现的"多判"情况，都根据中医理论和临床经验，进行了"排除""多判"等处理。

按照上述的模糊数学模型，我们编制了"血栓性静脉炎中医诊疗系统软件"，且在 apple Ⅱ型微机上通过；对 71 例回顾性病例的诊断试验的基本符合率达到 100%。这证明此系统可用于临床门诊或作辅助诊断使用。它的具体操作过程是：在中文提示下，输入一个具体的"血栓性静脉炎"患者的临床资料，经过电脑诊断，随即可显示并可打印出符合中医诊疗习惯的诊断结果和中文处方。

摘自《山西中医》（1988 年第 4 卷第 2 期）

研究 2

赵尚华教授从医 40 多年，临床经验丰富，擅长诊治周围血管病。笔者有幸随师学习，受益颇多。兹将业师治疗血栓静脉炎的学术经验介绍如下。

（一）病名

赵老一般将血栓性静脉炎分为恶脉和股肿。

1. 恶脉

恶脉相当西医的血栓性浅静脉炎，是以体表经脉呈条索状突起、色赤形如蚯蚓，硬而疼痛为特征的疾病。

恶脉为静脉内腔炎性改变，伴有血栓形成，中医学尚有"赤脉""黄鳅痈""青蛇毒""青蛇便""脉痹"等名称。其特点是：多发于青壮年，以四肢多见，次为心胸腹壁，患处可触及条索状肿物、色红疼痛，偶有久不消散者，是常见病、多发病，与季节无关。

2. 股肿

股肿是指因深部经脉痹阻瘀滞不通而形成的以下肢浮肿为主要表现的疾病。相当于西医髂股以下深部静脉血栓形成的血栓性静脉炎。因其中医文献无适宜名称，故选用股肿命名，虽有不贴切之处，但已经比较接近。

股肿泛属水肿范围，文献论述可参阅内科水肿篇，外科文献较少涉及。其特点是：下肢突然发作的重度肿胀、疼痛，行动困难，沿静脉血管走向压痛和局部温度相对增高，甚至伴发肺栓塞导致死亡的严重后果。其发病部位多数在下肢和骨盆内静脉，上腔及下腔静脉也可发生，但较少见，上肢静脉最少见。

（二）病因病机

恶脉多为湿热之邪外侵，以致气血瘀滞、脉络阻塞不通而成本病。或因郁怒伤肝，肝木失调，肝气郁滞，肺气不宣，气滞血瘀，郁而化热致成本病。也可因跌仆、损伤、静脉滴注各种刺激性药液等，直接损伤脉络，以致血脉瘀塞而成此病。

股肿多由外伤、妇女生产、手术创伤，或妊娠，或其他病长期卧床等原因，造成久病致虚，久劳伤气。气伤则运行不畅，气帅血行，气不畅则血行缓慢，加之血脉损伤（外伤、感染毒邪、肿瘤压迫等），以致瘀血阻于络道，脉络阻塞不通，不通则痛；络道阻塞，营血回流受阻，水津外溢，聚而为湿，停滞肌肤则肿；血瘀脉络，日久瘀而化热，则患肢温度升高；气虚不能统摄脉络，瘀血结聚，则表浅络脉显露。

总之，气虚血滞、经脉瘀阻是本病病机的关键。

（三）临床表现

1. 恶脉

生于四肢者，多发生在大隐静脉或小隐静脉的属支，特别是曲张的静脉内。发生在上肢的较少，也可发生在胸腹壁静脉。一般有急性、慢性之分。

急性期：局部静脉疼痛及肿胀，沿静脉走向可摸到一条硬条索状物，压痛明显，有的周围皮肤出现红斑，有时可伴有水肿。可持续 1~3 周；然后逐渐消退，伴有发热、全身不适等症状。

慢性期：遗留的条索状肿物可长期不消，如多次复发，病变静脉周围皮肤有色素沉着，有隐痛坠胀感。

2. 股肿

深静脉血栓形成，多发生于髂股静脉，而又以左侧髂股静脉血栓形成最为常见。

病人的主要症状是肢体疼痛，行走时加剧，并可伴有发热等。主要体征有患肢肿胀；静脉血栓部位常有压痛；将患侧足向背侧屈曲时，可引起小腿肌肉深部疼痛（Homans 征），以及患肢温度改变。患肢肿胀疼痛等局部症状与血栓的部位有关。若小腿肌肉静脉丛血栓形成，则小腿有轻微的肿胀、压痛，因而易被忽略和误诊；若小腿深静脉血栓形成，则踝部肿胀，小腿部和腘窝部疼痛、肿胀、压痛；若腘静脉血栓形成，则足部、踝部和小腿下部肿胀，Homans 征常为阳性；若股静脉血栓形成，则大腿下部和小腿肿胀，沿静脉走向压痛明显，Homans 征多为阳性；若髂股静脉血栓形成，则整个下肢广泛肿胀、疼痛，皮肤温度升高，浅静脉扩张，沿静脉走向压痛，并可发热（一般不超过 38.5℃），朝轻暮重；若下腔静脉血栓形成，则两下肢广泛性肿胀，腹股沟、臀部、腰部和下腹壁肿胀，并可见下腹壁浅静脉曲张和毛细血管怒张；若锁骨下和腋静脉血栓形成，则患肢肿胀、疼痛，腋窝部常可扪及变成条状硬索的静脉，并有压痛。

在病变急性期，可因动脉发生反射性痉挛致足背动脉搏动减弱，皮肤颜色发白，温度降低，但一般不超过 12 小时，随后肢体皮肤温度即升高。

下肢发绀和皮肤色素沉着也较常见，严重时小腿呈暗褐色，有时可出现浅静脉曲张、湿疹及小腿溃疡。

下肢深静脉炎在发病的 4 周内，血栓容易脱落，有可能并发肺栓塞，应时刻警惕。

辅助检查：血白细胞计数，重症急性期可增加。可用超声波测定或深静脉造影来确定血栓部位。多普勒检查更为理想。

（四）诊断要点

1. 恶脉

（1）好发于四肢穿刺静脉或胸腹壁浅静脉。

（2）常有静脉穿刺史。

（3）静脉走行部位出现结节，红肿热痛，或条索状硬结，反复发作。

（4）一般无明显的全身症状，或有轻微发热、胸胁胀痛及全身不适。

2. 股肿

（1）多发生于外伤、手术、分娩、肿瘤等长期卧床病人，常见于单侧下肢。

（2）急性期，下肢突然发生自足至大腿剧烈肿胀，有胀裂感及疼痛，患肢皮肤一般为青紫，也有发白的，皮温正常或略高，浅静脉怒张，静脉压升高。沿深静脉走向有压痛，Homans 征呈阳性。

（3）慢性期，活动后患肢肿胀，浅静脉曲张，小腿皮肤色素沉着、皮炎、慢性溃疡及象皮肿腿。

（4）血流变学检查、静脉超声血流图、深静脉造影检查有助诊断。

（五）治疗

1. 脉络湿热证

症状：患处红肿疼痛，按之加剧，有条索状肿物，肢体活动欠利，或皮肤温度升高，小腿累累青筋，或全身出现畏寒发热。患肢小腿肚压痛，沿静脉走向压痛。舌质淡紫或有瘀点、瘀斑，苔黄腻，舌胖，脉滑数或弦数。

治法：清热利湿，活血通络。

处方：清利通络汤加减。金银花，蒲公英，紫花地丁，丹参，鸡血藤，炮甲珠，车前子，生薏苡仁，茯苓，白花蛇舌草。

若肿胀明显，皮肤光亮者，加土茯苓；疼痛剧烈者，加乳香、没药；病久气虚者，加党参、黄芪。

外治法：金黄膏或玉露膏外敷；病变范围大者，可用浅静脉炎洗剂，煎汤熏洗。药物组成：苏木，红花，金银花，蒲公英，芒硝，当归，葱胡，桑枝，乳香，没药。加水 3000mL，煎汤，先熏后洗患肢，每日 1~2 次，每次 30 分钟。

2. 脉络湿瘀证

症状：发热消退，或无全身寒热，患肢肿胀、疼痛，皮色苍白或正常，皮肤温度不高，小腿累累青筋。小腿肚压痛，沿静脉走向压痛。舌质淡紫，或有瘀点、瘀斑，舌胖有齿痕，苔白腻，脉沉紧或濡涩。

内治法：活血化瘀，利湿通络。

处方：活血通脉饮加减。丹参，金银花，赤芍，土茯苓，当归，川芎。

若痛甚者，加炮甲珠、乳香、没药；若素体阳虚，怕寒畏冷者，去金银花，加桂枝、细辛、附子；气虚者，加党参、黄芪、白术。

3. 脾虚湿阻证

症状：久病体虚，身疲乏力，患肢肿胀，朝轻暮重，沉重胀痛，皮肤温度不高或仅有微热，肤色正常或色暗，或伴有静脉曲张，或伴有小腿色素沉着、瘀积性皮炎，或起湿疹，或成溃疡，舌质淡红，苔白腻，舌胖，边有齿痕，脉濡或缓。

内治法：健脾渗湿，活血化瘀。

处方：健脾通络汤加减。生黄芪，党参，鸡血藤，丹参，川牛膝，炮甲珠，生薏苡仁，茯苓皮，车前子，姜皮。

若食欲不振，消化迟钝者，加砂仁、神曲；患肢发冷肤色紫暗者，加附子、桂枝；患肢发热，肤色潮红者，加金银花、紫花地丁；体素壮者，加三棱、莪术；腰酸膝软者，加菟丝子、川续断。

外治法：用深静脉炎洗剂，煎汤熏洗。药物组成：桑枝，芒硝，苦参，红花，苏木，当归尾，透骨草。加水 3000mL，煎汤，先熏后洗患处，每日 1~2 次，每次 30 分钟。

在疾病的治疗中，活血化瘀法占有重要地位，使用的目的在于消溶血栓。局部热象明显者加用清热解毒药，但大苦大寒者并不适宜，以免寒性致凝不易消栓；局部有肿胀者加用祛湿之药以清利；而对遗有硬结者，则重在通经散结。但也有学者认为血栓不宜消散，避免流注它处造成严重后果，而应该采用咸寒软坚之品施治，亦取得了较好临床疗效。

（六）预防护理

1. 恶脉

（1）避免久立或久坐，鼓励病人穿弹力袜行走。

（2）卧位时抬高患肢，超过心脏水平。

（3）避免跌仆、损伤，保护血管。

2. 股肿

（1）卧床 1~2 周，并抬高患肢超过心脏水平，以减轻疼痛，并有利于下肢静脉回流。

（2）保持大便通畅，避免用力排便，以防血栓脱落造成肺栓塞。

（3）待症状稍好转后，可逐渐下床活动，应穿弹力袜或用弹力绷带，可增加血液回流，阻止下肢水肿的发展。

（4）对一些长期卧床患者，可进行下肢保健按摩，或穿弹力长筒袜，尽可能早期下床活动，预防静脉血栓形成。

（5）避免手术后在小腿下垫枕，以免影响小腿静脉回流。

（6）手术后嘱病人多做深呼吸及咳嗽动作，鼓励病人多做下肢活动。

（七）典型病例

案例： 患者，女，75 岁。因右腿肿胀疼痛 2 周于 2008 年 1 月 29 日就诊。患者自诉于感冒数天后发现右腿窜痛、肿胀，尚能行走，但筋骨疼痛。自用三七胶囊、云南白药后疼痛略有缓解，近日诸症又有加重，刻诊时血压 110/60mmHg，苔白，脉细滑。

处方：生黄芪 30g，党参 10g，茯苓 10g，泽泻 10g，丹参 30g，鸡血藤 30g，川牛膝 10g，地龙 10g，三七 3g，车前子 10g，土茯苓 30g。

二诊：2月4日。服上药后症状缓解，但走路后仍肿胀、窜痛。上方加水蛭3g，金银花30g。

三诊：2月16日。药后腿疼缓解，自行停药。昨晚忽又肿胀、窜痛，脉缓，苔白。

处方：生黄芪30g，党参10g，茯苓10g，泽泻10g，丹参30g，鸡血藤30g，川牛膝10g，地龙10g，三七3g，车前子10g，土茯苓30g，金银花30g，独活10g。

四诊：3月8日。双腹股沟憋困胀，肿消减。

双下肢动静脉彩超提示：右侧股浅静脉上段，股深静脉血栓后部分再通；双下肢动脉硬化。

随访至今，未见复发。

摘自"2009年北京学术会议"

肢端动脉痉挛病

肢端动脉痉挛病，是由血管神经功能紊乱所引起的一种间歇性肢端小动脉痉挛性疾病，又称"雷诺病（Raynaud）"。属于中医学"四肢逆冷""十指零落"等范畴。"十指零落"表现为手指节节坏死脱落，过去亦属"脱疽"范畴，但本病属动脉痉挛性疾病，脱疽属动脉栓塞性疾病，二者应该有所区别。其特点以间歇性双手指发病时变为苍白，继转青紫，再转潮红，变暖，至恢复正常。寒冷季节发作频繁，症状加重。多见于青年女性。中医文献对此病论述多混于脱疽病中，少有单独描述者。《诸病源候论》认为"四肢逆冷"的病机为："经脉所行皆起于手足，虚劳则血气衰损，不能温其四肢，故四肢逆冷也。"近年来，中医学对本病的发病机制、辨证施治都有了长足的进展，取得了较好的疗效。

（一）病因病理

本病的发生与情志抑郁，冲任失调，脾胃阳虚，寒冷刺激密切相关。

1. 情志抑郁，冲任失调

情志抑郁，郁怒则伤肝，肝失条达之性，致使疏泄功能失常，令其冲任经脉失调，筋脉失其所养；疏泄失常，血行不畅，难达于四末。不及则肢端苍白，太过则瘀留肢体而肢端潮红、紫青。

筋失所养，则肢体麻木、拘急、疼痛。

2. 脾肾阳虚，寒冷侵袭

四肢为诸阳之末，得阳气而温。素体脾肾阳虚，寒冷外袭，痹阻脉络，血运不畅，阳气难达四末，故手足逆冷、苍白。"寒多则凝泣，凝泣则青黑"，故肢端瘀滞而青紫。脉络不通，不通则痛。气血瘀滞，筋脉失养，故皮肤枯槁，肌肉萎缩。

总之，本病病位在血脉，病脏在肝、肾与脾，病性为阳虚、血瘀，诱因为寒邪外侵。

（二）辨病

1. 多见于 20~30 岁青年女性。

2. 多为双手指对称性发作，两侧的小指和无名指最先受累。

3. 常于受寒冷刺激和情绪激动时发作，手指突然苍白，继而发紫，常从指尖开始向近端扩展。局部冰冷、麻木，或感觉迟钝，或疼痛。保持一定时间后渐转潮红、变暖，恢复正常。

4. 桡动脉搏动良好。

5. 诸症在温暖环境、揉擦、挥动上肢、浸于温水中可使其缓解。

6. 病久可使指端皮肤变薄，指甲变形，指垫萎缩或出现皮肤硬皮样改变。

7. 辅助检查：①冷水试验：将双手安放于 4℃ 左右的冷水中 1 分钟，可诱发苍白→紫绀→潮红三色典型症状。②握拳试验：两手握 1 分半钟后，在弯曲状态下放松，也可诱发出典型症状。③X 线检查：患肢末节指骨有脱钙现象。④甲皱微循环检查：患肢总血流量较正常为少，冷刺激时，指端血管减少、消失或口径缩小，血流变慢、停滞。

（三）辨证

1. 气滞寒凝证

情绪波动即见手指苍白、青紫、潮红典型症状，或出现持续性青紫或紫红。伴脘闷胁胀，或女子月经不畅，少腹刺痛。苔薄白，或舌质有瘀斑，脉弦涩。

2. 气虚寒凝证

每于劳倦时出现手指苍白、青紫、潮红、发凉等典型表现。伴全身倦怠、乏力，休息后减轻。面色无华，少气懒言。舌苔薄白，脉沉细无力。

3. 阳虚寒凝证

发作频繁，患指苍白，后转青紫，或紫黑，冬季尤重，肢端冷痛。伴腰膝酸软无力，畏寒，纳少，大便或溏薄。舌质淡，少苔，脉沉迟。

4. 病久化热证

病情日久，寒化为热，肢端肿胀疼痛，或起黄疱，或溃破溃烂有分泌物，疼痛加剧。舌苔黄，脉滑数。

（四）鉴别诊断

1. 雷诺现象

此由其他疾病或原因引起的继发性肢端动脉痉挛现象，与雷诺病表现极为相似，需加鉴别。它可继发于胶原疾病，如红斑性狼疮、硬皮病、皮肌炎、类风湿性关节炎、结节性动脉周围炎等。亦可继发于长期从事震颤工作所致的气锤症，如打字员、钢琴家。此外，还可由颈肋、前斜角肌综合征等导致臂丛神经和锁骨下血管受压而继发。因属继发，故称此病症为雷诺现象，而非雷诺病。

2. 手足发绀症

本病亦好发于年青女性，但无典型的苍白→紫绀→潮红的变化过程。肢端虽有紫绀现象，遇冷加重，但在温热环境中多不能减轻。情绪波动不诱发本病。常伴有皮肤划痕症及手掌多汗现象。

（五）治疗

1. 内治法

（1）辨证论治

气滞寒凝证：宜理气解郁，活血通络。方用逍遥散合桃红四物汤加减。

气虚寒凝证：宜益气通阳，和营化瘀。方用黄芪桂枝五物汤合当归四逆汤加减。

阳虚寒凝证：宜温补脾肾，活血通经。方用右归丸加减。

病久化热证：宜养阴清热，活血化瘀。方用四妙勇安汤加减。

本病以脾肾阳虚为本，寒凝血瘀为标，故温阳散寒、通经化瘀为常用之治法。但本病多见于女性，"女子以血为主"，患病常多伴有阴血亏虚，故温阳之中要顾及阴血之调养，所谓"欲求阳者必阴中求阳"。且女子"以肝为先"，"血者皆肝之所主，恶血必归于肝"，因此活血施治亦可从柔肝、疏肝入手，达从肝治瘀之目的。

（2）单方验方

①丹参片（中成药），每次服5片，每日服3次。

②四虫丸（山东中医学院附属医院方）：蜈蚣、全蝎、土鳖虫、地龙各等分。共研细末，水丸，每次服3g，每日服2次。

③通脉安丸（山东中医学院附属医院方）：洋金花1.5g，丹

参 60g，当归、川芎、赤芍、琥珀各 15g，朱砂 1g，炒枣仁、鸡血藤各 30g。共研细末，蜜丸，每次 9g，每日服 2 次。以上各方，适用于各种类型服用。

④ 活血通脉片（山东中医学院附属医院方）：丹参 180g，赤芍、土茯苓各 90g，当归 60g，金银花、川芎各 30g。共研细末，制成 0.3g 片剂，每次服 20 片，每日服 2~3 次。用于偏血瘀及湿热证型者。

2. 外治法

参照脱疽外治法选用。

（六）预防与护理

1. 注意保温，维持肢体温暖，冬季尤应防寒。

2. 注意精神调护，避免不必要的精神刺激。

3. 禁止吸烟及使用血管收缩性药物。

4. 多练气功，加强自我调理及增强体质。

摘自《中医外科学·脉管病》（王沛主编，中医古籍出版社，1994 年）

附录

附录1：赵尚华教授验案选录

【医案1】

王某，男，28岁，太原市工人。就诊时间：1984年4月16日。病案号：15094。

主诉及病史：双脚发凉疼痛，伴间歇跛行3年余，加重两个月。患者于1984年2月因受凉后，左脚大趾发红，疼痛加剧，行走困难。

体检：双脚发凉，皮肤粗糙，色暗，趾甲增厚，小腿肌肉萎缩。左足大趾青紫，肿胀。左足背动脉、胫后动脉搏动消失，右足背动脉、胫后动脉搏动减弱。肢体位置试验（＋），间歇跛行20米。舌质紫暗，苔白，脉沉细。

辅助检查：下肢血流图显示：右侧低平，左侧基线波动；心电图正常；血脂化验正常；血糖正常，尿糖（－）。

诊断：脱疽（血栓闭塞性脉管炎）。

辨证：气滞血瘀，络脉阻遏，寒将化热。

治法：活血化瘀，通经活络。

方剂：逐瘀通脉汤加减。

处方：炮甲珠12g，当归15g，赤芍12g，白芍12g，红花10g，丹参30g，鸡血藤30g，川牛膝10g，川芎10g，枳壳10g，木香10g，金银花30g，生薏苡仁30g，甘草15g。水煎服。

二诊：上方 20 剂后疼痛大减，能入睡。左足大趾肿胀见消，但见内侧皮肤约有 0.5cm×0.5cm 的破溃，脓稠有臭味，苔黄，脉弦。改服解毒通脉汤。

处方：金银花 30g，紫花地丁 30g，蒲公英 30g，连翘 10g，熟地黄 10g，当归 10g，赤芍 15g，川牛膝 10g，丹参 30g，红花 10g，玄参 10g，石斛 12g，甘草 15g。水煎服。

伤口清洁包扎。

三诊：上方 20 剂，伤口接近愈合，双腿皮肤青紫见减，疼痛缓解。又见足跟疼痛，皮肤发凉，苔白，脉细弱。改用益气活血法，方用顾步复脉汤加减。

处方：党参 10g，生黄芪 30g，焦白术 10g，当归 30g，熟地黄 12g，赤芍 15g，川芎 10g，石斛 15g，川牛膝 12g，金银花 15g，制附子 10g。水煎服。

疗效：上方调理 10 日后，诸症消失，伤口痊愈，能行走 500~1000 米无症状。下肢血流图显示：右小腿波幅增高（为 0.052Ω），左小腿波幅由原来基线波动变为低平小波，供血改善。50 天病愈。

坏疽期是血栓闭塞性脉管炎的晚期，病情常常十分复杂，因此治疗较为困难。如果病情得不到有效控制，进一步发展，往往导致截肢。本例医案属血栓闭塞性脉管炎的重症，之所以能够取得满意的疗效，在于辨证准确、章法严谨，以活血祛瘀为主要思路，以活血通脉为主要治则。在治疗过程中充分地体现了观其脉证，随证治之的治疗原则：初诊时患者左足大趾紫赤肿痛辨证为气滞血瘀，寒将化热，用逐瘀通脉汤活血通脉；二诊局部破溃脓稠，寒已化热，证属热毒，改用解毒通脉汤；三诊症状控制，伤口尚未愈合，证属气血两虚，用顾步复脉汤善后。

【医案 2】

黄某，男，22 岁，农民，山西省原平县人。就诊时间：1982 年 11 月 21 日。病案号：9259。

主诉及病史：左脚疼痛 4 月余。患者于 1982 年 8 月出现左足大趾疼痛、青紫，遇冷苍白。11 月出现足大趾红肿破溃，疼痛加剧，昼夜不眠，纳呆，行路困难。既往双脚发凉怕冷半年多。

体检：面色萎黄，形体消瘦，神志清楚，表情痛苦。左足触之冰凉，皮肤色暗、粗糙，汗毛脱落，趾甲增厚，小腿肌肉萎缩，足大趾尖焦黑干枯，脓稠，量少，稍有臭味。间歇跛行 10 米。肢体位置试验（+），左足背动脉、胫后动脉搏动消失，右足背动脉、胫后动脉搏动微弱。舌质红，苔焦黄，脉滑数。

辅助检查：下肢血流图显示"双下肢波幅低平，以左侧更甚"；心电图正常；血脂化验正常；血糖正常，尿糖（－）。

诊断：脱疽（血栓闭塞性脉管炎）。

辨证：火毒炽盛，阴伤骨焦。

治法：泻火解毒，活血通脉，兼以育阴。

方剂：解毒通脉汤加减。

处方：金银花 30g，紫花地丁 30g，蒲公英 30g，连翘 10g，熟地黄 10g，当归 10g，赤芍 10g，川牛膝 10g，丹参 30g，红花 10g，玄参 10g，石斛 12g，大黄 10g，甘草 15g。水煎服。

二诊：上方 9 剂后，疼痛减轻，局部坏死组织界线清楚，施左大趾截趾术。术后继服上方 30 剂，创面外敷象皮生肌膏。

三诊：服上方后，疼痛缓解，夜能入睡，伤口愈合。但双小腿困倦，双足发凉，只能行走 100 米，左足背动脉搏动恢复，改用益气活血法，方用顾步复脉汤加减：

处方：党参 10g，生黄芪 30g，焦白术 10g，当归 30g，熟地黄 12g，赤芍 15g，川芎 10g，石斛 15g，川牛膝 12g，金银花 15g。水煎服。

疗效：上方调理 1 个月后诸症状消失，能行走 1000~1500 米而无小腿困倦。双足背动脉搏动恢复，但左侧较右侧弱。下肢血流图显示：右侧波幅基本恢复正常（波幅 0.088Ω），左侧波幅增高（波幅为 0.042Ω）。经治疗 72 天后病愈出院。

【医案 3】

王某，男，37 岁，干部，阳泉市人。就诊时间：1987 年 3 月 5 日。病案号：19775。

主诉及病史：左足疼痛 2 月余，加重 10 日。患者于 1987 年 1 月出现左足抽痛，小趾肿胀、发冷，后渐见间歇跛行。2 月 25 日左小趾尖破溃、流脓，周围青紫肿胀。

体检：患者左足冰冷，皮肤色暗，粗糙，汗毛脱落，趾甲增厚，左小趾尖溃疡 1cm×1cm，脓稠，量少，有臭味。间歇跛行 20 米。肢体试验（＋），左足背动脉、胫后动脉搏动微弱，右足背动脉、胫后动脉搏动尚可。舌质紫暗，苔黄，脉沉弦。

辅助检查：下肢血流图显示"左下肢小腿波幅低平，右侧正常"；心电图正常；血脂化验正常；血糖正常；尿糖（－）。

诊断：脱疽（血栓闭塞性脉管炎）。

辨证：热毒炽盛，腐肉成脓。

治法：清热解毒，活血通脉。

方剂：解毒通脉汤加减。

处方：金银花 30g，紫花地丁 30g，蒲公英 30g，连翘 10g，当归 10g，赤芍 15g，川牛膝 10g，丹参 30g，红花 10g，玄参 10g，益母草 60g，生薏苡仁 30g，甘草 15g。水煎服。

二诊：上方 15 剂后，患者自觉疼痛减轻，入睡好，伤口见浅，脓汁分泌减少，患足发冷加重。上方去金银花、蒲公英，加制附子 10g、麻黄 10g。随证加减，再服 15 剂。

三诊：服上方后，疼痛减轻，肿胀已消，伤口缩小，脓液少，患足皮肤温度好转，苔白，脉缓。改用益气活血法，方用顾步复脉汤加减。

党参 10g，生黄芪 30g，焦白术 10g，附子 10g，炮甲珠 10g，丹参 30g，熟地黄 12g，赤芍 15g，当归 30g，川芎 10g，川牛膝 12g。水煎服。

疗效：上方 30 剂后，患者精神好，纳谷香，入睡快，伤口愈合，间歇跛行缓解，但行走 1000~1500 米后小腿困倦。继以本方调理善后，10 日后诸症消失，行走 1500 米以内无不适感。下肢血流图显示：左小腿波幅恢复正常，为 0.086Ω，病愈。

血栓闭塞性脉管炎坏疽期的治疗多采用活血解毒、养阴利湿等方法，但各个方法如何侧重，以何为主，不同的医家各有其观点和经验。以上 2 例医案体现了赵老以清热解毒为主治疗血栓闭塞性脉管炎坏疽期的思想。医案 2 中患者虽有面黄消瘦、患足冰凉、肌肉萎缩等一派虚寒现象,但赵老却紧紧抓住患趾破溃、有脓、舌红、苔焦黄、脉滑数等症,辨证为火毒炽盛,用解毒通脉汤迅速缓解病情。可见只有抓住主症,才能正确辨证,这也充分体现了赵老辨证精准、经验丰富。医案3中,治疗的原则性与灵活性相结合是该例成功的关键,重点在于抓准主症。虽然患者左足局部冰冷色暗,趺阳、太溪脉寒象,但趾尖已有溃疡、脓血、痛剧,此为该案主症,当为热毒炽盛、肉腐成脓。因此治疗时果断投以解毒通脉汤,并加用益母草60g、生薏苡仁30g,以增强活血排脓止痛之功;待热毒脓腐之标得以控制后,阳虚寒湿之本方才显露,此时去蒲公英、金银花之寒闭,加附子、麻黄之温通,病情渐转佳境;最后以益气活血之顾步复脉汤加附子、炮甲珠,减石斛、金银花收功。可谓时时处处药证相合,故收良效。

【医案4】

柳某,男,36岁,太原市工人。就诊时间:1996年4月10日。

主诉及病史:右腿间歇性跛行,怕冷9年。患者于1995年10月发现右脚趾紫红、疼痛剧烈,经山西省某医院静点红花注射液、前列腺素E1治疗,效果不显,遂来就诊。

体检:右小腿皮肤粗糙,筋肉萎缩,右足背呈顽固坏死的硬皮。间歇性跛行不足50米。苔薄白,左脉弦,右脉细微。

辅助检查:血管造影提示:右胫后动脉、腓动脉近端闭塞;右胫前动脉近端闭塞;左胫后动脉中1/3处闭塞;左胫前动脉下1/3处闭塞,左腓动脉近端闭塞。

诊断:脱疽(双下肢血栓闭塞性脉管炎)。

辨证：脉络寒凝。

治法：温阳散寒，活血通络。

方剂：阳和通脉汤。

处方：炮附子10g，桂枝10g，当归10g，丹参30g，甘草15g，地龙10g，炮甲珠10g，金银花24g，赤芍10g，鸡血藤30g，水煎服。

外治：椒艾洗药。

处方：川椒10g，艾叶30g，苏木30g，透骨草30g，伸筋草30g，川芎10g，川乌10g，干姜30g。煎水，先熏后洗，待温浸浴，每次30分钟，每日1~2次。

二诊：患者服药6剂后右脚趾紫红、疼痛明显减轻。12剂后顽厚坏死的硬皮开始脱落。上方金银花改为10g，加党参10g、生黄芪10g。再服12剂，并配合外洗。

三诊：腿痛消失，间歇性跛行缓解，可走500余米。唯肤色仍显红色，上方加减6剂善后。

疗效：2002年4月随访，6年来病情恢复良好，一直工作至今。

本例医案属脱疽，病在初期，其证属寒。本案疗效满意的关键在于赵老的辨证精准、用药契合，尤其是治疗时配合椒艾洗药外用。外用方中川椒、艾叶、川乌、干姜皆是辛热散寒止痛之品；而辅以苏木、川芎活血通经；透骨草、伸筋草祛风止痛，更有加强药物透皮吸收之功用。诸药配合共同组成针对本病本阶段病因病机的专用外洗方，因此临床屡用屡效。

【医案5】

韩某，男，52岁。就诊时间：2010年1月29日。

主诉及病史：左下肢憋胀 8 个月。8 月前无明显诱因左下肢憋胀，行走时明显，伴疼痛，左下肢发冷，赴山西省中西医结合医院就诊，诊断为血栓闭塞性脉管炎，并收住入院。入院后，给予血管气囊扩充治疗，症状改善，纳差，眠可，二便调。既往有吸烟病史，已戒烟 3 个月。

体检：右下肢足背动脉减弱，皮色如常，右手脉无法触及，右手发冷（已 2 年），左脉沉细，苔白。

诊断：脱疽（血栓闭塞性脉管炎）。

辨证：阳虚寒凝。

治法：温阳散寒，活血通脉。

方剂：阳和通脉汤。

处方：制附片 10g，桂枝 10g，丹参 30g，鸡血藤 30g，炮甲珠 10g，川牛膝 10g，地龙 10g，神曲 10g，砂仁 6g，金银花 30g，甘草 6g。水煎服。

二诊：服药半个月，患者自觉走路轻快，小腿憋胀疼痛明显减轻，足底自觉有热感，纳食改善。舌淡，苔白质稍暗，脉沉细。原方加红花 10g。继服 12 剂。

本例医案患者中医诊断为脱疽，属血栓闭塞性脉管炎初期。该病的病理变化主要是血瘀，即全身的中小血管节段性的瘀阻闭塞，但其病因颇为复杂，有寒、热、湿、瘀、虚等互相转化。因此，活血化瘀并不能包治本病，临证时须遵从标本缓急的原则，才能取得既准确又迅捷的疗效。血栓闭塞性脉管炎的治疗，重点是要辨清病在何期，证属何型。本例患者主要是寒凝络痹，血脉凝滞，阳气不达四末，肢体失于温煦濡养而致本病。寒为阴邪，所以用药以温阳活血为主。附子、桂枝二药合用温阳散寒，丹参、牛膝、鸡血藤、地龙、红花活血化瘀、温通经脉。药证相合，故收良效。本案最具特色之处在于初诊时投以金银花30g，其实患者并无明显热象，但赵老认为，患者病程较长且有长期吸烟史，寒瘀已有化热趋势，故用金银花清热解毒。

【医案6】

王某，男，28岁，灵石县工人。就诊时间：1977年4月19日。病案号：8081。

主诉及病史：左下肢大腿内侧条索状、斑块状红赤硬结5月余。患者1976年11月被石头砸伤左大腿，本厂医生当时用跌打丸酒化后揉擦患处，随即痛止。而后患处发紫，并向上向下出现红色的血管延伸，翌日患肢红肿疼痛，经本县医院诊为血栓性静脉炎，予内服消炎药，外用硫酸镁湿敷治疗后，肿痛遂消，但条状肿块走散延伸，未能控制，遂住院治疗。

体检：患者体温、脉搏、血压、血常规、肝功能均大致正常，神清合作，心肺肝脾未见异常。左下肢沿大隐静脉走向红赤压痛，可触及索条状硬结，上自髂窝，下至胫骨上端内侧。在膝盖上方内侧，有约4cm×4cm大小，红肿疼痛。膝下胫骨内侧有一约3cm×3cm肿块。苔黄，脉弦滑。

诊断：恶脉（左下肢血栓性浅静脉炎）。

辨证：湿热蕴积，气血瘀滞。

治法：清热利湿，活血化瘀。

方剂：清利通络汤加减。

处方：金银花 30g，紫花地丁 30g，紫草 15g，鸡血藤 30g，红花 10g，丹参 30g，川牛膝 30g，赤芍 15g，生薏苡仁 30g，车前子 6g（包）。水煎服。

外用：桑枝、黄柏、归尾、红花、苏木、乳香、没药，水煎熏洗患处。

二诊（5月6日）：上方加减服用 11 剂后，原有的 3 处肿块已基本消散，行走方便，患肢大隐静脉仍有僵硬感。但于 5 月 5 日发现左小腿内侧原有肿块下方，沿静脉走向有红色索条状肿物向下延伸，苔黄，脉洪数。

上方赤芍增为 21g，继服 15 剂。

疗效：下肢静脉炎临床痊愈，只留有色素沉着。之后以健脾理气法巩固治疗，痊愈出院，半年后随访未见复发。

本例医案患者为湿热阻络，气血不畅。患者患病半年，辗转治疗，时轻时重。经查发现其下肢有红色条索状和斑块状肿物、焮热疼痛、苔黄、脉弦滑，辨为湿热蕴积、气血瘀滞。治以清利通络汤，湿热得解而血脉得通，诸症随之消退，病得痊愈。此案说明辨证治疗的重要性，提示我们用中医药的办法解决西医查出的病理变化时，要经过反复验证才能找到正确的医治思路和最佳的方药。

【医案 7】

丁某，女，35 岁，太原铁路局职工。就诊时间：1981 年 5 月 27 日。

主诉及病史：左胸胁部条索状肿物 2 周余。患者 2 周前因夫妇口角,佯装生病,翌日左胸至胁下起一条索条状肿物,红肿硬痛,伴胸憋、呕吐。否认手术史,无明显外伤史。

体检:患者体温、脉搏、血压等大致正常,神清合作,心肺肝脾未见异常。左胸壁乳房外侧有垂直走向长约30cm的硬索条状物,色微红,压痛明显。舌淡,苔白,脉弦。

诊断:恶脉(左侧胸壁浅静脉炎)。

辨证:肝气不舒,经络阻滞。

治法:疏肝理气,活血化瘀。

方剂:复元活血汤加减。

处方:柴胡10g,天花粉10g,当归12g,炮甲珠10g,红花6g,酒军10g,丹参30g,香附10g,川楝子10g,延胡索10g,半夏10g,生姜3片。水煎服。

二诊:上方5剂后,肿条虽有延长,上自左胸三肋间,下至左髂前上棘,但自觉疼痛已止,不呕吐,饮食增加,胸憋减。上方续服3剂,肿痛基本消失。

1982年4月随访,愈后未复发。

本例医案患者佯装患病,果生疾患,且短期之内由气及血,为典型的肝气不舒,经络阻滞。气血同源,气为血之帅,血随气行,气滞则血凝,血瘀则气机壅滞。这种气滞血瘀的病机在本案中体现得极为鲜明。因此治法只有疏肝理气、活血散瘀之药并行,才能相互为用,相得益彰,取得良效。

【医案8】

阴某,男,39岁,山西运城工人。就诊时间:1977年5月19日。

病案号 7902。

主诉及病史：左侧腘窝部疼痛、左小腿肿胀半年余。患者
1976 年 12 月 22 日，突然发现左侧腘窝部疼痛，活动时加重，继
则左小腿肿胀，活动受限，食欲减退。1977 年 1 月 10 日在我院
门诊诊断为左下肢静脉炎，住我院治疗，红肿消散。于 3 月 1 日
走路稍多，当晚患肢大腿肿胀，行动困难，次日开始用血管舒缓
素、青霉素、链霉素及低分子右旋糖酐等药物治疗，未见明显好转。
遂转由本人治疗。

体检：患者左腿肿胀严重，大腿比健侧肿 3cm，小腿中部比
健侧肿 4cm，小腿下部比健侧肿 2cm，行动不便，患肢麻木、疼痛，
晚上抽筋，下午胃口憋胀，出气困难，饮食减少，疲困乏力，睡
眠尚可，二便调，苔白，脉大。

诊断：股肿（左下肢深静脉炎）。

辨证：脾虚湿盛，气滞血瘀，经脉不通。

治法：健脾益气，活血散瘀，理气化湿。

方剂：健脾通络汤加减。

处方：黄芪 24g，党参 15g，黄精 24g，炮甲珠 10g，当归 15g，
牛膝 15g，赤芍 24g，丹参 30g，红花 10g，薏苡仁 30g，土茯苓
30g，王不留行 15g，木香 10g，金银花 30g，莱菔子 15g。水煎服。

二诊（6 月 7 日）：上方服用 12 剂后，患肢肿胀减轻，活动
量增加，每天可行走 4 小时，能连续活动 1~2 小时，下午全身疲
困乏力，肿胀增加。

上方继服 22 剂，临床痊愈，随访 1 年未复发。

本例医案属股肿，活血化瘀在本病的治疗中占有重要地位，

多数医家均把活血化瘀法贯穿于股肿整个治疗过程中。在急性期，配合清热利湿法，后期配合补气、温经诸法。本案以补气活血为法，气为血帅，气行则血行，气滞、气虚则血瘀，气滞、气虚虽其因不同，但其理皆因失其帅而不行之故。然脾胃为气血生化之源，脾胃受损，则气血乏源，所以在治疗内伤疾病的过程中必须时时顾护脾胃，扶持正气。由于本案患者病程较长，且经中西医治疗经久不愈，有下肢肿胀、沉重乏力等不适，赵老结合患者病情，辨证为脾虚湿困、气血瘀滞，用健脾通络汤治疗取效。脾虚湿困、气血瘀滞是股肿后期的常见证候，脾主四肢，脾虚湿盛，则出现下肢肿胀难消，且上午轻、下午重，劳累后加重；湿盛阻滞气机，则血脉不畅生瘀，瘀血内停则湿邪难消，湿瘀互为因果，互相影响则病程缠绵难愈，因此，健脾利湿通络法取效最好。

【医案9】

侯某，女，8 岁。就诊时间：2005 年 2 月 21 日。

主诉及病史：四肢出血性皮疹、双下肢轻度浮肿、尿如茶色反复发作 20 余天。伴有口干，咽痒，手足心微热，尿色深黄，大便正常，饮食可。在山西省儿童医院运用强的松治疗（其余治疗方案不详）。出院后服用欣克、酮替芬、心痛定（具体用量不详）等至今，对方便面、可乐、鸡、鱼、牛奶等过敏。

体检：四肢散在红色皮疹，压之不褪色，少量皮疹已经脱屑，双下肢轻度浮肿，脉细微滑，苔薄白，舌体淡胖。

辅助检查：尿常规示：尿蛋白（＋），潜血（3+）。

中医诊断：葡萄疫（肌衄、尿血），

西医诊断：过敏性紫癜性肾炎。

辨证：气阴两虚，湿热内蕴，迫血妄行。

治法：益气养阴，清热利湿。

处方：生黄芪 18g，益母草 10g，地龙 6g，车前子 6g，金银花 30g，连翘 15g，蒲公英 30g，白花蛇舌草 30g，茯苓 10g，生薏苡仁 15g，丹参 10g，甘草 6g。10 剂，每日 1 剂，水煎服，嘱忌食方便面、可乐、鸡、鱼、牛奶等。

二诊：2005 年 3 月 2 日。服药后皮疹消退，水肿消失。无明显症状，食欲好，大便正常，尿色微黄。复查尿常规示：蛋白（－）、潜血（±）。调方如下：生地黄 18g，山萸肉 10g，赤芍 6g，白芍 6g，茯苓 6g，泽泻 6g，丹皮 10g，三七 3g，仙鹤草 6g，金银花 30g。7 剂，每日 1 剂，水煎服。

三诊：2005 年 3 月 10 日。无明显症状，食欲好，大便正常，尿色略黄。查尿常规示：蛋白（－）、潜血（＋）。改方如下：熟地黄 10g，怀山药 10g，山萸肉 10g，地龙 6g，丹皮 12g，茯苓 6g，泽泻 6g，金银花 30g，益母草 15g，三七 3g，仙鹤草 10g。10 剂，每日 1 剂，水煎服。

四诊：2005 年 3 月 21 日。查尿常规示：蛋白（－）、潜血（－），继续服用上方 20 剂巩固疗效。

疗效：随访 3 年，感冒时偶有潜血，但很快又能缓解。基本治愈。

【医案 10】

尚某，女，56 岁，山西原平人。就诊时间：2007 年 5 月 21 日。

主诉及病史：患者来诊前在其他医院已经确诊为过敏性紫癜性肾炎（具体治疗不详）。现症：口干，偶有眼干，手脚心热，有时心烦，小便色黄，大便正常，腰困，饮食可。

体检：全身皮肤有散在的皮疹，压之不褪色，双下肢可见可凹性水肿。脉沉细，苔薄黄、舌体胖、有齿痕。

辅助检查：尿常规示：潜血（2+）、蛋白（±）管型（+）。

中医诊断：葡萄疫（肌衄、尿血）。

西医诊断：过敏性紫癜性肾炎。

辨证：气阴两虚，湿热内阻夹瘀。

治法：益气养阴，清热利湿。

处方：水牛角30g，生地黄30g，赤芍20g，丹皮30g，金银花30g，蝉衣10g，防风10g，当归10g，白花蛇舌草30g，车前子10g，连翘12g，生薏苡仁30g，生黄芪15g，甘草6g。12剂，每日1剂，水煎服。

二诊：2007年6月2日。服药后全身皮疹消退，水肿消失，略有口干，手脚心热，小便仍黄，其余症减，舌脉同前。尿常规示：潜血（2+），蛋白（－），管型（－）。调方如下：生地黄10g，熟地黄10g，当归10g，白芍10g，茯苓10g，泽泻12g，山萸肉10g，益母草30g，金银花30g，三七3g，仙鹤草15g，白花蛇舌草30g。10剂，每日1剂，水煎服。

三诊：2007年6月13日。服药后上述症状减轻，纳可，精神可。查尿常规示：潜血（+），蛋白（－），管型（－）。调方如下：生黄芪30g，益母草30g，金银花30g，赤芍10g，丹参30g，三七3g，白花蛇舌草30g，生薏苡仁30g，连翘15g。10剂，每日1剂，水煎服。

四诊：2007年6月23日。患者自觉无明显症状。查尿常规潜血转阴，继服上方20剂巩固治疗。随防一年无复发。

以上两例医案是赵老治疗过敏性紫癜性肾炎的验案。过敏性紫癜性肾炎是一组变态反应所致的以广泛性毛细血管为主要病理基础的临床综合征，是一种免疫复合性肾炎。本病为临床常见病，是由过敏性紫癜引起的继发性肾脏损害，具有反复发作、难以速愈的特点。临床症见皮肤紫癜、水肿、腹部疼痛、血尿等。它归属于中医学中的"葡萄疫""肌衄""发斑""尿血""水肿""虚劳"等范畴。现代医学对本病的机制有较深的认识，但在治疗上无满意的方法，目前常用药物如激素、免疫抑制剂等的使用不仅疗效不佳而且副作用大。相比而言，中医学在本病的治疗中显示出其优势。赵老认为本病有内、外病因之分：内因为素体有热，或过食辛辣燥热之品，或药邪入侵等，蕴而化热，内舍于肾；外因乃外感风邪热毒。如此内外相合，风热相搏，灼伤血络，以致外溢肌肤、内迫肠胃，故有皮肤紫癜、腹痛频作。久则伤及肾阴，致阴虚火旺，伤及肾或膀胱血络，迫血妄行，故见血尿。久病失治误治，则可伤及脾肾，脾肾气虚，水湿泛溢则身肿，肾失开合则可见水肿、尿闭。本病初期以实（风邪、热邪）为主，后期以虚（气阴两虚、肾阴亏虚、脾肾两虚）为主，往往虚实互见，错综复杂。根据本病病因、病机和发病特点，赵老认为早期一般以凉血清热、疏风清热、健脾益气、养血止血为主要治则。但过敏性紫癜性肾炎病程一般较长，可内攻脏腑、耗伤营血、累及于肾，多有气阴两虚之证候。因正气不足，则血失所帅，阴虚则血热，血热妄行，外溢脉外，瘀滞于皮肤之内，故出现紫癜。在本病发病过程中常有疲倦乏力之气虚症状，以及口干、甚或眼干、便秘之阴虚症状。故益气养阴是本病的治疗大法。

【医案 11】

张某，女，50岁，工人。就诊时间：1982年1月5日。

主诉及病史：患者1981年1月发现右颈部有一肿物，逐日增大，每于平卧、郁怒、劳力时增大明显。平素常觉头沉、乏力、神倦，曾于外院确诊为颈动脉瘤。经多方求治，疗效不显，且病情逐渐加重，遂来诊。刻下症见：心悸、心烦，寝寐不安，头脑昏沉，眩晕欲扑，神疲乏力，痛苦异常，生活不能自理。

体检：患者右结喉旁有一肿物若枣（2cm×1.5cm）大小，皮色如常，扪之搏动应手，有囊性感。舌淡红，苔白花剥，脉细数无力。

诊断：血瘤（右颈动脉瘤）。

辨证：气阴两虚，血热夹毒。

治法：益气养阴，凉血攻毒。

处方：黄芪24g，党参15g，白芍10g，大生地黄30g，紫草6g，丹皮18g，土茯苓30g，白英10g，木馒头15g。仙灵脾10g，玄参10g。水煎服。

二诊：1982年2月9日。上方服用9剂，因药缺白英、木馒头，改用龙葵9g、山慈菇10g。用药后肿物缩小，搏动感减轻，自觉头脑轻快。头部憋胀、心悸尚有，时有呕恶。苔白，脉沉弦。药已胜病，继守原方加桔梗10g、川芎10g、白芷10g、白花蛇舌草30g。水煎服。

三诊：1982 年 2 月 26 日。药后诸症大减，右颈部瘤体几无触及，患者行走自如。原方减量善后。

1983 年 4 月 1 日前来复查，自诉一年来症状平稳，未见异常，生活自理。检查瘤体隐约不显。

本例医案属血管瘤，中医文献中称"血瘤"。历代医家多将其归为心脏之病，认为是心血旺盛，迫血沸腾，加以外邪所搏而成，治以养血凉血、抑火滋阴，但疗效甚微。赵老认为本病多因气阴两虚而成，气虚不能帅血，则血无所依；阴虚则内热，血热而迫血妄行。妄行之血瘀滞脉络之中，逐渐使血脉扩张成瘤。凡顽固难愈之外症，是为"夹毒"。故本例患者辨证为气阴两虚，血热夹毒。初诊时投以黄芪、党参、白芍、仙灵脾、玄参益气养阴，以生地黄、紫草、丹皮、土茯苓凉血攻毒。值得一提的是，赵老根据多年临床经验，有针对性地加入白英、木馒头，可谓药证相合。二诊中加用桔梗、川芎、白芷引药上行，白花蛇舌草攻毒散结，取得良效亦在情理之中。

【医案 12】

赵某，女，54 岁，山西原平人。就诊时间：2007 年 1 月 24 日。

主诉及病史：左眼视物模糊两月余。伴有脱发，烘热汗出，手足冷，盗汗。患者平素大便秘结，近两日有所缓解，大便一日一行。既往有糖尿病病史、飞蚊症病史多年。此次发病后，经眼科医院诊断为糖尿病、眼底出血，建议手术，患者为求保守治疗来诊。

体检：患者左眼分泌物增多，流泪。苔白，脉弦。

诊断：视瞻昏渺（糖尿病视网膜病变）。

辨证：气阴两虚夹瘀。

治法：益气养阴，活血明目。

处方：当归尾 10g，白芍 10g，生地黄 10g，川芎 12g，制首乌 15g，天麻 10g，羌活 6g，菊花 10g，木贼 10g，枸杞子 10g，地龙 10g，丹参 30g，三七粉 3g，甘草 6g。水煎服。

二诊：2007 年 1 月 31 日。服药 7 剂，自觉视物较前清楚，便秘改善，1~2 日一行。睡眠不好，易醒。苔白，脉沉细。上方继服，加炮甲珠 10g。水煎服。

三诊：2007 年 2 月 12 日。服药 10 剂，视物模糊好转，自诉眼前原为黑色块状物，现为黑色丝状物。睡眠不好，大便难解，2 日一行。脱发减少，脉细苔白。上方继服，去制首乌、地龙，加生黄芪 30g、炮甲珠 10g、夏枯草 15g。水煎服。

四诊：2007 年 4 月 25 日。服药 2 个月，自觉视物模糊好转，视力增加，便秘缓解，脱发停止，今日查血糖 5.4mmol/L。脉细数，苔白。调整处方如下：生黄芪 30g，当归尾 10g，赤芍 10g，川芎 12g，枸杞子 10g，菊花 10g，木贼 10g，夏枯草 15g，三七粉 3g，炮甲珠 10g，丹参 30g，首乌 10g，羌活 6g，天麻 10g，甘草 6g。水煎服。嘱患者以梅花针叩打头部，每次 10 分钟，每日 3 次。

五诊：2007 年 5 月 9 日。服药半月，患者自觉精神好，睡眠好，便秘缓解，视力由 0.1 提高至 0.3。血糖控制在 5.3mmol/L 左右。脉沉细苔白。上方去甘草，继服善后。

六诊：2010 年 3 月 1 日。患者近 2 个月自觉眼内磨涩，眼角红赤。2010 年 1 月 9 日省眼科医院诊为：眼底黄斑水肿，视网膜病变，血管阻塞。视力左眼0.3，右眼0.5。血沉47mm/h，血糖5.0mmol/L左右，使用胰岛素治疗。苔白，脉缓。处方如下：生黄芪30g，麦冬10g，山萸肉10g，茯苓10g，五味子10g，生薏苡仁30g，泽泻10g，三七粉3g，夏枯草15g，青葙子10g，菊花10g，木贼10g，生龙骨30g，生牡蛎30g。水煎服。

七诊：2010年3月11日。服药10剂，视力有所好转，双眼视力0.5。睡眠欠安，盗汗。脉细苔白。上方继服，加丹参30g、赤芍10g。

本例医案属糖尿病视网膜病变，中医文献中称"视瞻昏渺"。目前对本病病因病机的认识在传统中医"精血亏虚"的基础上，各医家都注意到虚和瘀之间的关系。近年来，随着对糖尿病视网膜病变发病机制及病理研究的不断深入，中医病机及证型研究亦不断深入。赵老认为本病是糖尿病的严重并发症之一，不论本病的早期或后期，都应视为久病。久病必虚、久病必瘀是本病的病理特点，辨证上需重点抓住虚和瘀二者的关系。在应用活血化瘀药治疗糖尿病视网膜病变时，要注意活血而不破血，不用峻烈之品，既要防止因过于活血而造成新的出血，又要止血而不留瘀，不投以寒凉止血之品，以防凝滞造成瘀血久留。故此患者采用当归尾、川芎、地龙、丹参、三七等活血化瘀止血，同时配以白芍、生地黄、首乌、枸杞子等养阴柔肝，木贼、菊花明目，可谓药证相合。

附录 2: 赵尚华教授效方选录

阳和通脉汤

【组成】炮附子 10g，桂枝 10g，麻黄 6g，当归 10g，赤芍 10g，丹参 30g，红花 10g，鸡血藤 30g，炮甲珠 10g，地龙 10g，川牛膝 10g，甘草 15g。

【治法】壮阳散寒，活血通脉。

【主治】血栓闭塞性脉管炎、雷诺症等症见患处苍白冰冷疼痛，患肢沉重，间歇跛行，跗阳脉搏动减弱或消失者。

【用法】水煎服，每天 2 次。经期及孕妇忌用本方；患处皮肤赤紫，疼痛剧烈，寒将化热或寒已化热者忌用本方。注意戒烟，并避免寒性饮食及着凉受寒。

【说明】方中炮附子大辛大热，峻补元阳，内逐寒湿，外散风寒，温通止痛；桂枝辛甘温，助阳散寒，流畅血脉，二药合用为君。麻黄辛温，散而温通；丹参、牛膝、鸡血藤、地龙、红花活血化瘀，共辅君药温通经脉。炮甲珠通经散结，直达病所，当归、芍药既通血脉，又养阴柔筋，以制附子之燥烈，并为佐药。甘草解毒，调和诸药是为使药。全方共奏温元阳，破痼冷，通血脉，祛冷痛之劝。若寒重者，加鹿角霜、细辛；兼见肌肉萎缩者，再加党参、苍术、怀山药。

【按】间歇性跛行，皮色苍白，触之冰凉是使用本方的主症，相当于血栓闭塞性脉管炎的局部缺血期。患者和医生若能及早发现本病，并正确地使用本方，一般预后良好。若患者停留在此期的时间延长，可同时外用椒艾洗药。

椒艾洗药

【组成】川椒10g，艾叶30g，桂枝15g，防风15g，透骨草30g，槐枝10节，蒜瓣半挂，当归30g，苏木30g，红花15g，桑枝30g，生川乌10g。

【治法】温经散寒，活血祛风。

【主治】血栓闭塞性脉管炎局部缺血期。证属寒凝脉痹者。亦可用治雷诺病等证情相符者。

【用法】上药加水2500mL，煎汤先熏后洗，每日1~2次，每次30分钟，每剂药可连续使用3~4日。患处溃破者忌用。戒烟。

【说明】方中川椒辛热，外用能通血脉、开腠理、散寒除湿；艾叶具温气血、通经络、散内寒之功；二者合用，治寒疮冷痛，可以温通血脉，驱散风寒，是为君药；辅以桂枝散寒止痛，川乌温散结肿，透骨草辛温除湿、活血止痛，且有良好的透皮能力，三者合用以增强散寒通络、活血消肿之效；佐以当归、苏木、红花养血活血、散瘀消肿。槐枝、桑枝疏风通节、活络舒筋，以收血活则瘀散肿消，络通则消结解毒之效；防风祛风止痛，蒜瓣辛散温通，是为使药。全方合用有温经散寒，活血祛风，消肿止痛的作用。

【按】方中蒜瓣是蒜农为方便提带，把蒜茎叶在收采后不久，尚柔而可编之时按照打辫子的手法编成1条，将蒜头留在两侧，晒干后自然形成的辫状之物。每蒜辫长约1米左右，椒艾洗药中每剂有半挂即可。山西多产蒜，尤以原平紫皮蒜为佳，百姓日用而不离。蒜头取用之后，蒜辫多弃之不用。偶然想到此物弃之可惜，它与蒜同体通气，功用亦必相仿。实践中发现蒜辫具有良好的散寒除湿的功能。在本方中蒜辫作为使药得到了很好的应用。

逐瘀通脉汤

【组成】炮甲珠12g，红花10g，丹参30g，当归15g，川芎10g，赤芍12g，白芍12g，川牛膝10g，鸡血藤30g，木香10g，枳壳10g，金银花30g，甘草15g。

【治法】活血化瘀，通经活络。

【主治】血栓闭塞性脉管炎营养障碍期，患处紫赤、冷痛，间歇跛行，证属气滞血瘀者。

【用法】水煎服，每天2次。脱疽破溃之后不宜用本方，忌吸烟。

【说明】方中炮甲珠味咸、微寒，活血祛瘀，善通经脉，出阴入阳，达于病所，血凝能开，血聚能散，效专力宏，是为君药；红花、丹参、当归、川芎、赤白芍、川牛膝、鸡血藤加强活血通络，消肿止痛之功，是为臣药；木香、枳壳理气止痛，金银花、甘草截其寒将化热之势共为佐功。全方合用，共奏活血化瘀，理气通络之功。若患肢肿胀疼痛者加薏苡仁、木瓜、防己；若伴有游走性静脉炎者加蒲公英、紫花地丁、生薏苡仁等。

【按】现代研究证实方中炮甲珠有扩张血管的作用，尤其对股动脉的扩张作用最为突出。临床应用更证实炮甲珠不仅能活血通经，且有良好的散结作用，是效果最为可靠的活血药之一。

解毒通脉汤

【组成】金银花 30g，紫花地丁 30g，蒲公英 30g，连翘 10g，当归 10g，赤芍 10g，川牛膝 10g，丹参 30g，红花 10g，熟地黄 10g，玄参 10g，石斛 12g，甘草 15g

【治法】泻火解毒，育阴通络。

【主治】血栓闭塞性脉管炎坏死期，症见局部红肿灼痛，溃烂剧痛难忍，证属热毒者。

【用法】水煎服，每天 2 次。服药期间，忌辛辣、饮酒。

【说明】方中金银花味甘性寒，清热解毒，散痈消肿之力颇强，堪称疡科圣药为君；蒲公英、紫花地丁、连翘为臣，加强主药清热解毒之功。君臣合用，热毒清则脓腐自去；丹参、红花、当归、赤芍、川牛膝并用，血活络通则蓄积之热可解，蕴结之毒可散。熟地黄、玄参、石斛清热护阴，兼顾主辅之不及，共为佐药；甘草调和诸药，兼清火毒，是为使药。全方合用，火毒得清，脓腐自除，则剧痛可伏，大病得解。若大便秘结者加大黄、火麻仁；若坏死组织与正常组织分界线清楚时可以截除坏死的趾（指）。

【按】"中医辨证诊治血栓闭塞性脉管炎 222 例的临床研究"课题共纳入坏死期患者 91 例，其中Ⅰ级坏死者 67 例，Ⅱ级坏死者 16 例，Ⅲ级坏死者 8 例。经用本方加减治疗，临床治愈 66 例，占 72.5%；显效 10 例，占 11%；好转 5 例，占 5.5%；无效 10 例，占 11%。总有效率达 89%。

顾步复脉汤

【组成】生黄芪 30g，当归 30g，党参 10g，焦白术 10g，熟地黄 12g，赤芍 15g，川芎 10g，川牛膝 12g，金银花 15g，石斛 15g。

【治法】益气活血，兼清余邪。

【主治】血栓闭塞性脉管炎恢复期，证属气血两虚者。

【用法】水煎服，每天 2 次。如果疮面脓液赤清，避免过早服用。服药期间禁食辛辣及烟酒。

【说明】方中黄芪、当归峻补气血为君；党参、焦术健脾补气，地、芍、膝养血活血为臣；石斛滋阴清热，金银花兼清余毒为佐。全方合用共奏益气养血，顾步复脉之功。

【按】血栓闭塞性脉管炎后期，虽然毒邪已祛，但溃疡迟迟难愈。主要的原因是气血不足，不能生肌长肉，所以此时治疗的关键就是大补气血。顾步复脉汤是专门针对本证而设的理想的药物，多数病人在服 10~30 天可以愈合。

清利通络汤

【组成】金银花 30g，蒲公英 30g，紫花地丁 30g，丹参 30g，鸡血藤 30g，炮甲珠 10g，车前子 10g，生薏苡仁 24g，茯苓 10g，白花蛇舌草 30g。

【治法】解毒利湿，活血通脉。

【主治】深静脉炎（股肿）的急性期，证属脉络湿热者。也可用治血栓性浅静脉炎（腘病）的急性期。

【用法】水煎服，每天 2 次。忌鱼腥发物，防感冒，以免静脉炎复发。

【说明】方中金银花重用至 30g，清热解毒，为君；蒲公英、紫花地丁、白花蛇舌草加强君药之功，为臣；薏苡仁、车前、茯苓利湿消肿，湿去则热孤，有助于清解热毒。丹参、鸡血藤、炮甲珠活血通脉，有助于散毒消肿，共为佐药。诸药合用共奏解毒利湿，活血通脉之功。若肿胀明显且皮肤光亮者，加土茯苓、泽泻；若发于上肢者，加姜黄、川芎；若发于下肢者加川牛膝、木瓜；若疼痛剧烈者，加乳香、没药；若病久气虚者，加党参、黄芪；若证情急重，亦可配合外用浅静脉炎洗剂以增强疗效，缩短疗程。

【按】清利通络汤解决了清热解毒和活血化瘀的关系。湿热之证，热重于湿，当以清热解毒为主。因为热深则耗津炼液，血液变稠，导致血流不畅。血流不畅则热毒不散，热毒不散更加剧了液亏血瘀的过程，因此活血、解毒必须双管齐下。清解热毒以清除病因，活血化瘀给邪以出路。

浅静脉炎洗剂

【组成】苏木 30g，红花 15g，金银花 30g，蒲公英 30g，芒硝 15g，当归 30g，葱胡 30g，桑枝 30g，明乳香 30g，明没药 30g。

【治法】活血化瘀，清热消肿。

【主治】浅静脉炎初期，红肿热痛者。

【用法】加水 2500mL，煎汤，先熏后洗，每日 1 次，每次 30 分钟，每剂药可连用 3 天。

【说明】方中苏木用于热毒疮痈，有解毒散肿、清热活血的功效，是为君药。辅以金银花、蒲公英清热消痈、解毒散结。主辅合用，热清毒解，血活则肿消，瘀祛则痛止。佐以红花活血通络，芒硝散瘀消肿，当归补血活血，乳香、没药活血散瘀，加上葱胡辛散消肿，桑枝祛风利湿，更增强主药功效，利于消肿止痛。全方组合，清热解毒，凉血消肿，通气活血。

健脾通络汤

【组成】生黄芪 30g，党参 10g，鸡血藤 30g，丹参 30g，川牛膝 10g，炮甲珠 10g，生薏苡仁 24g，茯苓皮 10g，车前子 10g，姜皮 10g。

【治法】健脾渗湿，活血通脉。

【主治】下肢深静脉炎迁延日久，证属脾虚湿阻者。

【用法】水煎服，每天 2 次。静脉炎急性期，暂不宜用。

【说明】方中重用甘而微温的生芪、党参为君药，益气健脾，气壮则血行自如，脾运得健，则水湿运行正常；鸡血藤、丹参、川牛膝、炮甲珠等化瘀活血，血能载气，血活则气旺，是为臣药；车前、薏苡仁、茯苓皮淡渗利湿消肿是为佐药；姜皮味辛性凉，和脾利水消肿，引邪外出为使。全方共奏健脾渗湿，活血通脉之功。若食欲不振，消化不佳者，加砂仁、神曲；若患肢发冷，肤色紫暗者，加附子、桂枝；若患肢发热，肤色潮红者，加金银花、紫花地丁；若体质素壮者，加三棱、莪术；若腰酸膝软者，加菟丝子、川续断。

【按】深静脉炎后期，下肢肿胀，沉重乏力，久久难以缓解。

这种情况主要是久病伤脾，脾失健运，水湿不化造成的。因脾主四肢，脾虚则四肢乏力，湿盛则肿胀难消，所以本方治以健脾渗湿，活血通脉。同时健脾通络汤很好地处理了湿和瘀的关系，本证水蓄，水蓄则血瘀，缠绵难已。瘀血去则三焦气化得行，水湿正常运行；壅塞之水消，则脉道通利，病因得除，症状自愈。临床观察，本方服用 14 剂左右肿胀开始消退，40~60 剂可达到临床治愈。

深静脉炎洗剂

【组成】桑枝 30g，芒硝 30g，苦参 30g，红花 15g，苏木 30g，当归 30g，透骨草 30g。

【治法】活血养血，消肿止痛。

【主治】深静脉炎，肿胀明显者。

【用法】加水 3000mL，煎汤，先熏后洗，再浸泡或湿敷患处，每日 1~2 次，每次 30 分钟。有局部溃疡者禁用。

【说明】本方由两部分药物组成。第一部分，桑枝祛风利水，通利关节；芒硝清热散瘀，软坚消肿；苦参清热除湿，消肿解毒；透骨草祛风除湿，活络通经，合用之，可祛风利水，解毒消肿。第二部分，红花活血通脉；苏木行血祛瘀；当归养血活血，合用之，可活血祛瘀，消肿止痛。全方合用，则血和气畅，郁毒可散，疮肿能消，痛亦自止。若红肿甚者加蒲公英、紫花地丁；若紫暗发凉者加桂枝、艾叶。

【按】方中祛风利水、清热除湿、软坚透骨诸法并用只有一个目的，即消肿。之所以还要同时配伍活血祛瘀之品，是因为深静脉炎的一个病机特点是血瘀则水蓄，水蓄而血瘀，互为因果，缠绵不已。深静脉炎洗剂很好地处理了二者的关系，因此能够得到瘀血去则三焦气化得行，水湿正常运行，壅塞之水消，则脉道通利，病因得除，症状自愈的结果。

益气养阴汤

【组成】黄芪 40g，党参 20g，大生地黄 12g，首乌 12g，北沙参 20g，麦冬 15g，紫草 9g，丹皮 9g，地骨皮 30g，当归 9g，白芍 12g。

【治法】益气养阴。

【主治】慢性病如顽固性红斑、紫癜、血管肿瘤等，见乏力、自汗或盗汗、口干、舌红少苔等气阴两虚症状者。

【用法】水煎服。

【说明】病久难愈，则多耗伤气阴，乏力、自汗为气虚之象，盗汗、口干、舌红少苔为阴虚之征。气虚不能帅血，或阴虚内热，热迫血行，则血溢于皮下而成红斑、紫癜；妄行之血瘀滞脉络之中，渐使血脉扩张而成肿瘤。治宜益气养阴。方中黄芪补气生血，益气摄血；生地黄滋阴凉血，血凉则静；二药益气养阴为主药。党参补气健脾以助黄芪之力，首乌、沙参、麦冬养阴生津，当归、白芍养血敛阴，加强生地黄滋阴养血之功效；紫草、丹皮凉血止血，地骨皮清热凉血，既能佐制参芪之甘温，又能佐助生地黄之凉血止血。全方合用益气养阴，凉血止血。

【按】本方是一个基础方，在临床应用时须随证加减。如治海绵状血管瘤时须加土茯苓、蜀羊泉、木馒头等攻毒之品，减首乌、沙参、麦冬等。治皮肌炎时，加蒲公英解毒，减去当归、白芍、地骨皮。治白塞综合征，加玄参、黄柏、土茯苓、金银花清热解毒，减当归、白芍、地骨皮等。